多次元精神医学

チュービンゲン学派とその現代的意義

飯田　眞/ライナー・テレ　編
飯田　眞/市川　潤　監訳

岩崎学術出版社

翻訳によせて

　本書にはチュービンゲン学派を代表するGaupp, Kretschmer, Mauz, Schimmelpennig, そして私どもの重要な論文が収められ, 多次元精神医学の世界が見事に構成されています。本書を読めばその精髄を味わい, その今日的意味を知ることができます。飯田教授が本書の出版を企画されたことは大きな功績であり, 私が本書の共同編集者のひとりであることはたいへん名誉なことです。

　飯田教授とは今から40年前（1966年6月）, 当時ミュンスター大学の留学生であった彼とチュービンゲン大学精神科で初めて出会いました。その後は何度も私が主宰することになったミュンスター大学の精神科に滞在され, そこから私との間に個人的な深い友情が生まれました。

　1994年6月, 私は飯田教授の招きで数週間日本に滞在し, 日本という国を知り, 愛着の念を覚えました。多くの大学で講演をいたしましたが, 新潟大学精神科での講演のテーマは, 私が育ち, その発展に寄与した「チュービンゲン学派」についてでした。1997年6月, ミュンスター大学精神科の創立80周年記念祝典のひとつとして, 「精神医学における次元」をメインテーマとする学会を開きました。彼はうつ病の双生児研究をもとに「素質と家族」について講演されましたが, これも多次元精神医学への大きな寄与であったと思います。

　本書の企画は彼が帰国する直前の拙宅での夕食後の楽しい会話のなかから生まれました。それが一書として実り, 出版されることになったことは共同編集者としての私のみならずドイツ精神医学にとっても大きな喜びです。

　最後に, 私は日本の精神医学とドイツ精神医学が今後もさらに密接な学問的交流を発展させることを心から望んでいます。

2006年4月　ミュンスターにて
Rainer Tölle

まえがきにかえて
―― チュービンゲン学派 ――

飯田　眞

　私の精神科医としての人生を振り返ると，チュービンゲン学派の影響を受けながら育ち，その後もチュービンゲン学派の人たちと学問的交流をしてきたように思う。

　私が精神科医になってはじめて出会った書物はKretschmerの『敏感関係妄想』[1]で，精神病理学の研究室で先輩の方がたと講読した。彼の文章は文学的で，内容も初心者には難解であったが，ドイツ語の辞書と首っ引きで読み進んだことがなつかしく想起される。

　Kretschmerの仕事のなかで，『敏感関係妄想』と並んで名高いのは脳外傷後に妄想発展を示した症例の多次元分析であり，脳外傷要因，性格要因，体験要因が互いに絡みあって働くことを明らかにしている。これが彼の多次元診断の起源となった論文[2]である。

　1964年にドイツに留学したときには，Kretschmerはすでに亡くなっていたが，私の留学したミュンスター大学の主任がチュービンゲン学派のMauz先生であった。先生は「内因性精神病の予後学」[3]（本書第8章）で名高く，この著書にはすでに私の留学のテーマであった精神病の状況論の輪郭が示されていた。

　先生の臨床講義は内因性精神病についてのものは少なく，脳腫瘍の精神症状とその診断的意味や，パーキンソン病患者の内面的世界の理解など意表を

突かれる症例が提示されていて，ドイツ精神医学の奥行きの深さを感じたものである．

　先生は正統的なドイツ精神医学のなかで数少ない統合失調症の精神療法家でもあった．ギュータースロー研修週間で40年にわたる治療経験を語られた[4]が，薬物療法が導入されてから精神科医の統合失調症治療のレベルが低下したことを嘆いておられたのが印象的であった．

　チュービンゲン学派の創始者である Gaupp の名を知ったのも Mauz 先生を通してであった．先生は折に触れて「私は Gaupp の弟子だ」と言っておられた．先生にとって Kretschmer は Gaupp の兄弟子にあたることになる．3年後に帰国して，Schulte, Tölle 共編の『妄想』[5]を翻訳することになり，Gaupp の生涯と業績を学ぶことになった．Gaupp の重要な研究としては，精神医学の対象が精神病理現象であり，その方法には自然科学的方法と同時に心理学的方法があることを明確に示した論文[6]，外傷神経症は特殊な疾患ではなく，単なる賠償神経症に他ならないことを主張した論文[7]や，妄想の心因論を提起した Wagner 症例[8]が名高い．

　Gaupp の最大の業績は，彼自身の研究論文とともに，シュヴァーベンの詩人学派と呼ばれた繊細，自由で，芸術に開かれた教室を造り，Storch, Villinger, Mauz, Lange-Eichbaum などの人材を育て，チュービンゲン学派を発展させたことである．

　私の近年のドイツ精神医学者との交流は Tölle 教授であるが，留学時代の終わりにチュービンゲン大学（当時の主任は Schulte 教授）を訪れた際に，自宅の夕食に招かれたのがはじまりである．暮れなずむ6月，ドイツ流のアーベント・ブロートの素朴な味が友情の基調となった．その後はからずも Mauz 先生の後任となってミュンスターへ来られたので学問的交流はいっそう深まった．

　Tölle 氏がチュービンゲン学派の精神医学，多次元精神医学の特徴としてあげているのは[9]，研究の多方向性，臨床精神医学研究，学問と実践の近さ

である．このような視点からすれば，私の精神医学はやはりチュービンゲン学派に連なるもののように思う．

1997年7月には，チュービンゲンでWagner症例をめぐるシンポジウムが開かれた．たまたま「精神医学の諸次元」[10]を主題にした学会でミュンスターに滞在中であった私は，Tölle氏に誘われてそのシンポジウムに出席した．2年後，このシンポジウムが『妄想と大量殺人』[11]という本として出版され，ドイツから送られてきた．この本を若い人たちと輪読しながら，Gauppの思想を学びなおし，今日の世界の精神医学に及ぼした影響の大きさを感じている．

文　献

1) E. Kretschmer：Der sensitive Beziehungswahn Springer 1918（切替辰哉訳：敏感関係妄想　文光堂　1966）

2) E. Kretschmer：Über psychogene Wahnbildung bei traumatischer Hirnschwäche. Z. f. Ges. Neurol u. Psychiat. 45：272-300, 1919（飯田眞・大田省吾訳：外傷性脳衰弱における心因性妄想発展について　精神医学　18：77-96, 1976）

3) Fr. Mauz：Die Prognostik der endogenen Psychosen.　Goerg Thieme, Leibzig 1930（曽根啓一・植木啓文・高井昭裕・児玉佳也訳　内因性精神病の予後学　分裂病の章　精神医学　29：645-654, 1107-1116, 1987　30：219-227, 1988　市川潤・迎豊・大久保健・西尾幸一訳　躁うつ病の章　佐藤時治郎教授退職記念誌　113-140, 1987）

4) Fr. Mauz：Psychotherapeutische Möglichkeiten bei endogenen Psychosen Arch. f. psychiat. u. Z. f. d. ges. Neurol. 206：584-598, 1965（中内雅子・大田省吾・飯田眞訳　内因性精神病の精神療法の可能性　精神療法　3：303-312, 1978）

5) W. Schulte u. R. Tölle (Hrsg)：Wahn. Goerg Thieme, Stuttgart, 1972（飯田眞・市川潤・大橋正和訳　妄想　医学書院　1978）

6) R. Gaupp：Über die Grenzen psychiatrischer Erkenntnis Cbl. f. g. Nervenheil. u. Psychiat. 26：1-14, 1909（曽根啓一・飯田眞訳　精神医学的認識の限界について　精神医学　24；523-534, 1982）

7) R. Gaupp：Kriegsneurosen Erweiteres Referat des Vortrags auf dem München Kongress der Gesellschaft deutscher Nervenärzte vom 22. 9. 1916 Z. Neurol；34

: 357-390, 1916, Zbl. d. Neurol ; 13 : 225-229, 1917
8) R. Gaupp : Krankheit und Tod des paranoischen Massenmörders Hauptlehrer Wagner. Eine Epikrise Z. f. d. g. Neurol. u Psychiat. 163 ; 48-82, 1938（宮本忠雄・平山実訳　精神医学　23 ; 611-624, 725-740, 1981）
9) R. Tölle : Die Tübinger Schule―Ursprung der Mehrdimensionalen Psychiatrie G. Wiedeman u. G. Buchkremer (Hrsg) S 1-10. Fischer. Stuttgart, 1997
10) H. Folkerts, K. Schonauer u. R. Tölle (Hrsg) : Dimensionen der Psychiatrie. Thieme, Stuttgart, 1999
11) K. Froerster, M. Leonhardt u. G. Buchkremer (Hrgs) : Wahn und Massenmord-Perspektiven und Dokumente zum Fall Wagner. Sindlinger-Burcharzt, Nürtingen/Frickenhausen, 1999

目　次

翻訳によせて　　i
まえがきにかえて――チュービンゲン学派　　iii

Ⅰ部　概　説
1．精神医学における次元　　3
　　　Rainer Tölle
2．多次元診断　治療の土台――臨床研究の限界　　11
　　　Gustav W. Schimmelpenning

Ⅱ部　主要論文
3．ベルリン大学精神科開設に際しての講演　　31
　　　Wilhelm Griesinger
4．精神医学的認識の境界　　55
　　　Robert Gaupp
5．パラノイア学説によせて　　73
　　　Robert Gaupp
6．外傷性脳衰弱における心因性妄想形成　　81
　　　Ernst Kretschmer
7．パラノイア学説の現代的発展のための原則について　　119
　　　Ernst Kretschmer
8．内因性精神病の予後学　　125
　　　Friedrich Mauz
9．内因性精神病における精神療法の可能性
　　――個人的回顧ならびに展望　　209
　　　Friedrich Mauz

10. 患者に傾聴すること——精神科治療の人間学的視点　*229*
    Rainer Tölle

11. 治療と症状改善に対するうつ病者の体験について　*247*
    M. -P. Engelmeier

12. 寄生虫妄想——幻覚の構造と病因論への寄与　*265*
    Horst Mester

Ⅲ部　人と業績

13. Wilhelm Griesinger（1817-1868）——科学的精神医学の150年　*293*
    Rainer Tölle

14. Robert Gaupp（1870-1953）　*305*
    Friedrich Mauz

15. Ernst Kretschmer（1888-1964）　*321*
    Friedrich Mauz

16. Friedrich Mauz（1900-1979）　*329*
    Gustav W. Schimmelpenning

17. Max-Paul Engelmeier（1921-1993）　*345*
    Kurt Heinrich

18. Horst Mester（1934-1984）　*349*
    Rainer Tölle

19. チュービンゲン学派——多次元精神医学の起源　*351*
    Rainer Tölle

あとがき　*367*

人名索引　*371*
症例索引　*374*
事項索引　*375*

I部

概　説

1. 精神医学における次元

Rainer Tölle

　次元という言葉ほど精神医学の方法をよく表現する言葉はない。パースペクティブは，人がとる視角や見方ということで，多少意味するところが違う。それに対して次元はある所与である。われわれはそれを見いだし，そして近づこうと努力する。要素あるいは軸のような概念は，ここで意味されている事柄をとらえてはおらず，そのうえ，病因的ないし分類的な意味に束縛されている。

　われわれは Kretschmer 以来通例であった mehrdimensional のかわりに，pluridimensional という言葉を選ぶが，それは一貫してただひとつの用語を用いるためである。この用語ならば，フランス精神医学では pluridimensionelle といい，アングロ＝アメリカの精神医学で multidimensional という用語法にも沿うことになる。

　次元という概念は最初にユークリッド幾何学に導入され，後に Descartes，さらに Gauss, Riemann その他により数学全般に導入された。次元はここではだいたい，延長すなわち大きさをも意味する[訳注1]。そののち自然科学もまた次元という概念に順応した。たとえば Helmholtz の感覚生理学がそうである。哲学，神学，および個性記述学[訳注2]においては mehrdimensional な方法が固有のスタンダードとして発達している。三次元性は，新実証主義の Carnap の哲学的意味論の中心概念になった。

訳注1）dimension はラテン語で広がりという意味である。複数形で寸法，規模の意味。
訳注2）p. 349の訳注1)を参照。

　Tölle, R.（1999）：Einführung: Psychiatrische Dimensionen. Folkerts, H., Schonauer, K. und Tölle, R.（hrsg.）Dimensionen der Psychiatrie. Gerog Thieme Verlag, Stuttgart

造形美術においては，次元を表現しようとする努力は明白であって，そのことはたとえばJosef Albersの「構造的布置」という線描画にみられる。これはこの本のカバーに再現されている訳注3)。

一次元性とは，幾何学的には延長がないということであり，存在論的には要するに存在しないということである。一次元性は精神医学的な研究においては確かにしばしば必要とされる方法論的姿勢である。経験(主義)的研究は通常単一テーマ的であり，一次元性である。しかし，ある個別の次元が絶対化され，それと他の次元との関係がおろそかにされる場合には，そのような探究方法は問題となるだろう。精神医学的研究の一次元的な方向性の例としては「古典的な」精神病理学，正統の精神分析，行動主義がある。臨床精神医学的研究は単一次元においては存続できない。単一次元的に探究することはKretschmer, E. (1919) 以後放棄されており，今日では還元主義的と呼ばれるだろう。Bleuler, E. (1919) は単一原因的な探究方法に，自閉的で無規律的な思考をみた。

幾何学的には，**二次元性**とともに延長がはじまる。しかしDescartes的な思惟と延長との二次元性のことを考えるのなら，それは少なくとも心身医学と精神医学への適用には問題があるようにみえる。すでにJohn LockeはDescartes的二元論に反対して，精神疾患は確実に身体的かつ精神的に条件づけられている，と言っている。

医学において，二次元的な考え方は，好んでよく用いられる素因・環境モデルにとくに表れている。しかし，精神科でもほかの科でも，病因問題の多層性を再現するのに二次元では不十分だということは周知の事実である。事情はもっと複雑なのである。

三次元性とともに幾何学における空間がはじまり，存在論においては，形をもった，真実の，実際にある，という意味での存在がはじまる。一方における幾何学ならびに論理学と，他方における精神医学との類比が成立するの

訳注3) 本論文の原典 "Dimensionen der Psychiatrie" (hrsg. Folkerts, H., Schonauer, K., Tölle, R.) の装丁参照。

はここまでである。そこで，われわれは次のように問う。

多次元的という概念はどういう意味なのだろうか？　それは要するに複雑性を尊重するということである。言い換えると対象の複雑性を見過ごさず，そこから生じうる緊張野を理性の住処とすることである。

臨床医学では多次元的思考の試みはくりかえし主張されてきた。今世紀はじめ頃の感染症についての学説がその一例である。当時病気の発生に関して，「条件性」が議論になった。（ところで，それは今日の学説では「多条件性」としてより正しく公式化されている。というのも条件は単独のものとしては理解できないからである）。そして，内科医 D. von Hansemann は1912年に『医学における条件という考え方』という題の本を書いた。

精神医学ではこうした考え方は決して新しいものではない。Kretschmer がはじめてというのでもない。ちなみに，Kretschmer は，敏感関係妄想の成立条件の三徴（1918）に脳器質性の要素を付け加えたとき（1919）に，はじめて多次元性について論じたのである。フランス精神医学には，1800年頃から Pinel と Esquirol という多次元精神医学の先達がいる。われわれは，多次元性が19世紀の中頃に Griesinger によって記述されているという決定的事実を見いだした。Griesinger は，疑いなく精神医学の開祖であり，個々の精神科医がどの研究方向を信奉し，どの次元に従事するかにかかわらずすべての精神科医の父である。というのは，Griesinger はときどき間違って評されるような精神医学における最初の身体論者ではないからである。彼の言葉だとしてしばしば呼び起こされる「精神病は脳病である」という文章は彼の著作には見いだされない。それどころか，彼が，われわれが今日知っている主要な精神医学の次元をすべて取り扱っていることは注目に値する。

「つまり，精神病の原因により詳細に立ち入ると，多くの場合ただひとつの原因というものはなくて，いくつかの契機の複合が存在するのだということがただちにわかる。その一部は非常に多くのからまりあった有害な契機である。それらの影響のもとに，最終的に疾患が成立する……」（Griesinger, 1845）。ここに表れた精神医学的なスタイルはのちに Gaupp, Kretschmer, Storch その他のチュービンゲン学派の精神科医によって実践された（Tölle,

1996)。

　精神医学は多次元的でしかありえない，さもなくば，精神医学，少なくとも臨床精神医学ではありえない。以下の2つの**病歴**は，患者指向的精神医学はそれ以外に考えられないということを例証している。

　45歳の女性の公務員（教師），約1年前の劇的な脳出血と脳外科手術の後に生じた抑うつ性気分変調のために家庭医から紹介されてきた。右側半身の不全麻痺その他の大脳症状が，比較的長いリハビリテーション治療の経過で，わずかな症状を残して軽減していた。にもかかわらず，このうつ状態も器質性精神障害といえるだろうか？

　まずはじめに，器質的に条件づけられた，あるいは器質性の条件とともにおそらくは心理反応的にも決定されている，うつ状態が推測される。最初の診察時，その患者は動きがなく，ぐったりして，自発性に乏しく，気分が沈んでいた。しかし器質性精神障害の症状は認められなかった。彼女は自分が病気であるとは考えていなかった，あるいは（この時点では）もはやそう思っていなかった。それどころか，彼女は重大な家庭の問題を話そうとした。しかし，継続的な面接で，そのうつ状態はメランコリーの特徴をみせており，しかもそれは感情病の相期（大うつ病）を想定せざるをえないほど顕著で明白である，ということが明らかになった。この診断は治療（抗うつ剤，断眠療法，それらと同時に行われた精神療法）によって，またその後の経過によって確かめられた。

　ところで患者が非常に悲観的に彼女の家庭状況について話したことは，よくあるような抑うつ的メランコリー的なものの見方の表現なのだろうか。それは違う。軽快しつつあるうつ病相期に，精神療法的に接近して家族関係に詳しく立ち入ることができるようになったので，神経症的な家族病理の全貌があらわになったのである。キーワードとしては，配偶者間葛藤と，それに結びついた母－息子－娘の葛藤そしてもちろん父親の側〔父－息子－娘〕の葛藤があげられる。つまり重い家族神経症の像である。それが患者の脳疾患，長い不在，うつ状態と一見関連をもつかのように，突然出現したのである。患者はこれらの問題について途方にくれていた。この家族問題は脳疾患より

ずっと前から存在していたという推測も確認された。

　そこで，ようやくメランコリーから回復した患者に対して，系統的な精神力動的精神療法が行われ（その後はずっと外来治療が続けられた），その結果，患者の感情状態は安定化し，少なくとも部分的には家族構造が整理・統合された。その経過中には，ほかの家族成員のひとりには外来治療を，またその後にさらにもうひとりには一時的な入院治療が，そのつどこの家族神経症という枠組みにおいて，必要になった。

　しかしうえのことが成し遂げられた後に，患者はしばらくのあいだ再び抑うつ的となった。それは再び典型的なメランコリータイプの抑うつであるとともに自律的な病相経過をとった。抗うつ剤治療と，リチウムの予防療法が開始された。すなわち，またもや精神医学的なやり方が変更されたのである。

　注釈：脳疾患（器質疾患ならびに生活史的な突発事件としての），家族の危機，先行していた患者の神経症的発展，感情精神病，これらのどれかひとつだけを取り上げても，実りのある診断と，治療経過のなかで目標を定めた治療適応には到達しない。脳器質的，生活史的，神経症的，家族力動的，感情精神病的な所与について，時宜を得て認識し，バランスのとれた評価をする努力だけが，このような状況において患者に適した治療適応を決定することを可能にする。

　54歳の男性の自然科学者。振り返れば最初の症状が出現したのは49歳の時点であると思われる。その頃，彼の職業上の能力が衰えたのである。その理由としてまず，それ以前の異常な職業的な負荷を指摘できる。しかし，彼は休養せず，ますます能力が減退した。寛大な上司が，とりわけ同僚が，彼のために生じた仕事の穴を埋めた。家庭では，いらいらや感情の爆発がひどく，それが増してきたので，妻は別居を考えはじめた。およそ5年後になってやっと療養の処置がとられた。療養所では神経症性の障害と診断された。

　半年後に患者は神経(内)科クリニックを受診した。そこでは，アルツハイマー病が疑われたが，頭部CTが正常であることからその診断はしりぞけられ，「抑うつ症候群とその結果の認知障害」であると説明された。

次に入院したのは精神科の病棟だった。掘り下げた診断面接において，医師は性機能障害を発見した（実際，患者は若い頃からそのことと闘ってきた）ので，神経症と診断した。成果のあがらない集団療法の後に，患者は別の精神科クリニックに紹介された。そのクリニックが性機能障害への対応に特別な経験をもっていたからである。

この病棟では多幸的な気分状態と，まじめにものを考える能力の減退がなによりも目立った。しかし，患者自身のことばを借りれば「いくじなし気分と無気力」なのであった。尖鋭化した問題をはらむ夫婦や家族の状況について考えるときにかぎって，気分が沈み込んだ。さらに，記銘力が低下し，病棟での見当識がひどく障害されていた。心理検査では，知的能力が明らかに正常以下に落ちていた。

注釈：大脳疾患については疑いえない。（おそらくは，初老期アルツハイマー病あるいはピック病であろう。というのはほかの病因を示唆するものはなにひとつなかったからである）。同じように，その間の苦悩に満ちた夫婦危機と，性機能障害も疑いえない。この2つは長い間代償されていた神経症性の障害が原因で起こったものと考えられる。

この診断がより早期にたてられなかったということは，主に関与した医師の一次元的な構えのためである。誰もがなにか正しいものをみてはいたのだが，病像の複雑性を認識していなかったのである。

多次元性は決してアプリオリに生ずるものではなく，臨床においても研究においてもそのたびに引きだされ，確認されなければならない。精神医学は，さまざまな次元に自らを方向づけ動くときにのみ，意味深く有効に機能することができる。

しかしこの点に関して精神科医たちは一致しているだろうか。そうみえるかもしれない。というのは，原則的，理論的にはどの精神科医ももはやこの見方と仕事のしかたに反駁しないからである。誰もが当然のことのように「生物－精神－社会的」だとみなされようとする。もはや誰も一次元的だと非難されたくないと思っている。しかしこの信条告白はしばしば説得力がな

く，また臨床と研究における彼らの振る舞いとのつじつまが合ってはいない。

　精神医学のさまざまな領域で成し遂げられた科学的な進歩はひとつの概観を与えるものではあるが，今日，多次元性は，増強しつつある還元主義に根ざした，より強い抵抗にぶつかっている。とりわけ，分類体系にのみ方向づけられた診断学や，治療行動の技法的要素に矮小化された精神療法的アプローチ，さらにはひさしく繰り返されてきた性急な精神分析的解釈と同様に，あらゆる精神現象に（たいていはまったく仮説的な）神経生物学的な説明を提案する術を心得た，短絡的な生物学主義的な考え方にみることができる。市場経済的，政治経済的な介入がこのような還元主義的傾向にいかに影響を与えているかということも見逃すことはできない（Hell, 1997）。

　多次元性は精神医学の最も説得力のある概念ではあるが，精神医学のパラダイムとなるにはほど遠い。Kuhnによって定式化された，パラダイムとは「その共同体の成員に共有される，確信や，評価や，方法等々の全体の布置」でなければならないという必要条件は，今までのところ満たされていない。

　正しいと認識されたことを臨床で実現することには，われわれはまだ十分近づいたとはいえない。多次元性を達成するのがなぜこれほど難しいのかはこの本のなかで示されるだろう。Pascal（1669）はわれわれに教えてくれる。「直感によって判断する習慣のついている人びとは推理に関する事柄についてはなにもわからない。……これに反して，原理によって推理する習慣のついているほかの人びとは，直感に関する事柄についてはなにもわからない……」（パンセ2）。別の箇所（パンセ1）では「幾何学者でしかない幾何学者は，万事が定義や原理によってよく説明されるかぎり，正しい精神をもっている。さもなければ，彼らはゆがんでいて，鼻持ちならない。……繊細でしかない繊細な人びとは，……観念的な事柄の第1原理にまでさかのぼっていくだけの忍耐をもてないのである」[訳注4]。

訳注4）パスカル著，前田陽一・由木康訳：パンセ．世界の名著24　パスカル．中央公論社，1966年．を参照．なお，引用は実際のパスカルの文章を一部省いてある．

これらの文章は方法上の問題を示している。Gaupp (1942) は次のように表現した。「精神病に対するあらゆる心理学的な分析を信用せず,健全な科学的な進歩を身体的なものにのみ期待する精神医学は,おそらく不当な心理学化の危険をいくらか避けることができるだろう。……しかし,それはより重要で興味深い認識の泉を断念することになるだろうし,そのため病的な精神現象は決して純粋に身体的なことだけから認識しうるものではない,ということを理解しえない」。

われわれは諸々の次元をよく知っているが,多次元性を実現することは難しい。それは,いまだに到達点というよりはむしろ目標なのである。

文 献

1) Bleuler, E. : Das autistisch-undisziplinierte Denken in der Medizin und seine Überwindung. Springer, Berlin 1919
2) Gaupp, R. : Zur Lehre von der Paranoia. Z. Neurol. Psychiat. 174. (1942) 762-810
3) Griesinger, W. : Die Pathologie und Therapie der psychischen Krankheiten. Krabbe, Stuttgart 1845 (S. 98)
4) Hansemann von, D. : Über das konditionale Denken in der Medizin und seine Bedeutung für die Praxis. Hirschwald, Berlin 1912
5) Hell, D. : Ist die Psychiatrie neu zu denken? Schweiz. Arch. Neurol. Psychiat. 148(1997)93-94
6) Kretschmer, E. : Über psychogene Wahnbildung bei traumatischer Hirnschwäche. Z. Neurol. Psychiat. 45 (1919) 272-300
7) Pascal, B. : Über die Religion und über einige andere Gegenstände (Pensées). (S. 21f) Lambert Schneider, Heidelberg 1972
8) Tölle, R. : Die Tübinger Psychiatrieschule : Ursprung der Mehrdimensionalen Psychiatrie. In Wiedemann, G., G. Buchkremer (Hrsg.) : Mehrdimensionale Psychiatrie. Fischer, Stuttgart 1997

2. 多次元診断
治療の土台——臨床研究の限界

Gustav W. Schimmelpenning

学部長，親愛なる同僚たち，ご出席の皆さん

退官講義をある引用からはじめることをお許しください。Erick Strömgrenは退職しても長い間，明らかにスカンジナビア精神医学の代表でありつづけていましたが，1988年に，チュービンゲンにてErnst Kretschmer生誕百周年記念に寄せて，「『敏感関係妄想』の意義」についての講演を行いました。彼はそのなかでこう言っています。「Kretschmerの著書『敏感関係妄想』は精神科医の考え方に深い影響を与えましたが，このようなモノグラフは決して多くはありません。Kretschmerはこの本でもって「多次元診断」の基礎をつくりました。「多軸診断」や「脆弱性概念」などの現代の概念はこれをもとに築かれたものであり，実際，それらはKretschmerがすでに70年前に到達していたものに本質的ななにかを付け加えてはいません」と。Strömgrenはさらに続けました。「皆さんのなかには，精神医学に天才が現れたのは彼がはじめてではなかろうかと繰り返し考えた方が多くいらっしゃると思います。そうでなければ，本当の天才は賢明にも精神医学から身を遠ざけているとしか思えません」と。Strömgrenが評価したのは，Kretschmerの無類の観察力と解釈力，それまで彼以外の人には気づかれなかった諸関連についての直感的理解，その結果もたらされた精神医学における精神療法的な治療方法の発見であります。精神医学においては，とくに妄想症に対しては，それまで合理的な治療法はそもそも存在しなかったのですから。

多次元診断——その成果と解決不能な内的矛盾——を退官講義のテーマに

Schimmelpenning, G. W. (1994): Mehrdimensionale Diagnostik Gurndpfeiler der Therapie—Bruchstelle der klinischen Forschung. Christian-Albrechts-Universität zu Kiel

するという考えは，去年，ある学者の教授採用講演を聞いているうちに思いつきました。われわれの学部の採用講演は普通，純粋に自然科学的で，非常に専門的な話が多く，ときに心理学に関心をもつ精神科医にはついていけないことがあります。しかし，これは教授法の能力の問題にも思えます。というのは，まったくかけ離れた領域の話でも，門外漢に理解できるような包括的な問題へ発展して面白く聞けることがときにあるからです。次のような場合がまさにそうです。ある若い大学教授資格取得志願者が「ヘリコバクター・ピロリ」について話をしました。少し前までなら，この言葉を聞いて驚いて顔をあげるのは精神科医だけではなかったでしょう。十二指腸潰瘍の病因に対する厳密な科学的立証とそこから必然的に導出される治療法についての話には説得力があり，十分に納得がいきました。講演者が何度も——さながら弁解するように——「当然，病気の原因は多因子的なので，つねに心理・社会的要因をも同時に作用していることを考慮に入れなければなりません」と差し挟んだことは私にとってはとりたてて驚くようなことではありませんでした。彼が賢明にもそれ以上のことを論じないとしても，現在のところしかたのないところでしょう。私は，学生の頃アメリカで，これとはまったく逆の考えを聞き知っていました。アメリカでは，「消化性潰瘍性格」についてのモノグラフが出ていました。そのなかでヘリコバクター・ピロリについてはなにも書かれておらず，特有のストレス体質をもった性格のほかに生物学的要素も考慮に入れるべきだという指摘があるだけだったのです。2つの研究の萌芽，つまり自然科学的なそれと心理学的なそれとの間には深い裂け目があります。その裂け目は今日でも，本来は両立しない言葉のつなぎあわせである「心－身」という語を用いて外見上，架橋されているにすぎません。医学では心身問題を回避することができるので，いまだに誰もこれを解決していないのです。そのことが可能だと信じたことがKretschmerの大きな構想の悲劇なのです。

　私自身の師であるFriedrich Mauzと同じく，KretschmerはRobert Gauppの弟子でした。Gauppは1906年にチュービンゲンに招聘されたのですが，

そこではそれまで初代病院長の Siemerling が教鞭をとっていました。Siemerling は「精神病は脳病の特殊形にすぎない」とみなされるべきであるとの信念をもってキールに赴きました。当時，内科医の Naunyn が1869年にドルパートでの就任講義で明らかにした教義，すなわち，「医学は自然科学になるだろう，さもなければ医学は存在しなくなるだろう」という考えは精神医学においても通用していました。もちろん Naunyn は優れた臨床家だったので，この教義をあらゆる医療行為に対する要請にするようなことはなかったのですが，この考えは学問としての医学には適用されていました。すでに早くから Gaupp はその自然科学教義に対して反対の声をあげており，精神医学では自然科学的視点とともに心理学的視点も家宅不可侵権をもっていなければならないと要求しました。彼はこのことを当時（1903年）抑え気味に，かつ慎重に表現しました。というのも，彼はまだそのとき，Emil Kraepelin のもとで医長をしていたからです。しかし，1906年にまさに正教授職につくのが確実になると，Gaupp はチュービンゲンでの就任講義でさらにはっきりと率直な意見を述べました。それどころか彼は，すべての精神分析理論を承認するのではないにせよ，その当時では口にするのも恐ろしい彼の研究成果について話しました。すなわち彼は1913年に，教頭 Wagner 症例における先駆的な妄想分析によって，妄想疾患において心理学的理解という方法が到達できる地点を示したのです。もちろんそれは単一症例にすぎず，その解釈については議論の余地が残されています。

　19世紀末の数十年間に，精神医学ではいわゆるパラノイア問題ほど多く議論され，書かれてきたテーマはありません。自然科学的精神医学にとっては，妄想は腺の働きが障害されていることの表れであり，ひとつの脳病でした。多くの論者がもともとの人格からパラノイアを導出しようとしました。ほかの論者，とくに精神分析に近い考えをもった人たちは，経験の複合体からパラノイアを理解しようと努力しました。しかし，Sigmund Freud 自身は1920年の時点でまだ次のように非常に率直に明言しています。「……われわれの従来の精神科的治療は妄想概念に影響を与えられませんでした。精神分

析にはそれができるでしょうか……？　いや……，それはできません。精神分析療法はこの病気に対して今のところほかのすべての治療法と同様に役に立たないのです」と。この意味で，Kraepelin が1915年に彼の教科書のなかで，「直接的な心理的影響による明白なパラノイアの治療は，おそらく精神分析家にしか期待できないものなのだろう」という冷やかな批判を加えたとき，彼は実のところ Freud に不当な扱いをしていたことになるのです。この（パラノイアの治療という）点に関するかぎり，Kraepelin と Freud の状況判断はまったく一致していたのです。Kretschmer は感情的な反論に対抗して，ついには精神医学の様相を永続的に変化させることに成功しました。妄想患者はこのときはじめて人間として，つまり危機に見舞われ破滅に陥ったという特殊な生活史を有する人間としてみられるようになったのです。彼らはもはや将来の脳研究によっていずれ解明されるはずの不治の精神病をもった狂人としてはみなされなくなったのです。

　Kretschmer は『敏感関係妄想』のなかでパラノイア問題の解決策を見つけました。彼はこの著書において，性格特徴や状況分析にだけ偏って注意を向けるのではなく，心理学的理解をも追究しました。彼は，ある特異的な性格構造に生じた，環境の影響下にある非常に特殊な心理的布置において，特異的な体験刺激が起こり，体験が性格という錠にぴったりとあう鍵のように働いて妄想を形づくる，と理解しました。Kretschmer は，彼の師である Gaupp の「Wagner 症例」の理解を多くの点で超えました。Gaupp は Wagner では統合失調症が問題なのではないことを何度も強調し，再三にわたる病歴報告でもまたそのことを証明しました。これに対して Kretschmer は，診断学上の制限を考慮せずに，心理的に導出可能な妄想反応だけでなく，明らかに統合失調症性の疾患が問題となる症例にまで感情移入による理解を広げました。Kretschmer は，そのような統合失調症性の疾患の成り立ちにおいては心理・反応性の要因が働いているという理由から，それらを「狭義の統合失調症状態」とは区別しようとしました。かつての「心理・反応性の発展**なのか**統合失調症性の過程**なのか**」という問題設定を，Kretschmer は

「適切な認識」をさえぎるという理由で，見当はずれのものだとみなしました。

Kretschmer は『敏感関係妄想』のなかで，精神病に精神療法が必要であることをはっきりとは述べていませんが，その要請が生じるのは必然でした。また，「多次元診断」という言葉も『敏感関係妄想』のなかではまだ用いられていなかったのですが，それはすでに意図されており，その後の議論においてはっきりと形づくられる運命にありました。

Kretschmer は戦争中，いわゆる神経野戦病院の責任者だったときに『敏感関係妄想』を執筆しました。彼は1918年の夏になってようやく，Gauppの後押しにより教授資格を得ました。同年に教授資格取得論文が刊行されてKretschmer は一挙に有名になりましたが，また議論も巻き起こしました。Kretschmer の仕事は，彼にとってつねに父親のような親友であった Eugen Bleuler から熱狂的な歓迎を受け，また後に体質理論に対して非常に批判的になる，あの Karl Jaspers でさえこの書物に言及しました。つまり『敏感関係妄想』は「古典的書物」としての意義を有することになったと言えます。賛同と同時に，とりわけドイツ精神医学の拠点であったミュンヘンから厳しい拒絶がありました。Eugen Kahn はミュンヘンにおいて明確に，「生物学から離れた，そのような性格学的考察法は許されない」と語りました。そして，Kraepelin も討論のなかで Kahn のこの言葉に次のように付け加えました。「しかし，Heinroth のそれと似かよったあの思弁にもう二度と再び立ち戻ることがあってはなりません……あの方法は……その本質上，自然科学とりわけ医学的研究の領域から詩的模倣作品へと逸脱してしまうからです」と。長い間チュービンゲンにつきまとうことになる「シュヴァーベンの詩人学派」という悪口はこの Kraepelin の言葉とともにはじまりました。

まったく根拠のない非難は人の感情を害したりしないものです。しかし，もし非難のなかに小さな真実の核が含まれているならば，その非難はひどい

痛手を与えるはずです。Kretschmer がいかに Kraepelin の非難にショックを受けていたかは，45年後の彼の自叙伝のなかで詳しく述べられていることから推察できます。「……そこに，ミュンヘンの精神医学研究所と一体になった Kraepelin からの厳しい攻撃がしかけられました。私は，同じくらいの厳しい言葉でその攻撃を退けねばなりませんでした。しかし，それは確立された個人的および学問的立場のない若い私講師の私にとっては，生存の危機にさらされることでした」。

1919年に，『外傷性脳障害における心因性妄想について』という Kretschmer の書物が出版されました。この書物で彼が注目した心理的布置は，外傷によって生じた明らかな器質的脳障害が，後に生じる心因性の妄想形成の条件になるということです。Kretschmer が「性格学的要因，脳外傷性要因，体験要因の3つの病因から，精神障害が生じる」と述べるとき，その彼の理解に従えば，脳外傷性要因をいわゆる内因で置き換えることができるかもしれません。このことから，Kretschmer がいかに深く，これまで純粋に脳病理学的に基礎づけられてきた内因性精神病の自然科学的教条に精通していたかが明らかになります。同じ論文の違う箇所で彼は述べています。「脳外傷患者に当てはまることは，統合失調症患者にとっても当てはまるはずだ」と。このことを理由に，彼は「一次元診断から多次元診断」への移行を研究計画として要請し，それと同時に精神科クリニックの臨床と実践に精神療法を採用する必要を明言したのです。

彼は勇敢な自己主張をしていますが，彼への攻撃は威嚇や侮辱として体験されており，当時ちょうど30歳だった敏感な Kretschmer に非常に深い打撃を与えたことは明らかです（Mauz）。精神療法は放棄されはしませんでしたが，その後何年か背景へと押しやられました。1921年には『体格と性格——体質の問題および気質の学説によせる研究』が刊行されました。Kretschmer は『敏感関係妄想』では，ある意味で通りすがりに，純粋な心理学的性格学説を展開させたとするなら，この『体格と性格』では心理・生理学的

にしか理解されていない体質学説の生物学的基礎づけを行ったのです。この書物は Kretschmer にその時代の世界的名声を与えることになりました。

当時，どれほど深く Kretschmer が生物学的側面に取り組んでいたのかは翌年（1922年）に刊行された『医学的心理学』に明らかです。なぜなら，ここでは次のように記されているからです。「医学的心理学は，狭い意味においては，厳密な自然科学的構造のなかに，（至るところで反復されている数少ない生物学的基礎メカニズムを）描きだしているような，系統だった基礎から発展しなければならない……」。このとき，彼はあまりに生物学的側面のほうに傾きすぎていました。なぜなら，「厳密な自然科学的構造」という指摘が後の版では抹消されているからです。これは Karl Jaspers が晩年の批評で，「自然科学的偽装」と論じたことでもあります。

1926年にマールブルクに教授職に招聘されてはじめて，Kretschmer は公けの場でも彼の別の生涯のテーマである内因性精神病の精神療法に再び取り組むと表明しました。それに続き，1929年に基調講演「統合失調症とその境界状態の精神療法」を行いました。彼はこの研究のなかに，彼にとって有効でありつづけるなにかをみたに違いありません。というのも，彼は戦後最初に刊行された論文「精神療法研究」で，この基調講演をほとんど逐語的に引用しているからです。この基調講演と「精神療法研究」の間に，第三帝国がありました。1933年に国家社会主義が権力を引き継いだとき，Kretschmer は時代の推移をただちに見抜いていました。それまでの数年間に，彼はしばしば党派的に分裂していた精神療法の諸学派を精神療法一般医師会として統合し，会長としてこの会を指導していましたが，1933年，彼はその会長職をすぐさま辞任し，Carl Gustav Jung が一時的に会長を引き継ぎました。しかし，当時支配的な世界観に非常に近しいこの領域が，徹底的な統制を逃れることができたのは，そう長くはありませんでした。会長には結局，Hermann Göring の従兄がなりました。内因性精神病の患者の精神療法については，Kretschmer が戦後に学会を再建するまで，もはや語ることが許されま

せんでした。

　Kretschmer はあらゆる点からみて，第三帝国から距離をとっていました。それ以前に彼は一度，講演ではっきりと発言しています。「精神病質者はいつの時代にも存在します。冷静な時代には私たちが彼らを鑑定しますが，熱狂の時代には彼らが私たちを支配するのです」と。そして第三帝国の時代に，彼は大学のクリニックでこう言っています。「節操があるということ（意見を変えないこと）は長い目でみれば賢明なことです」と。Ernst Kretschmer は第三帝国時代に，さまざまな敵視や脅威にさらされていると感じていたはずですが，1943年のマールブルクでの Robert Koch 生誕百年祭で行った学術講演は，後の時代の人間からみれば常軌を逸した大胆な行為にしか思えないものです。おそらく，体質学説が国際的に承認されていたためでもあるでしょうが，『体格と性格』は彼を救い，ある程度彼の防衛になっていたのかもしれません。実際にはどこにもはっきりと書かれてはいないのですが，私はいつも『体格と性格』という**表題**が第三帝国で気に入られていたのではないかという印象を抱いてきました。『体格と性格』の**内容**があまり綿密には検討されていなかったことは明らかです。さもなければ，当時，再版が考慮されることなどは殆どありえなかったでしょうから。人びとはこの研究をまったく単純に量的なものと理解していました。つまり，「たくさんの体格があれば，たくさんの性格がある」と。当時の熟練の徴兵審査医は誰もが，その頃の人びとが賞賛する闘士型――同時代の彫刻を考えてみてください――は，戦争で不可避な身体と精神への持続的負担に適していない類型だと考えていました。また人びとは Kretschmer が体質類型に価値を含めていないとみなしていました。それは彼が「社会的に有利な優れた変異型」について話すときには必ず，形成不全の虚弱型についても話したからです。また彼の理論では，闘士型は細長型に比べてあまりよい扱いを受けていません。多様な体格型のなかでも彼はとくに肥満型を好んでいたことは疑いのないことです。Kretschmer 自身の体格は「上品に肥満している」とみなされていました。しかし，こういった学説の秘密は単に口づてに伝えられていたにすぎません。

私の師 Mauz は，Kretschmer の生涯の業績のなかで重要なものは，体質生物学ではなく，『敏感関係妄想』や多次元診断であるとみなしていました。彼は Kretschmer とともにマールブルクへ行き，そこで1928年に『内因性精神病の予後学』で教授資格を得ました。その論文は，内因性精神病における心理・反応性要因と精神療法の可能性を本質的な内容としていました。1933年以後，Mauz もまた別のテーマに向かわなければなりませんでした。戦後の数年間，彼はついに内因性精神病の精神療法の時代が来たと信じていたようです。彼はいくつかの大きな国際会議で，このテーマについての研究報告を熱心に行いました。しかし，彼は思い違いをしていたのです。当時，講座を担当していた教授は，精神医学からあらゆる精神療法をことごとく追放し，司牧の領域へと移そうとしていました。1951年についに Mauz は，誰も精神病者への精神療法的接近について発表しない，あたかもそのことを認めたくないかのようだ，とがっかりして次のように述べています。「非科学的だとみなされる不安，あるいは内因性精神病を(精神)分析的にみようとしているという評判をたてられる不安が一役買っているのだ」と。しかし，1953年にミュンスターで再び教授職につくことができると，彼はその地の比較的現代的なクリニックを徹底的に変革する仕事にただちに取りかかりました。それは，「精神科クリニックの雰囲気は精神療法的でなければならない。さもなければ，それは精神科クリニックではない」という彼の明確な基本原則に従って行われました。彼はこのクリニックに高い治療水準をもたらしましたが，私はこれまであれほどの治療水準を経験したことはありません。ある特定の症例に精神療法的手段の適応があるかどうかは，診断とは関わりなく，病像の布置病理学的構造，そしてそれによって与えられる可能性や必然性に合わせて決定されました。

　ミュンスター大学のクリニックの治療成果は，いとも自然に成し遂げられ，あたかもそれがどこでも行われているのが当然のことのようでした。Mauz は同僚たちに，その治療についてなにか書くように促すことはありませんで

した。それは，辛辣な批判や実りのない対立に行き着くだけだということを彼がよく知っていたからです。さらにまた，当時ドイツの大学クリニックで精神療法が行われているのは1946年にKretschmerが呼び戻されたチュービンゲン大学だけでした。ここキール大学では，私の前任者のStörringが1954年に運営を引き受けたときにようやく精神療法が行われるようになりました。その他の大学では精神療法は，せいぜい大目にみられているという程度でしたが，それでさえもどこでもそうだというわけではありませんでした。

助手時代に私にも次第にわかってきたことですが，チュービンゲン学派は，身内で思っているほどには影響力をもたず，ドイツ精神医学は非常に強力にハイデルベルク大学に支配されていました。1978年のハイデルベルク大学百年祭での講演でKiskerは「なぜチュービンゲンはあんなに成果をあげず，ハイデルベルクはあんなに実り豊かだったのでしょう……」と疑問を投げかけ，次のようなことを確認しました。「……Kretschmerにとって学派をつくることは重要でした。しかし，彼は実際には学派をつくりませんでした。それに対してKurt Schneiderは改宗者を得ようと努めたようには見えませんが，門下生に囲まれて30年にわたり西ドイツの精神医学の3分の2を支配してきました」。若い助手時代に，私はSchneiderがチュービンゲン学派に前々から敵対していることを知りませんでした。たとえば，彼は1930年代に次のように批判しています。「直接的な了解が及ばない領域に対してつくり話的な解釈をもって研究する者がいる。その一部は教条的な精神分析であり，一部はチュービンゲン学派である。とりわけ妄想に対しては，その内容の了解だけでなく，現存在の理解もまた限界を知らない」。Schneiderはこの拒絶的な視点をつねに保持しつづけました。

年輩の方がたはご自分の初期の助手時代の体験で，その後の発展に決定的だったものを覚えておられるでしょう。私自身は1953年の国家試験の後すぐに，ミュンスター大学のクリニックに義務助手として赴任しました。初学者にとっては，多次元診断はただ単に難しい課題というだけのものではありま

せんでした。神経学に通じ，臨床精神医学に詳しくなり，そして最後に精神療法の経験を積まなければなりません。これらすべてはわずかな年月で学ぶことはできません。私は当時，当然のことながらチュービンゲン学派にいて手に入るすべての書物を読みましたが，それだけでも未経験者にとっては骨の折れる課題でした。ある日，私はある小さな本を手に入れました。すぐに私はそれに熱中しました。それは Schneider の『臨床精神病理学』でした。この書物にはすべてが明快に書かれており，わかりやすく理解できるように思えました。偶然，当時の私の上司である Mauz が私を視察旅行に連れていき，その旅行中に私はこの新しい書物のことをおそらく非常に熱心に語ったのでしょう。Mauz はただうなずき，少し怒った調子でそっけなく，「確かにガラスのように澄んでいる。しかし，それは事実ではない」と述べて，その話を終わらせました。「それは事実ではない」というのはもちろん表現が強すぎました。Mauz の意図したことはおそらく「それは不十分だ」ということでしょう。というのは，この書物は予後や治療についてはほとんど書かれていなかったからです。

　誤解しないでください。私は Schneider を学者としても人間としてもつねに非常に尊敬してきました。彼の『臨床精神病理学』は明快な概念を用いた教育的書物であり，私は今日まであらゆる初学者に講読を勧めています。そもそも，「心的異常の身体性との関係が，身体的なものと出会う可能性のある場合に限って」それを検討するという記述精神病理学の厳密な方法論的制約のゆえに，Schneider の『臨床精神病理学』は，当然のことながら，これまでに解明されてきた精神医学と神経学の関連に基づく複合的で複雑かつ包括的な Kretschmer の業績に比べれば，まさに教育的でありました。今日あまり知られていないのですが，たとえば，Kretschmer は1940年に失外套症候群を，その後にも，頭蓋底損傷後の眼窩症候群や間脳症候群を発見し，記述し，命名しました。

そうこうするうちに，ハイデルベルクの精神病理学もまた「危機に」陥りました（Werner Janzarik）。ハイデルベルクの精神医学クリニックはドイツで唯一，神経学とのつながりをまったくもっていませんでした。Schneiderの門下生や後継者による実り多い再出発がすでに早期から際立っていたことがその理由のひとつといえるかもしれません。Janzarikは1975年にハイデルベルク大学での教授就任講演ではっきりと，「かつてのハイデルベルク大学の精神病理学学派はその思考における規律と概念の明確さをもって，ドイツ精神医学から精神分析学を閉めだすことに努め，それに成功した」ことに遺憾の意を示しました。それゆえ，まさにそのハイデルベルクで，多次元診断が遅ればせながら高く評価され，この再出発を促す刺激を与えたことは精神医学の歴史における皮肉です。その新たなはじまりとは，Kiskerの統合失調症研究やJanzarikの接触欠損・幻覚症，そしてとりわけHubertus Tellenbachのメランコリーの書物などです。Tellenbachについては今日，この書物のもつ根本的な意義によって『敏感関係妄想』に並ぶ位置を与えられて当然であると言うことができます。

明らかな苦しみや障害があるにもかかわらず，それを解明するような所見を見つけられないときに，医師はとかく「機能性の」病苦と呼びがちです。機能性とはなんでしょうか。身体医学はそのはっきりとしない概念に長く苦労してきました。それに関して，Alfred Hocheは20世紀の初頭にすでに解決策を見だしていました。当時，問題であったのは，てんかんとヒステリーの境界づけが困難であり，かつ不可能とまでみなされていたことでした。研究の進歩が，ヒステリーにおいて前提とされるべき病理学的・解剖学的過程を明らかにするだろうと考えられていました。これに対してHocheは確信をもって述べました。つまり，ヒステリーは「本来の意味での機能性神経症とみなされなければならない。すなわち，把握可能な変化を仮定できない神経症である。これに対して，てんかんはその基礎にある変化をまだわれわれが知らないという意味においてのみ機能性神経症である」。今日では，私たちはてんかんの基礎にある変化を知っているので，てんかんはもはや神経症

ではありません。Hoche が「本来の意味で機能性である」と言ったことは，私たちが今日「心因」と名づけているものと一致します。当時これはまったく新しい認識だったのです。

　10年後に Hoche は，今日では当然とされているヒステリーに対する自然科学的方法の能力への懐疑を内因性精神病にまで広げて，次のように言いました。「果てしなく進歩した微量化学でさえも，把握可能で目にみえる変化を特定の精神現象と関連づけることはできない。精神というものは完全に**新しいカテゴリー**であり，それ自体で閉じていて，それに固有の法則に従い，物質的事象に**通約不可能**である」と。この言葉は，内因性精神病という分野に対してはあらゆる自然科学的研究に見込みがないという認識を意味していました。これは今日まで未解決の問題です。私は，躁うつ病についてはその身体的相関物が見つけられるだろうと思っています。しかし統合失調症に対しては，Manfred Bleuler が何度も繰り返して述べたのと同じ疑いをもっています。

　精神医学における自然科学的研究は Kretschmer 以後，たくさんの新しい成果をもたらしました。それは，とりわけ精神薬理学に取り組んだ実験室での研究を通じてのものでした。さらに精神免疫学が新しい有望な学問として台頭してきました。溝——私が冒頭で述べた深い裂け目——のもう一方の側で，精神力動的研究もまた成功をおさめています。精神力動に固有な技法に即した症例研究という形だけでなく，今日のあらゆる統計学の要請に応えた Paul Matussek のような研究もあります。しかし，それにもかかわらず説明と了解，計測と共感との間には深い溝がありつづけています。「全体としての人間」は科学的認識の対象たりえないという Karl Jaspers の警告を忘れてはなりません。

　多次元診断は，今日どこに存在しているのでしょうか。「極端に押し進められた分業の時代には，諸科学の分科や領域は専門化している」（Schmitt,

C.）ので，領域間の翻訳がこれまで以上に困難になっています。それでも，たいていは多条件分析もしくは多因子的病因のような新しい名前のもとに〔領域間の翻訳が〕試みられています。もちろんこのことは，研究の冒頭に示される単なる信条告白として何度も繰り返されるだけで，その告白の後では，おのおのの専門領域において相変わらず単一病因を求める研究が行われているのです。自然科学的医学は少なくとも確固とした方法論上の基盤のうえに立っています。チュービンゲン学派もまた，つねに生物学的な事柄を顧慮するという点でひとつの安全装置をもっていました。生物学から切り離された心理学的研究は，Kretschmer が当初，そのために非難されたのはあまりにも不当なことだったとはいえ，やはり危険です。そこには自然科学的な意味における実証がありません。Kurt Schneider もまた，その方法論の厳格な臨床精神病理学において，「心理学においてはまさに，自然科学的医学とは異なる特別な明証性が重要である」ことを知っていました。ここに**臨床研究の限界**があります。自然科学における実証と心理学における明証をスムーズに互いにつなげることはできません。2つの完全に異なった科学的座標系があるのです。しかしながら，Kretschmer のように，ひとりの研究者がいずれの領域にも通じ，いずれの領域でも研究を進めることができるなどということは，今日では考えられません。2つの互いに密接に協力する研究者グループが同じ目標をもっているにもかかわらず，この点で，克服しがたい壁に突き当たります。もし，そのような協力ができるならば，すでに多くのことが成し遂げられていたでしょう。

　Kurt Schneider が臨床精神病理学について言ったことが，感情移入による了解に対してもますますぴったりと当てはまることは当然です。というのは，ある人に感情移入可能と思われるものがほかの人にとっては了解不能だということがあるからです。事実，無定見な思弁をめぐらす危険がつねに存在し，もし政治的なイデオロギーの影響下に行われる，Basaglia[訳注1]のような激し

訳注1）著者によれば，Basaglia はイタリアの精神科医。共産主義者として政治活動を行った。精神医学を市民階級支配のための道具とみなし，その観点から精神科病院の廃絶を要求した。

い運動ということになると、その危険はますます大きくなるでしょう。スペイン人のLlaveroが「脳のない精神医学」について語ったことは、どちらともとれるようなあいまいなものでした。医学部の内部でのこのような運動が、精神療法家の関心事に対する不信を招いたことを、残念ながら人は見抜くことができません。しかし、Kretschmerはもちろんこのことを知っていました。彼は「10年間を通じて、多くの（精神療法の）特殊な学派に対して、また多くの臨床家の冷酷な無理解に対して、同時に二面戦争を行うことがいかに苦しい、そしてときにはなんと人を消耗させることであったか」をその回想録のなかで書いています。

多次元診断は閉じた科学的体系としてはありえません。ましてや、自然科学として成立することは不可能です。それにもかかわらず、患者の治療においては多次元診断は**治療の土台**として不可欠なものです。このことは矛盾です。もちろん、人間の身のうえに突然降りかかる精神力動とはなんの関係もないような、まったく純粋に単一の原因による疾病もあります。たとえば、それ自体は治らない腫瘍を手術すべきかどうか、いつ、どの範囲まで手術すべきか問題だなどという場合でも、医者はつねに患者の人格を考慮の中心におかなければなりません。多くの多次元的に条件づけられた病像では、どのようにしたら最も早く効果的な治療的介入法に到達できるかを見いだすために、いかなる場合でも無条件に「病因のうちの、身体的な、性格特徴上の、体験もしくは状況反応性の構成成分がもつ意味」(Janz, D.) について尋ねなければならないのです。

精神療法はいつでも冒険ですし（Faber）、内因性精神病の場合には、患者にとっても医師にとっても特別な冒険です。患者にとっては身体医学とはまったく違ったやり方に自分の身を委ねるからであり、医師にとっては、あらゆる医学的治療法から知りえたものとはまったく異なった危険を引き受けるからです。精神医学では、純粋に記述的に症状を記録し、距離をおいて観察しながら薬物療法を行おうとする人は苦もなくそのことを行いますが、そ

れと同時に多くの治療的好機を逃し,患者を健康な状態へ回復させうるかわりに慢性的な神経遮断剤の投与に甘んじなければならないでしょう。私が医学,そして精神医学で学んだ事柄のうちの最も価値ある部分は,40年以上治療に当たってきた患者たちのおかげで得たものです。それは十分に言葉で言い表すことのできる学問の向こう側で明らかになるような,つまり,患者との出会いにおける言語化できないものを内に含むような,医師の姿勢についての洞察であります。

皆さん

別れに際して,もう一度過去に目を向けることは自然なことでしょう。それで今日,私は私の考察と思想とともに多くの過ぎ去ったことをお話ししました。大学の職に別れを告げるとともに,感謝の念をもってもう一度私の師 Friedrich Mauz とチュービンゲン学派を思い起こすことは,私にとって重要なことなのです。もちろん,チュービンゲン学派はその多次元診断とともに過去のものではなく,未来にも生き生きと現存しつづけるでしょう。

クリニックの同僚に対して,また病棟でともに働いた方がたのすべてに対して私の感謝を述べる機会は,在職期間の最後にまだもう一度あると思います。この退官講義では,とくに学部の方がたに対する感謝を述べなければなりません。実は,私は学部の方がたに対して二重の意味で恩義を感じています。1947年の復活祭に18歳になるかならぬかでギムナジウムを卒業したとき,私は大学で医学を学びたいと思いました。大学は元兵士であふれていましたので,大学入学の見通しはまったく立っていませんでした。私も15歳で高射砲隊に招集されていたため,ある意味確かに元兵士でしたが,大学入学には若年であることが災いして,キール大学以外には入れるところがありませんでした。あの忘れられない解剖学者である Bargman は,少なくとも2,3人は正規の受験合格者を入れるべきだと大学に主張しつづけました。そのため,私は1947年の夏学期にキール大学で医学の勉強をはじめることができたのです。州政府が定年退職の年齢制限を予定よりも早めていなかったら,私は

1997年に，つまりちょうど学生のときの最初の学期から50年で退官講義を行うことになっていたでしょう。しかし，退官講義を本日行うことを遺憾に思う理由はなんら見当たりません。

私が1971年にこの大学に招聘されたときは，学部会議や評議会が朝まで行われるような騒然とした時代でした。まさにそれを通じて当時，自分自身の学部の境界を越えた親密かつ長く続く親交が生まれました。今日，医学部はあの時期の医学部と同じではありません。まして，若い学生のときに私を迎え入れてくれたあの学部とはまったく違います。しかし，理念においては，学部は存在しています。私は学部の方がたに感謝し，皆さんの幸運を祈ります。──幸運をより深い意味にとって──つまり学問および治療において，ひとりひとりが成果を得るために再三，必要とするようなあらゆる幸運を，祈ります。

キール大学クリスチャン・アルブレヒト校医学部前精神医学科教授
Gustav W. Schimmelpenning　退官講義　1994年2月3日

チュービンゲン学派の主要文献

Robert GAUPP (1870-1953) Tübingen 1906-1936.

1) Über die Grenzen psychiatrischer Erkenntnis. Zbl. Nervenheilk. u. Psychiatrie N. F. 14, 1-14 (1903). （本書第4章）
2) Wege und Ziele psychiatrischer Forschung. Laupp'sche Buchhdlg., Tübingen 1907.
3) Zur Psychologie des Massenmördes. Springer, Berlin 1914.
4) Der Fall Wagner. Eine Katamnese. Z. Neur. 60, 312-327 (1920).
5) Krankheit und Tod des paranoischen Massenmörders Wagner. Eine Epikrise. Z. Neur. 163, 48-82 (1938).
6) Zur Lehre von der Paranoia. Nervenarzt 18, 167-169 (1947). （本書第5章）

Ernst KRETSCHMER (1888-1964) Marburg 1926-1946 ; Tübingen 1946-1959.

1) Der sensitive Beziehungswahn. Springer, Berlin, 1. Aufl. 1918 ; 4. erw. Aufl.

(hrsg. v. W. KRETSCHMER) 1966.
2) Über psychogene Wahnbildung bei traumatischer Hirnschwäche. Z. Neur. 45, 272-300 (1919). (本書第6章)
3) Körperbau und Charakter. Springer, Berlin, 1. Aufl. 1921, 23./24. Aufl. 1961.
4) Medizinische Psychologie. Thieme, Stuttgart, 1. Aufl. 1922, 12. Aufl. 1963.
5) Hysterie, Reflex und Instinkt. Thieme, Stuttgart, 1. Aufl. 1923, 6. Aufl. 1958.
6) Geniale Menschen. Springer, Berlin, 1. Aufl. 1929, 5. Aufl. 1958.
7) Das apallische Syndrom. Z. Neur. 169, 576-579 (1940).
8) Psychotherapeutische Studien. Thieme, Stuttgart 1949.
9) Die Orbital-und Zwischenhirnsyndrome nach Schädelbasisfrakturen. Arch. Psychiat. Z. Neur. 182, 452-477 (1949).
10) Gestalten und Gedanken. Thieme, Stuttgart 1963.

Friedrich MAUZ (1900-1979) Kiel 1937/38 kommissar., Königsberg 1939-1945, Hamburg (AK Ochsenzoll) 1947-1953, Münster 1953-1968.
1) Krankheitseinheit und Mischpsychosen (gemeinsam mit R. GAUPP). Z. Neur. 101, 1-44 (1926).
2) Die Prognostik der endogenen Psychosen. Thieme, Stuttgart 1930. (本書第8章)
3) Aufbau und Behandlung des funktionellen Krankseins. Nervenarzt 9, 355-358 (1936).
4) Die Veranlagung zu Krampfanfällen. Thieme, Stuttgart 1937.
5) Der psychotische Mensch in der Psychotherapie. Arch. Psychiat. Nervenkr. 181, 337-341 (1948).
6) Narkoanalyse. Z. Psychother. med. Psychol. 2, 33-41 (1952).
7) Robert GAUPP (1870-1953). In: K. KOLLE: Große Nervenärzte, Bd. II, Thieme, Stuttgart 1959. (本書第14章)
8) Das ärztliche Gespräch. Therapiewoche 1960, 311-316.
9) Ernst KRETSCHMER — von innen gesehen. Z. Psychother. med. Psychol. 15, 60-64 (1965). (本書第15章)
10) Psychotherapeutische Möglichkeiten bei endogenen Psychosen (Ein persönlicher Rückblick und Ausblick). Arch. Psychiatr. u. Z. Neur. 206, 584-598 (1965). (本書第9章)

Ⅱ部

主要論文

3. ベルリン大学精神科開設に際しての講演

Wilhelm Griesinger

　皆さん！　今日，私は皆さんを前にして，そして精神医学の研究がはじまろうとしているときに，皆さんの立場にいた私自身のことを思い浮かべています。私自身が精神医学の研究をはじめた当時のことが，長い年月を越えて生き生きと思いだされます。「当時，最初に私の知識欲を駆り立てたのはなんだったのか？　私は何に最も喜びを感じていたのか？　私にとってとりわけ研究に値すると思えたものはなんだったのか？」と自分に問いますと──この問いに私ははっきりと「それは病んだ心そのものを理解することだ」と答えます。はじめの頃のまだ素朴な私の目の前に，多くの患者がいて，彼らの人柄や境遇，そして，世のなかとの関係について，また多くの客観的なできごとについて，感覚や経験からの証拠や彼らの生活史全体が証明していることに反して，まったく奇妙で正反対の，間違ったことを言うという事実がありました。いったいこれは，なんという誤りなのでしょうか？　そしてまた，患者はどのようにしてそのような間違いを犯すに至るのでしょうか？　どのようにして，他でもないこの誤りに陥るのでしょうか？　彼らがそれに固執しなければならなくなるのはなぜなのでしょうか？　そのようなことを，私はなによりも知りたかったのです。患者を適切に治療することができるためには，このように，まさに患者を内面的に理解しなければならないのだと私は考えていました。そして，このような現象に精通することによって，この世で最も高次かつ貴重なメカニズムへの洞察に至るであろうこと，また，その洞察は他の方法では得られないのではないかという予感が私にはありま

　Griesinger, W. (1867)：Vortrag zur Eröffnung der psychiatrischen Klinik zu Berlin. Archiv für Psychiatrie und Nervenkrankheiten. Erster Band, 143-158

した。

　今では，この問いは，精神医学において最も重要な問いではないことを先刻承知していますし，ずっと以前から，私自身にとって臨床的にもっと重要なほかの事柄の背景に退いていました。しかし，この問いは，再三にわたってその引力を働かせています。今日ここにおられる皆さんのなかにも，なによりもまず病的な心の表出そのものを理解したいと強く望んでおられる方がかなりおられることでしょう。そこで，このまずはじめに芽生える皆さんの知識欲に応えて，心理学的なテーマを今日の考察の対象に選ぶことにしましょう。

　現代では，精神医学において心理学的なテーマが取り上げられることはめったにありません。これは奇妙なことですが事実です。心理学的なテーマは飽きられてしまって，正当に扱われなくなっているのです。精神医学には，医学から，したがって精神医学自体からもそれた脇道ともいうべき，ある傾向がありました。それは，精神的な障害を精神病者について研究されるべき唯一のものとみなしたり（というのも，これらの患者について精神障害以外の，睡眠，脈拍の性状，食欲その他もろもろについて指摘されたことはまったく副次的なものにみえたからですが），また，それに加えてほかの領域から精神医学へと外面的に持ち込まれたきわめて疑わしい心理学的教説を「心の障害」の分析に応用しようと試みたりする傾向であります。学界はこの実りの少ない方向に対してずっと背を向けてきました。しかし，われわれの〔唱えている〕神経・病理学的視点によってようやく，**病的な言葉や行動を精神医学の中心内容にするという過ちを犯すことを改めて心配しなくても**，一連の精神症状の特別な考察に取りかかることができることになり，またそれが許されることになりました。われわれの行う特別な考察はいつかきっと精神医学全体に特別な研究対象を，したがって特別な研究領域を提供するものであります。――ただし，この特別考察にはつねに顧みなければならない３つの〔成立〕条件があります。第１に，心理学的観察だけが**一面的に行われるのではなく**，脳病者の**運動性および感覚性の障害群**がまったく等しく重要な事柄として研究され，診断と治療に利用される，という条件です。第２

に，実際の心理的事実，すなわち**患者自身の経験に即して観察された現象**についての研究だけが重要とされ，もはや哲学的な心理学を精神医学に表面的に利用することが問題とされるべきではない，という条件です。第3に，なによりもまず精神的異常性の**諸要素**を見つけだし，それを理解しようと試みなければならない，という条件です。このことだけでも，研究は非常に困難なものとなるのですが，いったいわれわれは，（マニー，メランコリーなどの）いわゆる心理学的類型において経験するような諸要素の複雑なつながりに対してどのようにアプローチすればよいのでしょうか。――私は，今述べてきた視点から，**精神病患者にみられる妄言**（Irrereden）という，あの驚くべき現象について論じ，皆さんを精神医学の心理学的側面へと招き入れようと思います。

　皆さんは，われわれの科の病棟にいる患者のなかには**妄言をまったく言わない人**がたくさんいることを知っておられるでしょう。そのような患者の異常な点は彼らの気分状態にあります。彼らの気分状態はそれまでの普段の気質のあり方に対応しておらず，理由なく沈み込んだり興奮したり，高揚したり，悪ふざけをしたり，場合によっては攻撃的になったりもします。また，自分の状態を健康であるかのように思い込む自己感覚も異常な点です。彼らの言葉，態度，行動は，ただそうした感情の異常に対応して表現されているというかぎりにおいて異常なのです。彼らから，本当に間違った考え，つまり自分自身や物事の客観的な関係についての誤った判断を聞くことはありません。もし彼らと同じような気分になって，しかも自分の気分をあからさまに表現することを恥ずかしく思わないような健康者がいるとして，そのような健康者がおよそ話すはずのないことは彼らからも聞くことはないのです。そのような患者が，健康者ならまじめな気持ちになる状況で，ふざけたり陽気な歌を歌ったり，もったいぶった大げさな態度をとったり，場合によっては激しく性急に面会や着替えなどの要求をしても，それはすべて気分の問題であって，誰もそれらを本当の妄言とは言わないでしょう。そのような態度――あるいは意思欠如，不全型の情緒反応，憤激のような類似の状態――は，完全に変化した感覚様態が患者自身を当惑させることの多い主として精神病

の初期にみられますし，またときには，慢性に経過する不治の病型，つまり，循環精神病において相当の期間に及んでみられます。そのような状態の軽症型は，脳の病理的状態がまだ健常者の世界からの疎隔が不可避なほどには進行していない人の普段の生活上にも，あるいはまた，本能，感情，意欲などの異常があってもみられますし，すべてが妄言ではないにしても，行動や生活のしかた全般が逆転してしまっている場合にも少なからずみられます。

　このような妄言を言わない患者と，表現することができないという理由だけで妄言を言わない患者とは，入念に区別されなければなりません。精神科病院には，同じような平穏な日常性のなかで日々を送り，3カ月間にもわたって，理屈に合わないことを言っているのを聞くことがない，というような女性患者たちがいます。しかし，彼女たちの心のなかは空想的な興味で占められており，頭のなかには誤った考えの棲み処があり，まったく奇妙なことが彼女たちの感覚にはまことしやかに見えているのです。たとえば，ある伯爵が家のそばを通り過ぎると同時に，教会で説教を聞いた牧師が彼女の花婿になるという解釈が起こります。まれに，このような妄想表象が言葉の端に，あるいは手紙のなかに表されることがありますが，日常的には，患者はそれらを隠し，否認することを学習しています。しかし，心のなかでは幻覚や妄想表象が自分に告げたことがすべて実現される日が来る，とかたく信じています。このような患者は誤ったことは言わないのですが，心のなかの言葉すなわち思考上の問いと答えは誤った道の上を歩いており，患者にとって，そこから抜けだす道はないのです。

　また，心中に異常な考えが起こるのですが，その考えがまだぼんやりとしてかすかなものであるために言葉として把握されず，そのために表出されない，という症例がまれに存在します。ある精神科医の同僚がロシアから私に紹介してきた，あるご婦人の例があります。てんかんではないのですが，新しい特殊な考えが激しく動きまわるという錯乱状態に陥るたびに，一時的に頭に神経痛のような感覚が生じるのです。この状態は頻繁に起こり，彼女はこの考えを定着させようと多大な努力をしたのですが，もともと考えていた事柄を後になって言葉にできたことは一度もありませんでした。それほど，

3．ベルリン大学精神科開設に際しての講演　35

この考えはすべて漠然としており，すばやく動くものだったのです。彼女にとって唯一確かであると思えたのは，それが，いつも同じ考えであり，おそらくは宗教的な内容であるらしいということでした[1]。

しかしながら，いわゆる精神病の患者の大多数では，こうした考えが**実際の妄言**となります。それはしばしば，ちょっとした短い会話のなかの，それもほんの数語によって気づかれます。そのように誤ったことが考えられ，話されるという現象は，**非常に多様な精神疾患の経過**から起こりえます。幻覚や表象の騒乱，機能の衰弱（いわば弱りきった思考のふるえ），そして考えたことを即座に忘れてしまうこと，などからも生じます。妄想の身体的原因もまた同様に多様です。異常な感覚の働き，異常な筋肉感覚，種々の病的感覚の放散と連合などです。どのような思考過程の障害があるのかは，具体的な症例においてできるだけ幅広く探求されなければなりません。si duo dicunt idem, non est idem，つまり人が同じ言葉を話したとしても，発生様式，内的な基礎や意味がまったく異なるということがありえます。しかし，私は，この点にこれ以上取り組むのはやめて，表象の**異常な内容**について話すことにしましょう。

皆さんが10人もしくは20人ほどの患者の話を聞かれた最初のときには，まさに理性に対する完全な矛盾にほかならないと思われる事柄のなかに秩序や規則をもたらすことは，まったく不可能と思われることでしょう。患者の話の異常な内容は，人間の会話の内容や一般的な思考の遊びと同様，変化しやすいものだと思えるでしょう。ひとりの躁病患者の部屋に入るとしましょう。患者は「あなたの奥さんは死にましたよ，昨日あなたのお父さんがここにいたんですよ，私にコーヒーをください，N. N. さんは勇敢な男です，Xではすべての馬が逃げだしてしまいます」などの言葉で皆さんを出迎えます。患

---

[1] 同時に存在していた子宮疾患の治療に伴って，この苦痛は速やかに改善した。この症例は私が以前の講演において前頭葉性気分失調などと呼んだカテゴリーに属する。最近，私はある事務所勤めの男性の相談にのったが，彼は前額に（随意的に）強くしわを寄せ，皮膚をうえに引き上げると，もはや常日頃のようには考えられなくなり，体全体に「なにか」の感覚が起こる，と訴えた。

者は日がな一日，このようにとりとめなく話し，思いつきや追想や錯覚などによる，まったく制御のきかない遊びに耽っているのです。

　しかし，そのうち多くの患者が妄想を語るのを聞くことになれば，注目すべき事実に気づかれるでしょう。それは多くの患者の話に，まったく同様の病的な考えが繰り返されているという事実です。あらゆる時代の病歴を読んでも，ヨーロッパやアメリカのあらゆる精神科病院に行っても，あらゆる階層，あらゆる地位の患者を観察しても，いくつかの特殊な妄想表象が，尽きることなく，型どおりに繰り返されていることに気がつきます。それは患者が，自分の話そうとする事柄を，互いに聞き知っていたか，お互いに申しあわせていたかのようです。彼らの話には普通の人間の会話のような変化がまったくありません。2，3の誤った思考の産物が徹底的な規則正しさでいつでも繰り返されること，10人の患者のうち少なくとも7人がどこでもそのような話をし，おそらく5人は疾患の続く間ずっと妄想の中心的内容をつくりだしていること，しばしばそれらの話はすべての妄想表象の最初の話であると同時に最後の話でもあること，これらの事実は単なる偶然によるものではありえません。まさにこのような考えが，いつでもすでに心のなかに浮かび上がっているかのようです。私はこのような考えを定型的，基礎的なものあるいは，**基本・妄想** Primordial-Delirien と呼びたいと思います。

　基本・妄想はどのようなことと関連しているのでしょうか。その内容はどんなものなのでしょうか。——いくつかの**中心となるグループ**を区別することができますが，そのうちの2つは，それらが有するある種の対照的な性質によって一見してすぐにわかります。そのうちの第1のグループでは，妄想表象が苦しみ，被害，弾圧という内容をもっています。「毒を盛られている，迫害されている，処刑される，私は悪い人間だ，死ななければならない」など，およそこのような種類の基本・妄想です。——もうひとつの種類の基本・妄想は「私は大物である，私は物持ちである，なんでもできる，私は富裕である，高貴である，権力をもっている」などの内容です。これらは積極的，誇大的，発揚的な性質をもっており，この性質だけが優勢な場合に，誇大妄想と呼ばれてきました。しかし，大きな誤解を引き起こさないためには，

誇大妄想と呼ぶのはそのような場合に限ったほうがよいでしょう。——個別的に，妄想の基本的内容がどのように把握されるかということはもはや重要な違いにはなりません。たとえば第1のグループで，ある母親が，自分自身が毒を盛られたと言うにしろ，自分の子どもが毒を盛られたというにしろ，彼女の子どもはまさに彼女自身の一部であるから同じことなのです。死や墓のイメージ，自分が不道徳な人間だとか被害を受けているという考えがいずれの患者によってどのように訴えられようとも同じことです。ここで**唯一**，特に言及しておくに値する，臨床的にきわめて重要なこの種の基本・妄想は，「もう，持ちこたえられない」あるいは「私は生きつづけるべきではない」などという短い表現のなかに表されていて，しばしば突発的な衝動によって自殺という行為を引き起こすのです。第2のグループの基本・妄想でも，同一の基本的方向性と同一の基調がありながら個々の例ではやはり違いがありえます。患者は今日，私は女神ですと言っていても，明日は王女ですと言い，あさってには兄はキリストだなどと言うかもしれません。理念の世界の崇高さに耽っている患者もいれば，おろかなミダス^{訳注1)}のように，ただすべてが金に変わると思う患者もいます。また患者自身は高貴な人間ではなくて，高貴な人と交際しているという場合も多くみられます。王さまが彼と話した，そして金や勲章をくれた，彼（患者）は自分が王国の宮殿にいる，部屋にいるほかの患者は王子だ，などの内容です。これらはすべて，同一テーマのほとんど非本質的な変形です。

　この2つの主要なグループがすべてというわけではありません。私は**心気的**な妄想表象を単に抑うつ的観念の亜型とは考えたくありません。また私は**性的妄想**のグループ全体（性器に対する想像上の作用，想像上の刺激など）をエロティシズムの領域全体とともに，特殊なものと考えたいと思いますし，（患者にとって「すべて模倣されている」，日付は間違っており，人びとは人形であり，皆が変装しているなどの）すべてが**異様な存在**であるという，奇妙な感情ないし表象の様式もまた単に抑うつのグループの下に位置づけるべ

訳注1）ギリシア神話に登場する王。手でさわるものがすべて黄金になる。

きではないと思います。確かに，このようなまったく特殊な表出のあり方を伴う特殊な事態が存在するに違いないのですが，この事態がいわゆる感覚錯誤とどの程度結びついているのかについてさらに追究することは，今ここではできません。確かなことは上述した特徴のある主要グループは圧倒的に頻度が高く，したがって容易に観察でき，誰の目にもわかりやすく，ただちに強い関心を引くということです。

まったくの間違いであり，さかさまで，実状に照らしてみても完全に不合理なこれらの考えは，精神障害の多くの状態で，きわめて生き生きと豊かに，つねに同一の方向性をもって，引き起こされます。あるひとつの様式をもつ事象だけが存在し，対立する考えが起こることはまったくありえません。だからこそわれわれは，多くのいわゆる進行麻痺患者では誇大妄想が，多くのメランコリー患者では抑うつ性妄想が際限なく支配的であるのをみることになり，心のなかにこれらの妄想が占める場所のほかにはなにも見いだすことができないのです。

しかし，このような事実に特別に注目すると，同一の個人に基本・妄想の2つの対立する様式が一緒に存在することが非常に多いことがわかります。それらは絶え間ない，急速な，跳躍的な動きで，同時にあるいは相前後して現れます。躁病患者が「私は毒を盛られている，私は王さまである」などと一気に述べたてることがあります。一方の系列がはるかに優勢であるときでも，他方の系列が一時的に立ち現れることがあるのです。より詳細に観察すると，いわゆる進行麻痺患者にこのようなことが頻繁に認められます。非常にばかげた誇大妄想のさなかにあって，患者は「毒を盛ったのは医師たちだ，床下に悪党がいて自分を悩ませる，誰かが私を射殺しようとしている，今日私は殺される」などと述べます。そして，普段は死のイメージのなかでしか妄想を言わない，深いメランコリー状態の患者がときどき，いつもどおりのめそめそした声で「王宮で祭りが行われています，病室の人びとは王子たちです」などと言います[2]。しかし，とりわけ非常に興味を引く状態があります。それは基本・妄想の2つの主要な様式が両立しながら非常にゆっくりと発展する場合です。何年にも及ぶ長い時間がたつうちに，互いに対立する表

象（誇大妄想と迫害妄想）が時間をかけて，次第に並立するようになり，互いに浸透しあい，確固とした思考の結合すなわち，いわゆる妄想表象の体系となるまでに緊密に癒合するのです。こうした場合にはしばしば，迫害の観念と誇大観念が互いを加工しあってきわめて独特の混合物がつくり上げられます。患者は莫大な財産と遺産をもっているのだがそれをだまし取られる，そのために迫害される，自分は高貴な人物の子どもであるのに認知されておらず，自分の権利は無視されている，等々と訴えます。（私の著書で触れましたように）私はこの独特の，非常に慢性の障害をもはや二次性のものとは考えていません。私はこのような状態が原発的に構築されるものであることを確認し，今では**一次性の狂気**と呼んでいます[3]。

しかし，われわれは精神医学におけるいわゆる「病型」〔の問題〕にはまだ遠く隔たっています。われわれが今考察している要素，つまりわれわれの言う基本・妄想の話に戻ります。患者の複雑な妄言のなかには，基本・妄想が数えきれないほどの多くのほかの考えとともに入り込んで，二次的，三次的な何百もの組み合わせをもっているのですが，専門家はそれらのなかに難なく基本・妄想を探し当てます。なぜなら，主題の点では同じ内容であるという特殊性が，たわごとや混乱のさなかにあっても，この２つの種類の〔妄言を〕特徴づけているからです。

　基本・妄想はどのように生じているのでしょうか。――基本・妄想が外界から取り込まれていないこと，また，健康な生活における記憶や連合とは無関係であることは明白です。毒を盛られている，皇帝であるという表象――これらは健康人なら決して思いつかない表象であり，われわれの日常の表象

---

2) この後者の例では，対立する様式をもつ（複数の）妄想表象が互いに関係のない着想として存在しうるが，あるいはすでに（複数の）妄想表象間に論理的連結が行われているということもありうる。たとえば，病室に王子たちがいて，メランコリー患者は（自分の基本気分にしたがって）彼らに謝罪しなければならない，というように。しかし，このような考えもまた浮遊していて，心のなかに定着はしていないのである。

3) Snell (Zeitschr. f. Psychiat. XXII, p. 368) と見解の一致をみている。Bénédict Augustin Morel ("Maladies mentales", 1860, p. 714, p. 267) もすでにこのような症例を優れた描写で記載している。

の連続的な流れのなかに,つまり,われわれ自身やわれわれのもの,日中の労働,健康な生活における喜びや苦しみに関連した思考や感情のなかになんの接点ももたず,まったく異質なものとして押し入ってきます。こういうことが起こった患者は脳を病んでいて,当然,この脳障害がこういう思考が生まれるきっかけなのです。それにしても,まさにこの内容が生まれるのはどのようにしてなのでしょうか。

　患者自身に,この表象がどのようにして出てきたのかと尋ねても,なんの答えも与えられません。回復期の患者に問うても,——私が非常に頻繁に経験したことですが——普通,彼らはこのことについてまったくなにも言うことができません。患者はたいてい,「そうだったんだからしかたがない」と言います。このことは驚くに当たりません。それは目覚めた人にあれやこれやの夢をどのようにしてみることになったのかと問うようなものです。なるほど,目覚めた人がときには,夢についてなにがしかのことを言うかもしれません。たとえば,あれやこれやの前日の記憶,眠っているときのあれやこれやの身体的感覚が,ある夢のイメージの材料あるいは刺激を与えたのかもしれない,と言うことはできるでしょう。また,ときに回復期の患者から次のようなことが聞かれることも確かです。たとえば,胸苦しさの感情,頭のなかの「不安」(あるいはまた「両足にある不安」)のせいで,人が自分を迫害すると思いついたのかもしれません,と。さらには,若干の患者は特定の妄想表象が形づくられた,特定のきっかけを述べ立てます。たとえば,死刑にされると述べたある患者は,その後に,彼が衣服を脱いで全裸になったときに自分の裸体によって十字架にかけられたキリストの表象が呼び覚まされた,と述べました。しかし,回復期あるいは落ち着いている患者のこのような陳述は批判的に受けとられるべきですし,総じて彼らがなにか信頼に足ることを陳述できるのは比較的まれなことです。しかし,そのことは別にして,ここでまさに問題になるのは,なぜこのときほかでもない**この**表象が生じたのか,なぜいま裸体の表象から,はしゃいだあるいは軽薄な表象ではなく,陰うつな表象が生まれたのかということであります。そして,経験上いえるのは,抑うつ的表象では被毒,迫害等々のことが述べられることがあるとし

ても，発揚的ないし誇大妄想ではそれはとても少ないということです（ちなみにこれは，健常者の夢のあり方でも同じことがいえます）。

　人はときどき，基本・妄想は単に**幻覚**から生じる，つまり不審な物音，誰かがいつも後ろにいるという錯覚，脅し文句の幻聴などから迫害妄想が生じるのだとか，食べ物の奇妙な，いやな味から被毒妄想が生まれる，などと考えたがるものです。確かに，起こった心の動きについての言葉や理解が幻聴を通じて患者に提供されることはしばしばあります。しかし，だからといって幻聴から表象自体が**生じた**のでしょうか。夢に出てくる**像**は夢の表象の**原因**なのでしょうか。むしろ像と表象はひとつの同じ心の状態の表出様式なのではないでしょうか。そもそも幻覚自体がすでに表象であることははっきりしているのではないでしょうか。そして，患者はどのようにしてまさにこの幻覚に到達するのでしょうか。――これらの問いはただ，われわれは幻覚から基本・妄想の**生起**を導出することはできないということを引きだすだけです。それにもう１点。健常人の経験からは理解困難な，幻覚についてのあの奇妙な**確信**をよく観察してみると，幻覚はすでにそれ自体が強烈な感覚を伴っている妄想表象にすぎないからなのだということがわかります。ある狂人は自分を皇帝の息子だと言いました。私は彼に「どこからそれを聞いたのですか」と問いました。――「庭にいる使用人が言ったんだ」（開けた窓のところでの幻聴）――健常者は，たとえ庭にいる使用人が本当にそう言ったとしても，自分が皇帝の息子であると信じるでしょうか。決してそうは考えないはずです。患者はただ，患者自身が**すでにもっている**日頃の表象内容に幻覚が言葉を与えたために，そう信じただけなのです。つまり，妄想表象の感覚的な像がまずはじめにこの妄想をもたらしたのではないのです[4]。

　私は以前には，基本・妄想は主に基礎にある情動の動き，気分，感情の状

---

4) ちなみに，基本・妄想のこの確信の力には非常にさまざまな段階がある。多くの患者はこの表象が間違いであると知りながら，その表象から免れることができない。幾人かの患者は一見力をこめてその表象を語りながら，自分ではその表象を笑っている。またほかの患者は，夢の状態にあったり，完成した体系化が起こったりして，その表象が真実であることを疑わない。これらすべてのことは幻覚についてもまったく同様に当てはまる。

態からうまれるのだと考えていました。感情状態は確かに精神疾患の初期に非常に大きな役割を果たします。実際，この解釈は幻覚から発生するとする説より事実に近づいています。しかし，私はその当時すでに，今では基本・妄想と名づけたこの表象が，しばしば突然に，幻覚の突発とともに，情動的基礎を証明されることなく現れることを指摘していました（『精神疾患の病理と治療』第2版，1861, p.72）。私自身は今では，たとえこの説明がぴったり合うようにみえる症例についてであっても，基本・妄想が病的な感情の動きから（それが原因となって）生起するというとらえ方が正しい表現なのかどうか，たとえば毒を盛られる，死刑にされるという表象が抑うつ的な感情気分から**生じ**，王さまあるいは皇帝であるという表象が実際に（もちろん病的に）高揚した**感情・気分**から出てくると一般に言えるのかどうかについて疑念をもっています。最近観察したところでは，このような説明は少なくとも私が以前考えていたほどには一般的ではないことがわかりました。

1）多くの知的に優れた，回復患者ないし落ち着いた患者が，基本的な妄想表象は，およそ彼らが感得しうるような情緒的興奮をきたすことなく現れるとわれわれにはっきりと断言しました。たとえば，ここに周期的に躁状態となる，教養ある女性の症例があります。発作のはじまりにはいつも，彼女の姉妹が殺されるに違いないという表象がほぼ同じように突然現れます。彼女は私に，この考えが湧き出てきて抑えられないが，不安や迫害されている感覚は起こっていないし，およそ感得しうるようなどんな情緒興奮も伴わないと証言しました。また，知的障害患者には「自分が焼かれる，王さまが病室にいる」などのまったく同じ妄想表象を混乱して述べる者がとても多いのですが，彼らの行動には情緒興奮の痕跡すらも認められません。また，基本・妄想の表象はとりわけ老人の精神障害に多くみられますが，基本・妄想の表象の起因となるような別な形式の精神障害が先行することはありません。上述した一次性の狂気という形式においてもまた，誇大的ないし迫害的観念は，はじめはかすかな，徐々に強まりながら静かにあらゆる感情を伴わずに生じる思考形成物として生起するように思われます。

2）基本・妄想が完全に病的な気分や感情から生じるのだとすると，2つ

の要素の強さないし程度にはなんらかの比例関係のようなものがなければなりません。ところがこの推論とは裏腹に，われわれは途方もない基本・妄想とごく軽い，表面的な情緒興奮が共存し，非常に強い不安があるのに基本・妄想はない，というのをみることがあります。健常人では，躁病患者の変転極まりない情緒の100倍も強い情緒興奮からであっても，自分が焼かれるとか自分はドイツ皇帝やキリストの弟であるという妄想が起こることは決してありません。いずれにせよ情緒興奮の**ほかになにか**が存在しなければならず，それがこの奇妙な，客観的現実と相反する，個人の全生活史とまったくかけ離れた表象をつくりだすのです。そして，正反対の基本・妄想が多彩に変化しながら現れるという場合，つまりおしゃべりな躁病患者が「私は毒を盛られている，あなたに100万マルクあげます，あなたはナポレオンです」などと一気に話す場合，情緒の興奮が時々刻々と，対立する意味へと急変しているけれども，そのことは患者の外的な行動からはまったくわからないのだとか，おのおのの情緒の動きがすぐさま瞬間的に最大の強さにまで高まり，その情緒の動きから常軌を逸した表現が現れているに相違ないなどと考えることができるでしょうか。

　3）そもそも，抑うつ的な観念と誇大的な観念とはまったく排除しあうわけではありません。確かに，純粋なメランコリーあるいは多くの進行麻痺では，妄想自体にこれらの特徴の〔どちらか〕ひとつが非常に支配的かつ明白にそなわっているので，もう一方の表象グループは長い間まったく表面に現れません。しかし詳しく観察すると，後者つまり，病型の主要な特徴に対立する妄想が予想以上にしばしば認められます[5]。**妄想の内容**には，以前にしばしば理解されていたような，そして心を満たしたある感情だけが妄想をつくりだすのなら存在するはずの，メランコリーと躁病との対立はありません。そうです，ある1種類の基本・妄想が**まったく対立する情緒気分**と何カ月も

---

[5] 私がこの講演を文字にする間に，まさに特徴的な症例がまた見つかった。メランコリーの夢幻状態に陥ったひとりの産褥熱患者に，自分がどこにいるかわかるか尋ねた。彼女は，この種の患者がそうするように，ためらいがちにかすかに答えた。「皇太子のそば，主任参事官のそばです」。

ずっと共存しうるということこそ，最も注目すべきことなのです。われわれの現在の患者のひとりがその好例です。彼女は，その深く沈んだ気分と自責感からみて，はっきりとメランコリーの特徴をそなえています。私が彼女と話すと，彼女は「ばかげた考え」に永遠にさいなまれると訴えます。——それはどんな考えでしょうか。毒を盛られるとか，迫害されるとか，あるいは処刑されるという考えでしょうか。——それがまったく違うのです。実は，自分は王女であるという誇大的表象なのです。「その考えがあふれてくるんです。その考えを制御できないのです」と，彼女は助けを求めるように言いました。数カ月来，彼女はその考えと絶え間なく戦っており，あたかもその考えに屈服して，あるイメージをありありと思い描いているように，「そういうことなら，あの考えはもうばかげたことなんかではありません」と述べました。——こうした症例は心理学的にきわめて興味深いものですが，基本・妄想が支配的な感情を基礎として生じるという定式があまりに広く拡張されることを非常に明白に否定するものです。

4）さらには，妄想が対応する感情および気分と結びついているとしても——確かにそういう場合もしばしばあるのですが——，そのような感情および気分が妄想の**原因**となっているのかどうかは疑わしいのです。なるほど，たとえば進行麻痺の初期にしばしば多幸症が認められ，患者はきわめて張り詰めたあふれそうな感情の状態になって，酔っ払いのようにわれわれの腕にすがり「私は今まで感じたことのないこの幸せを捕まえておくことができない，もう我慢できない，気が狂うに違いない」などと叫ぶことがあります。——しかし，まさにこの感情から，原因に対する結果として，「私は世のなかのあらゆる悲劇を書いた，私はかつてプリマドンナとして出演していた，すべての鉄道は私のものだ，私はトルコを買収した」などの妄想が出現するでしょうか。ここでも私は幻覚の場合と同様にこの間の事情を次のように述べたいと思います。感情と具体的な妄想表象というこの２つのものは，同一の精神状態の表出です。この状態の一部分は言葉で把握しうるもの（妄想）ですが，別の部分は表象に含まれる興奮と緊張からできており，〔後者は〕具体的な思考形成物を与えるものではなく，ただ全体的な結果と総合的な効

果として情緒の興奮と感情を与えているだけです。経験的には，われわれの言う異常な脳の状態は，まずはじめに表象する際にこの異常な興奮と緊張を起こし，それがわれわれに悲しく意気消沈した感情あるいは高揚した感情として意識されるのです。これと同時に，必ずしも感情に由来したり，感情を介したりせずに，この異常な脳の状態から異常な具体的表象が生じうるでしょう。しかし，異常な表象は感情が全然ないときでも起こりうるもので，たとえば急性疾患の妄想は，しばしば情動的基礎をまったく欠いています。私がうえで述べたような基本・妄想は精神科病院の患者だけに認められるとは言えません。私はそのような妄想を巷でもしばしば耳にします。数週間前，私はときどき放心状態を呈する重度の脊髄疾患の患者をみました。一度，彼がまったく平静に，ある職人についての問い合わせをしたことがありました。その職人は，彼が最近授与されたという10個の勲章のための鎖をつくってくれる，ということでした。また，少し前に私は，めまい発作を伴う脳疾患が両側の視神経の萎縮に続いて起こったある患者のそばにいました。彼は部屋のなかをあちこち歩きまわり，あるときには毒と悪事のことを話し，またときにはその前日に誰かから贈られたという豪華な別荘のことを話していました。

　以前は，私はむしろ基本・妄想は情動的な基礎からの**論理的な**産出物として引きだされるという意見に傾いていましたが，現在では**大脳**の障害から直接に基本・妄想が生起することを重視しなければならないと考えています。われわれの現在の仮定によれば，表象を呼び起こす過程は灰白質の神経細胞において進行します。正常状態ではこの活動は，きわめて多数の細胞が見事なまでの秩序と静粛を保ちながら相互に非常に緊密な共同作用をしている細胞群において営まれています。例をあげるならば，歩行時に脊髄の神経節の細胞が絶えず同様の美しい秩序で共同作用しているようなものです。それらの細胞は，地面に触れて得られた感覚的印象を処理し，外界ならびに個人の意志との完璧な調和をもたらすように運動を起こします。この脊髄細胞が異常な作用をする場合（たとえば脊髄癆），外界と個人の意志の双方と不調和をきたした歩行が現れます。したがって，脳皮質細胞の異常な活動において

は，現実世界にもはや対応していないあらゆる種類のイメージ，言葉，表象が直接的に引き起こされるに違いありません。われわれの頭のなかにある小さな時計は世界の大きな時計と同じになるように調整されています。そのメカニズムに欠陥が生じると，双方が共同して進まなくなり，われわれの思考は外界と相容れないものとなり，さらには外界と協調して進んでいたわれわれのそれまでの思考ともつじつまが合わなくなってしまいます。

　神経細胞の異常な活動はありとあらゆる脳疾患によってもたらされる可能性があります。そして，その場合の表象活動はつねに一定の主要なカテゴリーにおいて妄想的な反応を引き起こすように思われます。萎縮をきたした脳や慢性髄膜炎に冒された脳が，あの基本・妄想とまったく同じものを生みだすことがあります。たとえば最近，われわれは脳皮質に非常に多数の嚢尾虫がいた症例をみましたが，この患者もまた被毒表象の形での妄想的言動をさかんに呈していました。神経細胞の障害は明らかに純粋に機能的なものであることがきわめて多いのですが，表象については別の離れた部位から引き起こされることが珍しくありません。この種の表象は私が病的な**共表象**および**連合表象**と名づけたものに属しています。これを理解するために，例としてまず病的な**共感覚**を考えてみましょう。たとえば，チフスの回復期にあったひとりの患者が「私は歯ブラシで歯を触ったときに，脚に電気ショックが走ったように感じた」と言いました。——これは感覚が中枢性に伝達することがよくわかる例です。ある健常者は，スピードを出している車から落ちそうな危険な状況にある少年をみたとき，瞬間的に脚にめまいの感覚を感じたと言いましたが，この場合は，ある表象が共感覚を引き起こしたのです。しかしこれと反対の場合，つまり多くの患者にみられる神経痛あるいはきわめて興味深い前兆のような感覚が，木や家などの表象あるいはまったくひどい人間だという表象のような，人びとの日常経験に照らせばその感覚から起こることはまったくないような，あるいはその感覚と論理的にまったく関係ないような表象を引き起こすことがあります。このような場合，われわれは共表象と名づけますが，それらは論理的過程によってではなく，感覚によって直接的に引き起こされた大脳過程に引きつづき出現するのです。

われわれは，ある種の脳の状態においては，もともとの異常な感覚は非常に弱くても共表象の興奮が非常に強いものとなりうると考える根拠をもっているのです。おそらく，最初の興奮がたとえば内臓などに起こした現象は，ときにまったく感得されていないのですが，この現象から異常な表象すなわち共表象が呼び起こされていて，共表象はこの最初の現象に伴って消長するのです。――ところで，もうひとつ別の種類の共表象もあります。この場合は，感覚によってではなく，表象作用自体を呼び起こす大脳活動によって，別の大脳の表象作用が賦活されます。しかし，後者の表象は，よく統御されている健康な頭のなかで最初の表象から論理的に導きだされるものではなく，また正常のいわゆる観念連合の法則に対応した正常な表象ではありません。この表象は最初の表象とはまったく異質なもので，最初の表象とはいかなる関連をも欠いており，非常に多くの人びとにおいて，最初の表象と結びつくことは**まったく**ありません。たとえば，処刑されるという表象，迫害されるという表象，色情的表象，誇大的表象が，内容においてそれらの表象との論理的関連のまったくない表象からただちに呼び起こされるのです。

　しかし，基本・妄想の**発生機構**がどのようなものであれ，妄想の内容が特定の主題に限られていることを説明することができるものでしょうか。ありとあらゆる不合理な表象の際限のない多様性から，あれほどつねに同じように単調に，比較的少ない表象しか実際に起こらないのはどういうことなのか解明できるものでしょうか。――これらのことに対する真の解明はできませんが，それでもいくつかの類推によって，この妄想に光を当てることはできるでしょう。

　脳病では，比較的軽症の場合でも，まったく情動的基礎をもたない，多数の表象群がいつも平気でしゃしゃり出てくる，ということがしばしば起こります。(別の場合にはいくつかの表象群が完全に消されてしまう，という場合もあります)。その表象がまったくどうでもよいようなもの，という場合もあります。私がベルリンで治療した最初の患者のひとりはK通りに住む男性で，2週間前に「頭のまんなかの」不快な圧迫感とともに目覚めました。彼が言うには，それはちょうど口蓋のうえのほうで，麻痺の症状はなかった

そうです。それ以来，その感覚はとりわけ彼が読書をしようとしたときに起き，理解力を失い，頭のなかに嵐のような回転が起きるのですが，めまいはないとのことでした。私が診察する前の2，3日の間，彼は「関係ない」たくさんのことを思いつき，とりわけ「いつも暗算せずにはいられなく」なって，計算する必要はないのに，いつも数と数の組みあわせが頭のなかに浮かんだ，と言います。また，辻馬車に乗っているときに，いつも後部座席の番号を使って計算しないではいられず，それを平方根に開いたりするなど，それまで考えてもいなかったことを考えるようになりました。これらすべての症状は8日後になくなりました。――「関係ない」表象が入り込むこの活動を内的妄想と呼ぶべきでしょうか。通常の意味では呼ぶべきでありません。しかし，ほかのことでもよくあるように境界は明確ではありません。

　特定の器官の興奮が，外的な誘因なしに，また内的な情動的基礎なしに，おそらく中枢で該当する神経と密接につながっている特定の神経細胞群の興奮を通じて，本質的に同じ内容をもつ特定の表象群を引き起こす，ということを明白に例証する夢があります。実際，まったく奇妙なことですが，われわれは，該当する器官の興奮状態のわずかな変化であっても，いかに夢の気分と像にはっきりとしたニュアンスを与えうるかを知っているのです。

　ある種の中毒状態，振戦せん妄は，非常に多くの患者において，明確な，同一の形式をもった，もっと説明のつかない白昼夢の像あるいは妄想についての特別な例を示してくれます。たとえば動物幻視がそれです。脳の表象装置が同一の病因によって同一の病的状態におかれ，幾千の人びとに本質的に同一の像や表象が生じるような反応を起こすのです。――この場合，興奮が引き起こされる表象装置（神経・細胞群）のある種の**領域**あるいは**区域**のようなものがあるのでしょうか。特定の**興奮のしかた**があるのでしょうか。もしかすると，そのほかの潜在している表象に対する**抑制の欠落**がここで作用するのでしょうか。――いずれにせよ，無数の脳病にいつも同じように生じる被毒妄想，迫害妄想，誇大妄想と，アルコール性の脳疾患の典型的病像との間に類似性があることを誤認する余地はありません。とにかく，先ほど述べたように，基本・妄想は，外的には動機づけられていない，回復した人に

とってはまったく不可解で意識されない反応であること，突然の出現と消退を示すこと，などの点で幻覚という現象ととてもよく似ています。しかし，この本来の幻覚よりもっと単純でわれわれのテーマにとって魅力的な病的状態が存在します。

　特徴的な現れ方で**主観的な色彩**が生じる，脳の病的状態があります。その色彩はあるときは妄想や深い気分変調と同時に現れますが，あるときはそのような状態の前駆症状として現れ，現れるとただちに病的な気分，感情，思考，行動を呼び起こします。患者をより仔細に観察すると，まれならずこのような例が認められるでしょう。私たちの病棟で次々に3人が自殺をはかりましたが，彼らは自殺企図のまえに赤い色をみていました[6]。私は，脳の興奮した状態で赤以外の色，たとえば青や紫がみえたという例を知りません。はっきりと確認されたわけではないのですが，ある1例については，同じような脳の状態において（目を開いた状態で，ほかに視機能の異常がなく）主観的な緑が生ずる，と推論してもよい例もありました。このテーマをさらに

---

[6] あるてんかんの靴屋は，1867年2月20日に手首を切って自殺をはかったが，そのことを記憶していなかった。彼は自殺企図の前のいく晩か，まったく眠らないで暗い部屋で目を見開いた状態で，全身（違う色の部分のない）真っ赤な騎士たちをみていた。われわれのところへ入院後の最初の数日間も夜になると赤い色と光，たとえば赤い眼をした鳥などをみていた。——精神遅滞の農夫のG氏はメランコリー性の夢幻状態に陥り，その初期に首吊り自殺をはかった。祈禱会の日に，すでにひどく混乱して，心ここにあらずといった状態で，「地面から火が噴きだしている」と親族に言った。彼は9年前にすでに一度入水自殺をはかっていたが，そのときも企図の前に火をみていた。——1866年12月に首吊り自殺をはかった別の患者は，「自殺企図をした直前の頃，読書しようとすると本の字が赤くなるのを，とても奇妙に感じた。2，3回同じことがあり，そのたびに本を脇におかずにいられなかった」と語った。——これまで私が観察した，深い変質をこうむった患者のひとりに，1864年にチューリッヒで放火犯人として鑑定しなければならなかった20歳くらいの若者がいる。彼はしばしば強い殺人衝動があり，ひどく頭が充血したときにはときどき，非常に荒々しい人格になった。その状態について，一度，彼が兄弟への手紙のなかで吐露したことがある。そこには次のような言葉がある。「心のなかで血と火をみると，殺人と放火への欲求がますます大きくなる」。ところで，これらの赤い色をみるという現象はよく知られている。いわゆる放火魔に関する古文献に，これに属する事実が書かれている。主観的な赤い色の出現が，てんかん患者の躁病発作に多いことを，Falret, J. 氏のような優れた観察者は見逃していない（『てんかん患者の精神状態について』，1860，p. 18）。Delasiouve（Annal. Med-psych. Janv. 1867，p. 55）も，多様な像がときおり不特定の赤い色と融合するような，陰気な気分および高揚した状態の幻視について述べている。

調査し探究すれば興味深いだろうと思います。

　私は，あの単純で常同的，単調な基本・妄想の出現を，ある種の脳の状態において主観的な色が出現する比較的単純な過程とつきあわせてみたいと思っているのです。われわれは空間におけるエーテルの振動から，千とおりもの変化やニュアンスを帯びた色の感覚を受けとります。しかし，すでに触れましたように，刺激された脳に主観的に現れるのはただ1種類あるいはたかだか非常にわずかの色彩感覚であって，しかもそれはたいてい，非常にはっきりした性質をもつひとつの色なのです。私たちは客観的な世界から千とおりもの内容と変化をもった表象を受けとりますが，これらの病気ではまずはじめにかぎられた数の基本的な表象の興奮だけが起きます。この興奮は，部分的には患者の感情（不安，至福など）に影響を及ぼします。しかし，部分的には患者がなんらかの言葉にしてこの興奮を把握することも可能です。もちろん，その言葉は患者の思考範囲と語彙で表現されますが，しかし非常に狭い範囲のなかで展開し，（毒，迫害，誇大などの）ある種のはっきりした性質を保っています。客観的な色のニュアンスの多様性は無限ですが，言葉は（赤，青，茶など）いくつかの主要な色調を取りだして，それを特定の言葉で表すだけです。ちょうど，私たちが無限に多様な味覚に対して甘い，苦いなどのわずかな表現しかもっていないのと同じように。というわけで，私たちは精神の内容の尽きることのない無限性に対し，ある少数の表象と言葉による一連の特定の境界をもっているにすぎません。このことは誰も超えることはできず，したがって，同じような内的な興奮の状態においては，つねにあらゆる人で繰り返されているのです。──触覚についても今まさに述べたことに対してまったく正当な類比を行うことができます。神経が圧迫されているときにはすべての人に同じ感覚が生じ，その感覚に対して誰もが同じ言葉を適用できます。寒い，熱い，びりびりする感じ，蟻走感（まだ誰も蟻が体のなかを走るのを感じたことはないのにもかかわらず）などです。基本・妄想の場合にも，患者は意図せず，自分の状態にただわずかな標識づけしか適用できないと知り，このためつねに，毒，悪事，処刑，迫害，富，高貴などの同じような言葉が出てくるのです。

ここで注目すべきことは，とりわけ抑うつ的な基本・妄想がいかに原始的であるか，より単純な心の形式の原初的な内容のなかへいかに深く及んでいるかということです。迫害の概念だけではなく，毒つまり食料のなかの有害物の概念でさえも，高等動物がすでにもっているものです（もちろん彼らなりのやり方で，無言歌として）。われわれは賢い犬が臭いをかいでみて，疑うような目つきで胡散臭そうに思える食物に背を向けるのを知っています。迫害表象は健康な人の夢にもしばしば出てきますが，真の誇大観念はほんの暗示的なものしか夢に現れません（自分の人格の変化が出てくることはないと思われます）。

　経験が示すところでは，持続性の誇大妄想は持続性の抑うつ的妄想よりも，運動性の脳障害と結びついていることがはるかに多いのです。前者は明らかな脳病の結果であることがはるかに多く，後者は交感神経性の脳の興奮から，あるいはさらに直接的に共表象として生じます。妄想の持続が一定のある時間を越えてしまうと，両方の群でおよそ同じくらい予後がよくありません。持続〔性〕は幻覚の命運を分けることになります。すなわち，幻覚は一定の期間，持続した後では，あの周知の，これまでまったく解明されていない頑固さと治療不可能性（間断ない新発生）を示します。

　その他にも，いわゆる「精神病の病型」のすべてにおいて抑うつ的および誇大的な基本・妄想が起こります。メランコリー，躁，精神遅滞，白痴，一次性および二次性の狂気，さらにヒステリー，てんかん，進行麻痺の病型においてみられますし，古い残遺状態にも新鮮な症例にもみられます。精神障害の全体におけるそれらの位置，またそれらの意味はさまざまでありうると先に述べましたが，ここではこれ以上詳細に論じることはできません。最も重要なことはただ，それが感覚性あるいは運動性の脳の障害と結びついているのかどうか，またどの程度まで結びついているのかということです。基本・妄想のより論理的な加工と何千もの組みあわせから精神病患者の具体的な妄言が最初に生じてくることが多いのですが，ここではそのことにこれ以上立ち入らないことにします。

　皆さん，このような大まかな話でご理解いただけたでしょうか。私は皆さ

んがすでにすべての点ではっきりと理解されたなどと思ってはおりません。これらの問題に関して，そのためには皆さんはきっともっと多くの患者をみなければならないでしょう。しかし，精神医学の**心理学的側面**に対して皆さんがおおよそ期待されていたことについて，さしあたりの概念をおもちいただけたでしょう。

ところで，私が前提とした，病んだ精神生活に対してはじめに抱く，あの知識欲にいくぶんかはお応えしたとしまして，——もう1点，皆さんが患者のかたわらにあってはじめて抱く**感情**についてお話しさせてください。そして，科学的視点のほかに，もうひとつの**人間的な**視点があることを皆さんに深くご理解いただきたいのです。そのことが科学的な見方と対立するなどとは思わないでください。皆さんが精神病患者のかたわらにあって受ける最初の印象は，きっと人間的な共感でしょう。精神科病院にみられる王さまの快活さや神々の幸運のいかに悲しいことか。いかに多くの不幸せな人びとが，自分にはなんの罪もないのに，われわれを含めたすべての人に降りかかる可能性をもつ病気の犠牲者になっていることか。いかに多くの人びとが運命的な先天性の素質にうち負かされて，最初から下っていくだけの斜面を転がり落ちていくことか。彼らの脳の活動は大多数の人間とは異なっています。異常な反応をする中枢が外界の印象に出会い，それから表象の尋常でない緊張関係や異常な気分がつくられ，激しい刺激やすみやかな疲労が生じます。こうなると正常な人にはごく一瞬の着想としてしか浮かばないような思考形成物が定着せざるをえないのです。このためこれらの人びとは，人生が健康な頭脳に要求する事柄にもはや耐えることができません。そうなると，彼らの多くは，すべてについてつねに失敗することになり——この欠陥のある機構のために——人生の暗く悲痛な側面だけを知るようになり，ついには，脳の反応の異常がある高さにまで達して，情緒と精神とが病んでいることがはっきりと認識されるときが到来します。これらの患者をみると，最終的に狂気へと沈んでいくことは人生の騒擾や嵐から逃れる最終的な安息なのではないか，もし人間に降りかかる最大の不幸や自由な自己決定の喪失をもって購うものでないとしたら，惜しみなく与えたくなるような休息なのではないかと

　　　　　　　　　　3．ベルリン大学精神科開設に際しての講演　53

いう考えに襲われます。
　このような不幸の表現である語りや行為を，大いに賞賛されるわれわれの理性の高みから見おろすとしたら，それはまったく不適当なことでしょう。そうです，皆さん。われわれが病気という運命の謎を目の前にしているとき，われわれを襲う精神の動きを押さえつけないでください。科学的な研究がはじまるところでは人間的な関与は消え去るべきであるなどとは考えないでください。広範囲にわたる人間性への問いは精神医学の領域においてなお解明されるべきなのです。偉大な考えは心から現れます。皆さんが不幸な人たちに対しあたたかい感情をもちつづければ，頭脳と手はこの仕事によりよく，より有益に働くでしょう。

4. 精神医学的認識の境界

Robert Gaupp

　皆さん！　精神病は脳病であり，精神医学は内科学の一部門である——という見解は，Griesinger時代以来われわれには周知のことになっており，これに反論する医師はほとんどいません[1]。内科学は内科学でまた自然科学の一分野であり，その基盤となっているのは経験です。病理学に与えられている課題は，経験的事実のすべてを互いの関係のなかで，つまり相互の条件のなかで認識するということです。病理学は，その本質からして病態生理学であり，正常人の生理学の場合と同一の考察法に基づくのです。さて，現代生理学が一切の生気的な学説を排斥して身体的な生命現象を普遍妥当な分子機構の法則から理解しようと，つまり一切の器質的な現象を物理・化学的な変化から演繹しようと努力しているのは，理解できる，おそらく当然でもあるこの学問の自負なのです。神経系での事象も，この学問にとっては合法則的な経過をたどる運動現象にすぎないのです。エネルギー保存に関する学説は，人間の大脳における複雑な過程さえも，錯綜した物理学的な出来事であると自然科学者に考えさせることになりました。しかしこの場合，意識という現象の有無はまったく顧慮されていません。あのまったく陳腐な物質主義に凝り固まってしまうことを望まなかった者は，**精神・身体平行論説**のなかにあるひとつの理論を見いだしました。つまりその理論とは，研究者が得た自然科学的な確証を彼自身の内的経験と一致させることを可能にする理論で

---

[1] R. Arndtの片寄った立場（『精神医学とはいかなるものか？』Halle, C. Marhold, 1897）はよく知られている。ここでこれについて詳しく述べることをしない。なぜなら彼の学説は，ここで議論されている問題に本質的な意義をもたないからである。

Gaupp, R. (1903): Ueber die Grenzen psychiatrischer Erkenntnis. Centralblatt für Nervenheilkunde und Psychiatrie, 1-14

す。しかし，一切の意識現象と結びつけられた物質的な脳事象は，一切の物質的な出来事と同様に物理学の法則に従うしかないのです。したがってそこでは精神生活が**自然科学者**からほとんど無視されつづける可能性があるということになります。と言いますのは，精神生活に対応した形で積極的に物質の運動現象が起こる場所などどこにもないからです。内的経験とは，それ自体ひとつの世界であり，自然科学者がそのまま科学的な研究の対象となしえないものです。あえてそれをやろうとすれば，彼は自分自身の本来の研究領域から離れてしまいます。

　皆さん！　うえに述べたことはまさに，われわれの医学界においても科学的に正しいと認められる見解であり，その認識論的な特性を Dubois-Reymond がすでに30年前に明らかにしております。先に述べましたように，精神医学は医学の一部門であり，医学自身は自然科学の一分野だと定義したとしますと，そこから意識という事象を無視しつづける精神医学に従事するときにだけわれわれが**自然科学者**として厳密に科学的に対処しているのではないかという理論がどうしても出てきます。しかしながらこれは当然無意味な要請です。肝臓や腎臓の病理は，自然現象の認識が進めば分子機構の法則からおそらく余すところなく[2]把握されるでしょう，そしてわれわれはわれわれが欲しまた必要とするものをなし終えるでしょう。しかしこのような認識ではわれわれの学問の課題は解決されえません。われわれがわれわれの患者で理解したいのは，なんと言いましても正常なものと病的なものとが結びついている感覚，感情，表象，意志表示といったものであり，単に彼らの脳皮質の分子変化だけではありません。このことから次のことが結論されます。すなわち，われわれの学問は，自然科学的な医学の一部門であるばかりではなく，大部分は自然科学者が取り扱わない別の研究領域であり，その研究がわれわれ精神科医に課せられた義務であるような諸現象が含まれる分野でもあります。ここにわれわれの学問の特殊性があるのは周知のことです。しか

---

[2] 新生気説を認めるか否かの問題は，その説の大きな意義にもかかわらず，ここでは顧慮しないでおかざるをえない。Bütschli の基本的な仕事とこれに対する G. Wolff の応酬を参照されたい。

しながら同時にまたここに，精神医学の認識の及ぶ境界が他の医学部門に比べてはるかに狭いという理由があります。なぜかと申しますと精神医学以外の医学における認識の**絶対的**境界は，自然現象の認識の境界と直接的に関連しているからです。そのときどきの事実上の境界は，生理学が身体的な生命現象を自然科学的に解明し，機構化することに成功するにつれて広がってゆきます。一切のものは物質の運動であり，それとして原則的に認識可能です。しかしながら精神医学では，物質的な脳事象についての認識だけではなく，精神的な諸関連の探究とも関わりあうという特有な問題と直面します。哲学界にあっては一元論的な世界観が，物質的な過程と精神的な体験との経験的な対比不能性から生じてくる一切の困難を解明しうるかもしれません。しかしわれわれ精神科医は，この困難を回避するわけにはいきません。この困難をはっきり認識することは，われわれの避けられない前提となるのです。この前提がなければわれわれは絶望のあまりユートピア的希望や無責任な仮説に溺れてしまうのです[3]。

さて，人は精神病の精神病理学的な症候が自然科学的な認識を許容しないという事実を必ずしもあまり重要なこととは考えていないようです。脳の解剖学や生理学領域での大進歩，脳の発達過程についていっそう深まってきた洞察，神経系の病理解剖学での種々さまざまな経験，これらはわれわれの学問に広い範囲で驚くべき楽観論を惹起してきました。都合のよい連合心理学に合致する形で（精神現象を）脳内に定位しようとする努力は——正しい場合も，そうでない場合もありますが——われわれが精神的な要素を局在化でき，ひいては精神的事象をそこから理解できるのではないかという宿命的誤謬へと導くことになりました。それはわれわれが，健康な人や病んでいる人の精神生活を解剖学的ならびに生理学的な基礎からほとんど理解できそうなのだから，これ以外の方法で精神的な因果関連をたどることなど無用なことであるということです。個々の精神医学的体系が，このような見解に基づい

---

[3] Weygandt の著書である『精神医学の図説と概説』（Atlas und Grundriss derPsychiatrie）のp.1～5 の詳論をも参照。ならびに彼の講演「現代骨相学をとくに考慮した心理学と脳解剖学」（Dtsch. med. Wochenschr., 1900）を参照。

ているということは，皆様はご承知だと思います。私がここで皆様に個々の名前をあげる必要はないでしょう。これに加えてさらに，2, 3の研究者の不屈の熱情によって事実成功したかにみえることは，臨床的に区別された精神病とわれわれに思わせる幾多の疾病事象に対して（たとえば進行麻痺に対して），死後特定の，特異な脳変化を証明することです。この研究方向が，多数の実際に価値ある知識をなおわれわれにもたらすであろうことを疑うなんの理由もありません。ただ私は他の人たちほどこの点に信頼をおいておりません。すなわち幾つかの精神病（たとえば循環精神病，変質性精神病）での解剖学的な確証が可能となるのはさしあたりまだ先のことでしょうし，そもそもヒステリーでなにかが出てくるとはまったく信じることはできません[4]。ここで述べたことだけが私に問題なのではありません。私が強調したいと思うのは，次のことです。つまり真に臨床的な疾患単位を区分するためには，信頼できる基礎を必要としますが，この**分類学**を病理組織学が，今日でもまだ弱い足ではありますが，少しずつ立ち上がらせるようになってきたかもしれないということなのです。ここでは組織学が案内人あるいは審判人となりうるかもしれません。しかし精神的な諸現象，それらの成り行き，それらの合法則的な関連などを理解するために，換言すれば，一般的な精神病理学のために，組織学がわれわれになにか本質的なものを提供できることは決してないでしょう[5]。たとえすばらしい技術上の進歩（新たな染色法，光学顕微鏡の改良など）が，今の水準をはるかに凌いで，より微細な脳構築の組織学的な知識をわれわれに与えるとしても，この知識も，またすべての現代の局在学も（――この大部分は，束の間の命しか与えられていないと思いますが――），いつの日にか，われわれにより深い洞察を得させるものをもたらしはしないでしょう。つまり，将来，精神的[訳注1]な諸要素に関連するそ

---

4) これについて私の論文「器質的と機能的」(Centralbl. Nervenheilk. u. Psych., 1900, p.129以下）も参照。

5) Hellpach 著『境界科学の心理学』p.305以下も参照。

訳注1) 本論文では "psychisch"，"geistig" をほとんど区別せずに用いているように思われるので，両者に対して同一の訳語 "精神的" をあてたことをおことわりしておく。

れぞれの解剖学的な基礎が抽出されたとしても，たとえば，健常者であっても病者であっても精神的な事象がそれに従って生じてくるような法則や，そこから生ずるできごとが精神的人格であるというような法則が得られるはずはないでありましょう。まさに天性の批評家である Wundt は，ここに提出された疑問について辛辣な批判をしています。すなわち神経系の構造の形態ならびにその複雑な生理学的な機能についての飛躍的に進んだ認識をもってしても，「神経系と精神的な生命事象との関連を認識するのにはこれまで役立たなかったばかりか，多くの場合それを促進するというよりはかえって混乱させてきたきらいがある」と[6]。

このことは，疑いなく精神医学にも当てはまります。それゆえ，精神病者における精神的な因果関連に相応する脳内の物質的な事象がはっきりするまでわれわれはその関連の探究を差し控えるべきであると要求する人は，おそらく決して現実とはならない未来に希望をつなぐことでわれわれを慰めているのです。

したがって精神的な体験を物質的な基礎から把握する可能性はまったくないわけです。われわれはそれに関する基礎の詳細を知りませんが，もし患者の精神的な特性や異常をより直観的に理解しようと思うのであれば，この基礎についての個々の知識からだけでもわれわれ精神科医は少なくともなにかを得ていたかもしれません。私は「**直観的にわかる**」と言い，「**説明する**」とは言いません。なぜかと申しますと，精神的な生活はその性質はなんであれ脳の変化からは絶対に「説明」されえないからです。かのモノマニー学説を一掃してしまい，**精神的な人格全体**の疾病しか識らない精神医学的な時代が，精神的な要素と現象を仮説的に局在化させ，このなかにさらなる繁栄のための最も本質的な諸条件のひとつをみているという現象には，それにしても奇妙な矛盾があります。機能的には異種の，意識を司る器官における障害の場所が，精神疾患の理解のための指針を与えるとでも言うのでしょうか。そうではなく，そもそも精神疾患が存在するのであるならば，精神をもった

---

[6] 『生理学的心理学の特色』第5版，1章，p.99。

全体としての人間がいて，その人が病んでいるというべきであります。

　さて，生化学の成果も事情は解剖学的な研究と同様です。すでに述べましたように私は解剖学的な変化を分子機構的な現象と解しました。化学的過程もまた分子機構的現象ですので，理論的にはこの両学問になんら差異はありません。しかしながら実践的な方法や目的がこの両者で異なる以上，私は化学的な学問を別なものとして考えねばならないと思います。精神的な現象を理解するうえで化学的な学問もまったく役立ちえませんし，それは明白なことなのです。すなわち化学の目標は分子機構の解明以外の何物でもなく，したがいまして精神的なものの解明とは比較することができないからです。しかし化学は局在の問題とあまり関係しないので，身体的な過程と精神的な過程との関連を洞察することをわれわれにおそらく〔解剖学より〕早く叶えてくれるでしょう。解剖学的な変化を研究できるのはたいていいつも死後，つまり一切の生命現象が終わった後にはじめてできるのですが，その際われわれはもはや変化しない最終像だけをみているのです。それに対して化学的な事象は，生命現象の経過のなかで，つまり生命現象のもつ互いの依存関係のなかで探究され，時間のなかの精神的な体験と関係づけることができるのです。まさにこの点で，われわれ精神科医は自然科学の進歩にすべて依拠しているのは明白ですが，その発達は精神科医にはおおかた役に立たないのです。このような事情によりわれわれは，将来の体系の土台を確立することさえまだできないでいます。蛋白質を科学的に熟知し，一切の生命にまつわる疑問を最終的に解決することによってはじめて，生体内の，とりわけわれわれの研究領域である脳皮質内の化学的な事象を引きだすことが可能となるとおそらく人は言うのでしょう。かつて知能に燐が重要だとする古い説があったように，あらかじめ，性急な主張だけがなされるのです。つまり証明される必要などまずないような漠然とした，科学的に無価値な仮説が出されるのです。

　解剖学や化学をもってしても精神病理学的な事象を探究するのに役立たないというこの帰結は，われわれの病因論的な認識にとっても宿命的な意義をもっているのです。病因論的な諸問題の場合，2つの互いに比べられえない

系列——物質的事象と精神的現象——を因果律的に関連させることをわれわれは強いられます。ここで私が使う「因果律的（kausal）」という単語は，もちろんこの単語の厳格な意味においてではなく，広義の一般的な意味においてであります。それはある刺激がある感覚の原因であると言われるような意味です。アルコールによる身体の慢性中毒は，ある患者では嫉妬妄想の像を生じさせると言われています。ですから生体内の化学的な事象がある精神的な症状の前提条件となりますが，この症状と脳内の相関物質はわれわれには知られておりません。私の考えでは，われわれが精神病の原因についての**物質的な**作用を知らないという厄介な状態から，かなりの部分の病因論的問題での混乱が生じているように思われます。「同一の原因は同一の作用をもつ」という命題についての奇妙な論争は，精神障害の原因についての見解が驚くほど不明確であるという場合でなければ，起こりえないでしょう。ここで例えとして次のことをあげてみましょう。ある飲酒家は振戦せん妄を，他の飲酒家は嫉妬妄想を，第3の者はコルサコフ精神病を病むので，同一の原因がいつも同一の作用をもつというのは正しくないと。暴風がある木を根こそぎ倒し，ある木では2本の枝を折り，また他の木では幹をねじ曲げるときに，そしてある化学物質がある液体を青色に，別の液体を黒色に変化させるが，第3の液体を変色させないときに，これらのことから自然科学者は同一の原因による同一の作用の法則はここではもはや当てはまらないと果たして結論するでしょうか？　ひとつの原因ではなく，幾つかの原因が精神病を産みだすのです。しかしながらわれわれが知っているのは，たいていの場合ひとつの原因だけであり，決してすべての原因ではありません。それゆえ，**ひとつの原因がさまざまな作用に関与している**場合には，多くの者は不思議がります。しかしこれらすべてのことは，本来自明のことです。自然界全体のなかにたったひとつの原因しかないような事象などないでしょうから。ではわれわれの場合いったいどこから病因論的諸問題における不明確性が生じてくるのでしょうか？　われわれが精神病者での脳内物質過程の詳細をなにも知らないがために，また解剖学的・生理学的な仮説があちこちでわれわれの思考を支配しているがために，ある飲酒家が嫉妬妄想に，ある他の飲酒家が

コルサコフ精神病に罹患した場合，その責任を機能的に十分分化した脳髄中のどこに病気があるのかということだけに負わせるということが起こりえたのです。しかし換言すればこのことは，ある飲酒家では脳内に嫉妬妄想変化（つまり嫉妬妄想という精神的な事象の物質的な基礎）が起こるので，彼は嫉妬妄想を病み，別の飲酒家ではコルサコフ変化（失礼ながら！）があるので，彼はコルサコフ精神病を病むということになりましょう。明白なのはこの当たり前な主張はなにも述べていないのと同じことであり，無知が隠されているということだけです。まさに謎は，なぜに一方では**この**変化が，他方では**あの**変化が起こるのかということです。困り果てた末に救世主として偶然が引き合いに出されるとすれば，これは科学的な認識を断念することを意味しているにすぎません。

　もちろんここにあげられたいろいろな困難そのものは，ずっと以前から知られており，なかでも精神病の病因における外因的な要因と内因的な要因とを区別するのに役立ってきました。幾多の人たちは，素因とか誘発因と言っています。外因的な原因に関しては次第に意見が一致しつつあるようであり，この点ではわれわれの知識の進歩は明白であります。それに対して，内因的な要因のほうには，われわれの認識が克服できそうにもないさまざまな困難があります。第一われわれは，精神病の過程が起こる基盤を知りません。この過程を知ろうとする試みも行われていますが，不十分で，その方法はしばしば不適格なものです。さらに普通行われている遺伝関係の調査ならびに精神的な発達や患者の前歴についての調査もそれぞれ正確な方法論を欠いております。遺伝の検査は，たいてい2，3のわずかなデータに頼ってなされているにすぎず，科学的な系譜学の法則に基づいた研究を行おうとする意図があってもそのような努力は，実践上のさまざまな困難，祖先についてより正確な事実を見聞することの不可能性，またわれわれが研究しなければならぬものについての無知などのために挫折してしまいます。生物学が遺伝学説をさらに発展させないかぎり，この点でわれわれ精神科医の認識は非常に狭く制限されてしまうでしょう。遺伝の問題におけるほど，実験的研究が必要で価値ある領域はないでしょうが，精神医学に寄与する実験的研究の可能性が

これほど少ない領域〔遺伝研究〕もまたないのです。ですからわれわれは，不明確な概念のなかにはまり込んだままであり，「変質，変性，精神病質的負荷」というような標語で，われわれの見解が不正確かつ散漫であることをごまかしております。しかしながら患者の既往歴は，多くの場合精神病の理解にそれほど役立ちません。なぜかと申しますと，いかなる個人心理学的な指標がその素因をもつ者に特有であるのかとか，いかなる特徴によって特定の疾病への素質が表現されているのかということを，われわれはまだほとんど知らないからです。ですから内因性の要因を探究するに当たってはわれわれは生(なま)の経験のなかにとどまりつづけてきたのであり，一般的印象をほとんど超えておりません。結局のところ，一切のこういった厄介な状態は，健常者，遺伝負荷をもつ者，罹病者の脳のなかでそれぞれなにが起こっているのかを，つまり精神的な出来事を引き起こす原因がいったいどんな風にわれわれの意識現象を司る基礎に作用しうるのかということを，まさにわれわれは知らないという現実から生じていると結論されます。それゆえにわれわれは，そもそもなにが原因的な意味をもつのかとか，なにがただ原因的な意味をもつようにみえるにすぎないのかについてさえも知らないことがしばしばです。

　それではこれまでの主な成果を眺めてみましょう。解剖学的ならびに化学的な研究は，精神障害の精神的な症候を科学的になんら理解させることができません。これらの研究は臨床的な病像を区別するときにだけ，またかぎられた範囲で，病因を研究するときだけわれわれの助けとなります。医学の他の部門とは異なり，精神医学は二系列の現象を探究するという問題をもっています。そのうちのひとつは言うまでもなく精神的な障害であり，それはわれわれにとってより重要な現象なのです。しかしそれは自然科学的には認識されえないものです。認識するということを，合法則的な関連を確認することであるとか，多様なことや複雑なことを一般的で，より簡単なそして周知の事実へと還元することであると考えるならば，そこから自ずと最も重要な疑問が浮び上がってきます。すなわち精神的な因果関連を精神病者の障害のなかで確証したり，精神的な生活や臨床上の諸現象の多くをある普遍的な原

則へ還元したりする可能性がわれわれにあるのか？ そのためにはなにか直接的な経験の科学，たとえば心理学で十分であろうか？ もしそれで間に合うとしたら，どんな道筋がそこに通じているのだろうか？ といった疑問です。

厳密に考えますと，このような疑問は2つのまったく別の問題に分けられます。すなわち1．正常な人間の生活のなかに，科学的認識が近づきうる精神的な因果関連がそもそも存在するのだろうか？ という疑問と，2．もし存在するとすれば，それを支配する心理学的法則をわれわれの学問においても認識できるのだろうか？ 精神病者においても，同一の法則によって精神的な出来事が**論証されうる**のだろうか？ という疑問です。数理的な諸科学がそうであり，自然科学の他の諸分野も将来そうなることは確かなことでしょうが，これと似た意味において精神医学がそもそもいつの日にか本当に真の学問となりうるのかは，これらの疑問に対する答えにかかっているのです。

精神的なものの領域でも，事実厳密な合法則性が支配しているのは，われわれに周知となっているエネルギー保存の法則から，また精神・身体平行論の承認から出てくる当然の帰結であります[7]。この合法則性がわれわれに科学的に認識可能なのかということだけが疑わしいのです。

方法論的にみて自然科学に一番近いのは実験心理学です。実験心理学は，Fechnerの時代以来急速に発展し，これまでわれわれの疑問に重要な幾多の事実をもたらしました。刺激と感覚の関係についての研究に数量を導入することによって，最初の一歩が踏みだされました。次に外界と意識との間の多種多様な関連を実験的に研究することによって合法則性が確立され，純粋に精神的な事象〔表象結合，記憶，練習（訓練）など〕を探究する際にもこの

---

[7] 精神・身体平行論についての学説が学問上の仮定にしかすぎず，最終的な事実を表すものでないことを当然私は承知している。また，この学説がかなり多数の者から非常な反対を受けているということもよく知っている。それにもかかわらずこの学説は打撃を受けていない。とりわけわれわれの研究領域にとってはこの学説がなくては困るのである。心理学はいまだにこの学説を超えていない。この学説を乗り越えるためのあらゆる試みは，(Ziehenの最近の試みもそうであるように) 誤謬に基づいている。その誤謬は比喩によってある程度隠蔽されているけれども。

合法則性が同様に再現することが示されました。不随意的な身体的な生命現象における情動と感情の動きが規則性をもって現れ、測定可能であることも、今日証明済みと考えてよいでしょう。飽くことのない熱情を傾けた実験心理学は、身体的なものが精神的事象に作用するという相互のさまざまな形の依存関係を見いだし、また自然界の現象を前もって計画を立てて実験することによって幾多の秘密を暴いています。その際、実験心理学は、われわれの精神生活の法則性をいたるところで発見しています[8]。個々の疾病原因と本質的に同じかあるいは少なくともそれらに類似している障害についての精神的な影響を調べることにより、実験心理学はわれわれの病因論的な知識を豊かにするだけではなく、精神的な生命現象を実験的に分類しています。その分類はわれわれが臨床的な病像のなかでよく出会うものに似ています。ですから実験心理学によって精神的な事象の多くが科学的に解明されうること、つまり精神的現象が合法則的な依存関係や結びつきのなかで認識され、ある普遍的、心理学的な法則へと還元されうるのは疑いありません。つまり実験心理学は、精神的な因果関連の問題と取り組み成果をあげています。ただ誤認されてはならないのは、この研究方向も狭い範囲にかぎられるということです。健常者の、ことに病者の心的（seelisch）な事象の大部分は、今日そしておそらく永久にどんな実験的研究をもってしてもとらえられない領域のものであるように思えます。またそれ自体接近可能な領域の事象であっても、ある普遍的な、われわれの直接的、内的な経験から知られる表象に頼って、得られた実験結果に最終的な意義や価値を与えるというやり方をとらざるをえないことがしばしばなのです（たとえばKraepelinの「興奮」、「欲動」、「作業準備性」などを参照）。さてこの**直接的な内的な経験**が、精神的な関連を認識するためのさらなる資料をわれわれに提供するのです。直接的な内的な経験は、ある人からは重宝され、心理学的な認識の唯一の確実な源泉として称賛されますが、また別の人からは原則として呪われ、科学的には価値のない、当てにならぬ幻想とみなされます。精神障害についてのいわゆる「心

---

[8] これに加えてWundtとKraepelinの心理学的な論文「心理学的研究」を参照。

理学的考察方法」，つまり，最近でもなお鋭い攻撃を受けながら強く防衛されてきた考察方法も，この直接的な内的経験に基づいています。真理はこのまんなかにあると私は信じています。内的経験，自己観察，それに他者の観察という科学的な価値を否認することは，自分自身の恩師を打ちのめすことです。しかし精神的な事象の合法則性を研究する際に，この直接的な内的経験が必ずしも良き案内人とならないのも疑いのないことです。なぜかと申しますとこの経験は，個人だけのものであり，比較に頼り，しかも，あまりにも早急に，軽率な類推で用を足そうとするからです。それでもこの内的経験は，一切の心理学的な認識の基礎でありつづけます。そして，もしもそれが欠如していれば，感情，表象，不安と喜び，欲望と希望，これらが何であるかを本当に知ることは永久に不可能でありましょう。直接的な内的な経験だけが，精神的な事態についての主観的な確信をわれわれに与えますので，そこではじめて比較するという可能性が出てくるのです。この比較するという助けがなければ，われわれはいかなる合法則性をも見いだすことができません。他者の**観察**，とりわけまだ精神的発達段階にある人たちを観察し，それとの比較において**自己を観察**することは，なるほど限界はありますが，幾多の，ことに複雑な精神的な出来事の諸関連を突きとめることを可能にする今なお最良の方法であります。

　最後にここで私がWundtの分類に従って，人間の共同体の精神生活について歴史的に考察してみること，つまり民族心理学もまた，いつもはっきりとではないにしても，価値ある認識の源泉をわれわれに与えるのだと繰り返し強調するのには理由があります。その理由とは，精神的な関連の探究，つまり精神的な体験を科学的に分析することが，同時に自然科学の方法としても役立ち，この方法が，以前の思弁的な心理学に失望したわれわれが最初に思ったよりもはるかに認識の境界を押し広げるものであると考えるからです。われわれは今日では確信できるのです。つまり意識現象，それは，われわれの脳のある物質的な過程と平行しており，原則的には科学的な研究によってそこに近づくことができると。しかしそこでは――つまり，身体的な側面では――認識の理論上の可能性は大きく，その実際的な蓋然性は小さいのです。

一方精神的な現象では，事態はまったく逆なのです。すなわち，精神的な因果関係を認識することの理論的な可能性は相対的に小さいように思われます。われわれはこの点に関して，エネルギー保存の法則および一切の事象をある特徴のない**ひとつの**物質の運動型へ解消するという法則と同じような単純な法則をもちませんし，これからもなにかそれに相当するような単純な法則を得ることは，おそらく決してないでしょう。そのかわりに精神生活のなかで法則性を確立するという**実際的**な可能性は，脳機構における場合よりも今日はるかに大きいのです。

　そうだとしますと，今や次にあげる疑問が生じてきます。うえに述べた帰結は，精神医学にとってなにを意味するのでしょうか？　われわれは，心理学的な法則がそのまま精神疾患においても有効だと考えるのでしょうか？　あるいは精神疾患では，正常心理学のなかには類似したものがなにもないような，精神的な諸要素の関連がわれわれに示されるのでしょうか？　往々にしてわれわれは，この最後に述べた疑問を口に出したいようです。皆さまのうちのひとりひとりが謎めいた状態像，たとえばカタトニー性の症候群を考慮する際に，そこにはわれわれのとはもはや共通性のない精神的な出来事があるとか，自然界はわれわれには解く鍵がないような謎を課しているといった考えにとらわれ，ときどき悲観的な気分になってしまうのではないでしょうか。連合心理学者の図式は，なるほどこの点でもほとんど困ることはありません。証明できない仮説を集めたり，一切の心理学的な困難を大胆に無視するだけの研究方向からは，われわれは本当の精神病理学的な認識などほとんど期待することはできません。たとえこの方法によって得られる精神病理学的な認識のうちで，臨床精神医学にとって価値ある発見までも否認されてしまうべきではないとしても，この方法にはほとんど期待できないのです。不幸なことに今日なお，精神的な事象の関連がわかっていないところではどこでも，解剖学的・生理学的な仮説が引き合いに出され，未知のものXが未知のものYで説明されるという慣習が支配しています。臨床症状を心理学的に考察して知ろうとする方法は，議論のあるところですが，この方法が使えるかどうかは，精神病の際にも心理学の普遍的な法則が認められるのかどう

かという疑問にかかってくるのです。ここにわれわれの学問上の認識全体にとっての主要な困難があります。パラノイアや精神遅滞というテーマ，知能障害が一次的か二次的かの問題，衝動行為やカタトニー性の意志障害の精神的な動機などについての果てしない討論は，要するにわれわれの学問の最も重要な論争点の多くは，これらの疑問に対する返答が不確実であることに根ざしているのです。それらの問いに答えを出そうと，これまでいったいまじめに試みられたことがあったのでしょうか？　試みられてきたのは疑いありません，少なくとも個々の点では問題にされています。さてここで最近の2,3の例だけをあげてみましょう。躁病者の誇大妄想やうつ病者の微小妄想についての Meynert の説は，いわゆる通俗心理学の基礎のうえに立ったこの種のひとつの試みです。同じことは Wernicke の説明妄想にも当てはまります。アルコールが精神に及ぼす影響に関する Kraepelin の分析は，実験的な心理学の成果を基礎にしており，Friedmann のいろいろな妄想形成の形式と内容についての解説は，民族心理学的な事実を考慮しております。もちろんこのような試みとしてその他の多くの仕事があげられるでしょう。精神障害を心理学的に検査する手がかりはたくさんありますが，すべての認識の源泉を考慮した，体系的で科学的な仕事は欠如しております。なにが一次的症候で，なにが二次的症候なのかとか，そもそもそのような区別をすることが許されるのかどうかなどについては，今日なおわかっておりません。好訴妄想は，ある人には一次的思考障害を伴う「知性の精神病」(Ziehen) でありますが，別の人はこれに情動的な基礎を与えています (Wernicke の「支配的観念」など)。今日，この双方の主張がなされていますが，なにも証明されてはいません。そうに違いないのでしょうか？　精神病的な現象についての心理学的な分析と解釈すべてが，いつでも主観の世界，恣意の世界のものでなければならないのでしょうか？　仮にそうだとすれば——精神病者における精神的な出来事は，健常者のそれと比べてまったく異なった精神的な機構に従っているので——われわれの認識は，そこで止まってしまうのでしょうか？　本当にそうであるとしますと，精神医学は永久に退縮した精神医学でありつづけることになるでしょう。私は精神医学を医学の他科のできの悪

い妹であると言いたいほどです。この妹は科学という名前をもつ権利はほとんどないのでしょう。なにしろ Lipps は，正当に次のように述べているからです。「真実の科学というのは，直接的な経験的事実を因果関連に従って整理しようとするか，あるいは合法則性によって把握しようとする。このことがまさに了解するということなのだ」と。とはいえ私は，われわれの認識にこのような限界があるとは思いません。多くのこと，たとえば後天的白痴における情動と表象の不釣り合いなどもわれわれには今日なおまったく理解できないことのように思われます。すなわち，われわれは，精神的な出来事についての法則をごく一部分しか知りません。ですから心理学的な不可能性を話題にすることなど許されていないことを忘れてはなりません。私は，われわれが精神病理学上の事実を主要な視点からまとめ，臨床像を心理学的に分析できる可能性があるということを心に留めおく必要があると思うのです。と申しますのは，われわれがそれらを解剖学的な基礎から把握するまで待とうとしますと，世界の終焉まで待つことになりかねないからなのです。

　さて皆さん，こういった理論を列挙するのはなぜなのでしょうか？　皆さん方にこれ以上ほとんどなにも新しいことをもたらすことができないようなこの種の論議に耽っているよりも，もっと大切なことをわれわれはなすべきではないかとお考えでしょう？　今や——私は理論的な熟考もまたわれわれに必要だと信じているのです。その理由は，理論的な熟考もわれわれの研究方向を決定するからです。解剖学的な研究がわれわれの学問に対して果たしうる能力がいかにかぎられているかをはっきり見据えている者は，現実に到達可能なものに的をしぼるでしょう。そして解剖学的な知識が豊かになることに精神医学の進歩を見いだすという誤りを犯さないで済むでしょう。局在学の仮説と理論，精神医学の解剖学的・生理学的学問体系，これらが立証不能で，しばしば性急な恣意的産物以外の何物でもないということを洞察している者は，われわれになんら真の認識を与える可能性のない事柄に自己の研究エネルギーを消費することはないでしょう。生化学のなかにはわれわれの問題解決に着手するための予備的な仕事さえもまだまったく存在していないことを知る者は，その事態が変わるのを諦観しながら待つでしょう。そして

幾多の失望から免れるでしょう。実験心理学の価値と限界を判断できる者は，それがわれわれの学問の進歩を可能とする唯一の道ではないとわかったうえで，この心理学をさらに助成，促進するでしょう。直接的な内的経験，自己の観察，他者を観察すること，これらが心理学的な認識の基礎であり，精神医学が成立して以来，精神的な事態の関連を把握したと思うときにはいつでも，この心理学的認識の基礎を利用しまた利用しなければならないと確信する者は，心理学的な考察方法を激しく呪うことなどはせず，むしろこの考察方法の能力の限界に応じた影響力を認めるでしょう。そして最後に，**民族心理学**もまた**個人の差異を扱う心理学**も，精神的な関連について重要な解明をわれわれに与えうることを私とともに認容する者は，**比較精神医学**の可能性をほとんど考慮しなかったためにわれわれの学問になお残されている空白部分に私とともに気づくでしょう。

　われわれの学問の価値ある業績は，今日までのところほとんどすべて，事実の収集と事実の記載にかぎられています。われわれの学問が経験科学となって以来，精神障害の種々さまざまな表現型が熱心に集められ，できるだけ客観的に記録されてきました。身体的な事象と精神的な症候との関係は，綿密に研究されています。それによってわれわれの病因学は深められ，われわれの治療は決定的な影響を受けています。たとえばある病像の本質的なものが，それのもつ経過全体に対する意義の大きさに応じて，本質的でないものあるいは「偶然のもの」から区別されるのです。変質の問題は，この問題がうちに含む多数の疑問のために，発達心理学的な諸事実を，また今日なお素朴な無邪気さで行われていることが多い系譜学的な研究方法を，われわれがどうしても顧慮せざるをえなくしています[9]。分類学は，可能なかぎりの視点から資料を分類し，非常に多様な病像を数少ない疾病の種類に整理しようと努力しております。その際，当然のことながら無理が生じることもあります。学問ではいつもそうであるように，らせん状の形をとるしかないにして

---

9) Lorenz の『科学的系譜学教科書』(Lehrbuch der gesamten wissenschaftlichen Genealogie, 1899) 参照。

も至るところに進歩があります。ひとつの領域のみで成し遂げられるものはごくわずかです。われわれの患者の精神生活を真に理解することにおいて，患者に即して精神的な関連と発達を研究することにおいて，また彼らの精神的な生命表現の合法則性を認識することにおいて，要するに精神障害を科学的に熟知することにおいて，われわれはここ数十年の間にごくわずかしか前進しておりません。それに対する責任は，普段から少なからず心理学を軽蔑していることにあります。われわれが古い思弁的な心理学に正当に別れを告げ，自然科学的な医学への帰属を喜んだとき，それとともに次第にわれわれは心理学一般に対する必要性，精神的な因果関連を認識する必要性までも失ってしまったのです。解剖学的・生理学的な思考法が繁茂しすぎ，病理学的な解剖学のなかに人は将来の唯一の希望をみたのです。もしも私の講演によって，あなた方のうちの何人かの方がたに動揺を与ええたとすれば，私の希望は達成されたわけです。精神医学の認識の境界が明白になれば，多くの錯誤が防げますし，さらに達成可能なものをよりはっきりととらえることができると同時に，今まで蓄積されてきた仕事のなかから達成可能なものをいっそう迅速に掘り起こすことが可能になるでしょう。

5. パラノイア学説によせて

Robert Gaupp

　"Zeitschrift für gesamte Neurologie"誌174巻（1942）のなかで，私は特異なパラノイアの一症例について詳細に報告し，そして，そのパラノイア患者であったライン地方の小学校教師（症例 Bernhard, H.）の1942年夏までの生活史を詳しく伝えた。この論文を書き終えたとき，HはW精神科病院にいた。彼は，当時48歳で，最も重症の体系化した妄想を形成し，1940年12月16日に見知らぬ12歳の少女を彼の家で惨殺した時期のことに対して，十分な病識をもっていた。彼は，私の鑑定に基づいて殺人起訴に対して無罪判決を下されたあと，その犯罪の重大さゆえに，公共を害するおそれのある精神病者としてW精神科病院に収容された。私はさらに病気の経過を追うために，何回も彼を訪ねた。

　1942年10月20日の病歴記載は次のとおりであった。Hは穏やかで，きちんとした生活を送り，ほかの患者とも仲よくやっていた。彼の思路や，親族に宛てた手紙の内容は明瞭であった。彼は読書を楽しみ，最近では，軽愚でまったく書くことのできない他患に書くことを教え，成果をあげていた。彼はまったく妄想を表出しなかった。それに続く年月の病歴記載は簡潔で短かった。1943年2月20日，Hはいつも同じような静かな態度であり，精神的に清明で見当識良好で，そして友好的にほかの患者と語りあった。そこでは彼らと衝突を起こすこともなく，病院の規則にも適応していた。読書を楽しみ，規則正しく起床していた。1943年8月28日にはじめて，新しい記載が日誌にあった。そこには，Hがときどき緊張した様子で，無礼なやり方でときおり彼を罵倒していた他患と衝突することがあると書き留められていた。彼はそ

Gaupp, R.（1947）：Zur Lehre von der Paranoia. Der Nervenarzt 18, 167-169

のようなとき，内的な興奮のあまり蒼白になることがあったが，その他のときには穏やかで，外見上きちんとしていた。彼は，自発的にも，問いかけに対しても妄想的思考過程を表出することはなく，ほかの患者ともつきあわずに自閉的生活をしていた。彼は園芸をする許可を得ており，温室で働いていた。

およそ1年後に，つまり1944年7月28日の病歴に新しい記載がある。このところHは病室のすべての窓を閉めて鍵をかけ，そのことでほかの患者と衝突した。彼は，自分の枕やマットを使い，周囲の患者に対する防御壁を築いた。彼は認めようとしないがおそらく被影響観念に支配されているのであろう，と書かれている。彼は周囲から完全に引きこもって，しばらくの間起きてこなかった。その他の面では落ち着いていた。約3週間後の9月20日[訳注1]のには，次のような記載がある。Hは再び控えめなきちんとした態度をとり，規則的に起き，再び園芸の仕事に行って温室で働いていた。彼は全体としてはまったく控えめな態度で，まわりの患者たちとは完全に没交渉であった。1945年6月26日には次のように書かれている。Hは落ち着いており，外見上もきちんとした態度をとっていた。彼は庭園へ行き温室での自分の仕事にきちんと専念していた。**彼は精神的に清明で見当識も良好で，妄想的な思路はまったくみられなかった。**病棟では彼はまったくひとりぼっちで，読書を楽しんだ。半年後の1945年12月12日に，また新しい記載があり，Hは，詳細はわからないけれどもB病棟に転棟し，そこから園芸に行き，そして当然のように街にも出かけていった。これはHの過去の事件から考えればありえないことであるから〔不許可のままであったと思われる〕，彼は，再びD病棟（重症患者用の閉鎖病棟）に移された。1946年3月13日には次のような報告がある。Hはいつも静かで，きちんと振る舞っており，医者に対しては表情が硬くて乏しかった。彼は自分からはまったく話さず，ほかの患者との関係をもつこともなかった。彼の病気の発展と彼の現在の状況について，次のような会話がなされた。彼は自分の病気は迫害妄想で，1928〜29年頃からゆっ

訳注1) 8月20日の誤りと思われる。

くりと潜行性にはじまり，1932年頃がピークだったと，自分から話した。その当時彼は，迫害され，催眠術にかけられていると思い込んでいた。今では，それが病的な考えであったと知っており，そのような考えはもっていない。彼は，精神病棟で催眠術や迫害があるとは思っていないが，おそらくここに一生涯とどまらなければならないので，ほかの病棟に入りたいと懇願した。今の病棟は，すきま風が始終入り，そのために神経痛が起きて苦しんでいるのだとも言った。医者からみて，この患者の情動欠如が目立った。彼は自分の犯した事件について直接なにも語らず，良心の呵責や後悔の念，あるいはそれに似た感情に悩む様子もなかった。彼は一生涯病院にいなければならないであろうことを，気を荒立たせることなく承知していた。彼は最近の家族のことを久しく何も聞いていなかったし，連絡をとろうともしなかった。それは，彼が(犯罪)行為を恥じ，意気消沈したためではなく，家族と会うための時間がまだまだあると思っていたからなのである。1946年5月7日の記録では，Hは外見上落ち着いて行動し，きちんとした生活をし，ほとんどしゃべらなかった。1946年8月7日，ある看護人の報告によると，Hはパンの配給のときに，不意に，床頭台の引きだしの角で看護人の後頭部を殴りつけた。看護人はHのベッドに倒れ込むほどだった。ほかの看護人が助けに来たとき，Hは看護人の首に腕をまわして押さえ，もう一方の手にもった引きだしで，さらに頭を殴っていた。その翌日，次のことが報告されている。Hは幾ばくかの時間，とてもいらいらして喧嘩っ早く，医者までののしった。Hが看護人に対して行った暴力の結果，重症病棟への転棟が決まった。この転棟の結果についてはなにも伝えられていない。1946年11月1日に短いメモがある。「Hはほとんどなにも興味を示さず，ベッドカバーの下に隠れ，ときどきのしり声をあげた。彼のその声から，幻覚症状があることがわかった」。残念ながらこのことについてのより詳細な記載はない。12月16日のメモでは，Hは夜，隣の患者の目を拳で殴り，そのために隔離されねばならなくなった。その動機を彼は次のように述べた。「この攻撃は，『精神医学的に引き起こされた』ものだ。というのは隣の患者が大声をあげていたからだ」。隔離について彼は，今ではまわりが静かになったので，満足だと言った。患者の病歴

はこれで終わっている。あと報告されていることは，Hが1947年1月3日から4日にかけての夜に，隔離室の窓に，シーツを引きちぎった帯をかけて，首つり自殺をはかったということだけである。彼はそれまで目立つ所見もなく，抑うつ的でもなかった。H氏は1947年1月4日早朝5時に死亡した。

病後歴

　激しい自由への欲求と退院要求のために，Hは次第に，非常に気が短くなり，1943年から興奮した気分状態にあった。その興奮のためにときおり蒼白になっていた。私はすでに，それ以前の1941年，1942年に，再三再四我慢するようにと警告しなければならなかった。なぜなら，彼の殺人の重さを考えると，精神科病院が彼をすぐに退院させることに責任をもてなかったからである。おそらくHはそれに対して，当座の理解を示し，行為の重大さを考えると，大戦中のこの緊迫した時期に，退院許可が容易には出ないということが分からないわけではなかった。彼が私に対していつも強調していたことは，非常にばかばかしい妄想構築と，鈍化がみられる重い精神病の患者ばかりからなっている環境のもとでは非常につらいということであった。精神科病院で彼を取り囲む精神病の人びとの障害と彼自身の心の障害が違うということに，彼ははじめて気がついた。上述した論文のp.783～788に記した彼の手紙を参照してほしい。彼の望みをかなえることは難しかった。彼は安全のためという理由で強い拘束のなかで処遇されており，そのために不穏でときおり人を煩わせる患者と一緒に生活をしていた。そこで1943年の夏に，病歴にもあるように，Hを無礼にもののしった患者たちと衝突した。そのとき彼は内からこみ上げてくる興奮のために蒼白になった。そのような衝突を避けるために彼はずっと引きこもって，ひとりで静かに生活したのである。病歴では，このような行動を，「自閉的」である，と表現していた。H自身はそのような解釈には反対しているが，彼の拒否的な態度は被影響感情の表れであると解釈された。彼は，もうすぐ処遇がよくなるという希望が実現しないので，次第に反抗してストライキに入り，周囲から自分を孤立させ無口になった。1946年3月の面接で次のようなことがはっきりした。彼は，精神的にま

ったく清明で見当識も保たれていた。彼は迫害妄想があった時期について，完全な病識をもっていた。彼は関係妄想と迫害妄想の経過について述べることができたのである。ときどき，彼には感情がないと指摘されているが，これはときどき爆発して暴力をふるうという，その後の彼の態度の経過と矛盾する。彼の宿命的な絶望が，誤って感情のなさと解釈されていたのだろう。1946年8月7日，怒りは爆発したが，そのことからこれまで彼のなかに，どれだけの憤慨や厭世的なつらさが潜んでいたかがわかる。残念ながら，病歴の記述が短いので，不意の攻撃的行動に先だってなにがあったのかわからない。そのため感覚錯誤や妄想観念がその原因としてともに働いているという印象を与えたかもしれない。しかし私は，これらが裏づけられてはいないと思っている。落ち着かない病棟のなかで，うるさかったり邪魔をしたり，病歴にあるように無礼なやり方で教師を侮辱する，妄想患者や統合失調症患者とともに暮らすという，健康人にとっては耐えがたい環境のなかで，この人はいらいらして気難しくなり，それが突然の興奮として現れたということは疑いない。いわばそれは刑務所の囚人の爆発性と似ている。彼が感情をなくしていたという仮説は，ひどくはずれている。それは次のことから明らかであろう。彼は隔離されてから，1947年1月4日に首をつって死んだのだ。彼は自分の人生を自殺で終結させたが，それは，6年前に子どもを殺したときにもエネルギーをふりしぼって自ら求めたことにほかならない。そのとき，殺害の後にすぐにも彼は自分を消滅させようとしたのである。彼を訪問すると，彼は繰り返し私に，**長く続く**施設収容というわびしい運命には決して我慢ができないし，それを引き受けるつもりはない，と言っていた。

要　　約

　われわれが今，概観しようというのは，かつてライン地方の国民学校教師であったH. Bernhardの50年の人生である。彼の人生は，精神科病院の壁から外へ出るという希望をなくした後，絶望と自殺で終わった。彼は1896年に生まれて，1917年の世界大戦で右脚を失い，その後，断端の重い神経痛に悩まされた。彼は概して神経質で，精神的に衰弱してしまった。彼は身体的な

苦しみと戦うなかで，心気的な自己治療の試みに没頭した。彼の試みは成功しなかった。彼は自己評価の面でいろいろな希望と諦めの段階を通過し，支配観念の影響を受け，1928年から，強い心気的気分変調と結びついた，体系化する傾向をもった敏感関係妄想を発展させた。彼は愛や結婚の夢が消えていくことに気づいた。彼は病的な自己関係づけと自分の肢体不自由を絶えず意識するなかで，すべての人，とくに女性からけなされていると感じ，辺りの女性の振る舞いから，憐れみを含んだ軽蔑たっぷりの拒絶を読みとらなければならないと信じた。次第に，詳細に前述したような，とりわけ女性からあざけられ迫害されているという妄想を発展させた。かつてよく知られた，大量殺人者の Ernst Wagner (1913/14) のように，いつも情熱的な復讐の感情をもつようになり，ついに固い決心と準備を行い，自殺する前に女性への仇を討とうとしたのだった。それまでは面識もなかった罪のない犠牲者が彼の野蛮な襲撃の餌食となった。彼自身は疑いのない狂人として精神科医の診察にゆだねられた。その精神科医は，長い診察のなかで妄想を揺さぶり，最終的に訂正させることに成功した。妄想に病んでいたその男は回復し，最初はその恐ろしい行為について悩み，精神科病院への入院に順応して，そこで辛抱するつもりだった。しかし，妄想の訂正に至りそれをわれわれも教えられるところの多い形で述べた後，彼は健康になったので退院したいと申し立てた。私は彼に辛抱強くなるよう警告し，彼の行為の重大さを突きつけなければならなかった。しかし，今や年月が経ち，望んでいた退院の指示が出なかったので，次第に諦めと苛立ちが混在して生じた。そのなかで彼は，再三再四私の援助をこうた。彼はそれで当座の間落ち着きを取り戻し，私に常識的な秩序だった行動をとり，意義のある仕事をすると約束した。その仕事を果たそうと努め，成果もあげた。しかし，つまるところ彼にとっては時間が長すぎた。重症精神病患者の閉鎖病棟への収容は，安全面から免除されえなかったのだが，彼にとっては耐えられなかった。ほかの患者の無礼な振る舞いは，興奮しやすいこの男を刺激した。彼は，戦慄とともに，自分の精神状態と，周囲の統合失調症者の混乱した妄想体系との差を感じ，認識していた。それによって彼は気難しくなり，退院させてほしいという願いも高まった。

彼の忍耐は尽き，首をつった。人生最後の彼の外面の行動は，自閉もしくは以前あった迫害妄想の再発ではないかという考えを抱かせるかもしれない。病歴においては，ある時点で，おそらく幻覚も関係しているだろうとの推測が述べられている。私はそうは思わない。報告のなかにどこにもそのような所見はない。以前から興奮しやすい過敏なこの男の行動を理解するにあたっては，新たな精神病的な過程が進行していると仮定しなくても，まったく心理的な感情移入が可能な範囲内にある。この男の1940年以降の経過と自殺は，どのような意味でも私がパラノイア学説について以前の論文で詳細に論じた見解を揺さぶることはなかった。

後　記

1947年2月8日，私は閲覧のために送られてきたHの遺稿を受けとった。そこから重要な事実が出てきた。それは，病歴（p.73〜76参照）のなかで，彼が長い年月家族についてなにも聞いていなかったというのが間違っていたという事実である。遺稿のなかには1944年，45年の手紙があり，そこから次のことが明らかに読みとれる。たとえば，彼は1945年1月に，彼の兄弟の妻である Maria H. 婦人宛に「親しみのこもった」手紙を書いており，それに対して婦人は「心から」喜んだ。同様に彼女からの1944年12月11日の手紙は，「あなたから心のこもった手紙をうれしく受けとりました」とはじまっている。大変興味深いのは，Hの以前の職場の同僚の手紙である。それは，1943年5月23日付で，そのなかで，手紙の書き手，デュイスブルクの教頭は，Hの手紙（1943年4月5日）について，教頭とほかの同僚が，Hの手紙からHがまた元気になっていることを読みとることができ，大変驚いたと伝えている。「私たちは，あなたの当時の行いを本当に理解できなかったのです。そして，戦場での重い傷による病的な後遺症のせいにしていました。敵対感情については当時も今も問題ではありません。反対に，皆，あなたを今の状態から助けだして共同体のなかに戻そうと試みました。あなたが将来幸せでありますよう祈ります」。終わりに「あなたの幸せを祈りつつ筆をおきます。同僚全員と H. Th. より」。

HはW精神科病院から，ライン地方の故郷の，以前の仕事仲間や友人にも手紙を書いていた。かつて彼は，パラノイア的な迫害妄想のために彼らとは決裂していたのだが。彼は挨拶の手紙を送って，親しかった教師のひとりに，同僚の皆さんによろしく伝えてほしいと頼んでいた。彼がもはやすべての関係妄想や迫害妄想から自由になっていたという明らかな証拠である。

　彼の遺稿のなかに，私からの1942, 43, 44年の手紙がよく保存されているのを見つけた。そのなかで私は彼に（彼の強い退院要求と，閉鎖病棟で重い精神病者のもとに滞在するつらさをこぼしたことに対する返答として），我慢するように，戦時であることを考えに入れるように，以前の「妄想」に対する病識をかたく保ち，役に立つように振る舞いなさいと，と強く警告した。戦後のがれきのなかで，私はHをもう一度訪ねて，警告を口頭で再び伝えることが困難になってしまった。だから，1947年1月4日の彼の自殺の知らせには驚いた。我慢が限界を超え，反抗心，苦渋，絶望で彼の心はいっぱいになっていたのだ。

6. 外傷性脳衰弱における心因性妄想形成

Ernst Kretschmer

　今日まで頭蓋外傷後の妄想形成についてはとくに2つの形式に注意が払われてきた。判断錯誤の群は重症の急性脳震盪性精神病の初期段階に存在し，せん妄性体験，なかでもコルサコフ症候群に近い関連がある。たとえば，部分的にだが，妄想的執拗さで週余にわたり保持される場面誤認が存在し，最も近い過去の体験材料がまるごと故郷の環境のなかでの昔の生活の一時期に移される。もうひとつはまったく別の状態だが，災害神経症の特殊形として同様によく知られており，この場合は軽度の頭蓋外傷が器質的脳損傷として直接的に作用するのではなく，精神的体験として作用しつづけ，補償の支払いの時点で感情誘因的に加工され，無為・心気的な妄想複合体，または好訴性精神病の出発点となりうるのである。

　ここではこの2つについては議論するつもりはない。われわれはむしろ次のような状況に注目する。すなわち，重症の脳外傷後（それが震盪であろうと創傷であろうと）すべての急性症状が消退した後に，外傷性脳衰弱の慢性後遺状態が残留する。このことが真実であることは，われわれの症例において，び漫性の精神的変化とともに，個別に限定された脳器質性後遺症状もまた持続する事実によって証明される。この外傷性脳衰弱という新しくつくりだされた精神状態像は，どの程度までそれが後の妄想形成の基礎であるか，すなわち後の人生の経過のなかでその所有者に新しい精神的体験刺激が作用し，その体験刺激が，彼の器質的要素とでも，精神的要素とでもなく，脳外傷そのものと直接的な関わりをもつ場合に，彼をどの程度まで妄想化させる

Kretschmer, E. (1919)：Über psychogene Wahnbildung bei traumatischer Hirnschwäche. Zeitschrift für die gesamte Neurologie und Psychiatrie 45, 272-300

かということをわれわれは考察しよう。要するに，器質的脳衰弱が後の心因性妄想形成に対する条件のひとつになる場合である。器質的原因と精神的原因との密接な絡みあいは，この問題設定にとって理論的に興味をひくことである。この問題設定は，近年しばしば統合失調症学説によってむしかえされている考え方に近いが，われわれの研究対象に即してとくに明らかにされることである。というのは，ここでは個々の因果の糸，すなわち精神的なものと脳的なものとが，はっきりと区別されているからである。われわれはその際，ただ単に外傷により形づくられた脳状態と，後に喚起された精神的体験のみを考察するのではなく，性格素因もまた考慮に入れる。このことによって，この3つの要素間の因果的交互作用が，われわれの知識をより豊富にすることが可能になるのである。

　この根本的問題を別にすれば，ここで記述されている種類の外傷性脳衰弱の基盤のうえに成り立つ心因性妄想状態像は，今日まで一般的にも，また純粋に臨床症例報告的にもほとんど注目されていない。近年の総括的専門書は，この病像をとくに取り上げてはいない。ヴュルツブルクにおける Forster の報告にも，触れられていない。さて私は豊富な脳外傷性材料のあるいくつかの野戦病院の調査で確かめたが，この病像は脳損傷者の総数と比較するかぎりでは，確かにまれである。これに対し，逆に，かつて脳外傷を経験し，その後に反応性妄想障害をきたした患者を調べれば，別の関係が明らかとなる。私の『敏感関係妄想』という本のなか[1])に記述されている約20例の精神病質的反応性妄想形成のなかから，青年時代に重い脳震盪を経験し，それ以後なにも苦痛を訴えなかった患者が，今あとから考えてみると3人以上いる。この数字は確かに統計的百分率としては利用できないが，しかし付随的観察として非常に参考になる。このなかには誇大性（ペンキ屋の親方の症例 N.），敏感性（症例 Bachmayer），および原始性・敏感性混合の症例（症例 Urban）があり，特定の性格群に偏っていない。

---

1) 不必要な繰り返しを避けるために，この研究のなかで，性格的事項と心因的機構とが問題になる場合には，この本を主に参照されたい。

いったい外傷性脳衰弱とはなにか，また精神的側面を強調すればどのような表現になるであろうか，外傷性・精神病質的体質とでもいうのであろうか？　われわれは同時に，まだ明らかにされていない脳局在論の問題，とくに前頭脳症候群の境界設定の問題を，われわれの目的のためには度外視する。他方，われわれは一般的外傷性脳衰弱と，外傷性てんかんの個々の精神的持続症状，とくに「てんかん性易刺激性」のそれとの間に，はっきりした境界線を引くことには，なんの利点も見いださない。明白な発作のある者の易刺激性は，一般的脳外傷者の易刺激性へと連続的に移行しており，また一般的脳外傷者の場合でも，てんかん性発作の最も関係のうすい代理症と考えられるあの相関性脳血管運動性症状が欠けていることはごくまれである。言葉をかえれば，脳外傷性状態にてんかんが加わると，しばしばその結果として強い易刺激性が生じる。逆に表現すると，強い脳性の易刺激性をもつ脳外傷者は，てんかん発作を起こしやすい。

　それはさておき，なにが脳外傷後の典型的な一般的後遺症状として観察されるかについては，まだ完全には明らかにされていない。ヴュルツブルクの戦争学会における報告から，われわれのテーマに重要な側面をもっているものとして，とくに脳外傷者の情動性と関連のある2，3の部分を抜きだしてみよう。Poppelreuter はエネルギーと活発さの減退，関心と情動性との減弱を見いだしている。すなわち大多数の脳損傷者は一般的に，以前より静かで無関心で御しやすい。ときに易刺激性が高められた状態が見いだされうるが，人格の積極性の減少はつねに存在する。まったく同様に，Röper は外傷性精神病質的体質を，知能は普通に保たれているが性格が変化し，肉体的および精神的刺激に対する閾値が著しく低下している状態と記している。これと対照的に，Hübner は古い持続状態においては，易刺激性と不機嫌への傾向が優勢であることを見いだし，Stransky は頭部受傷者の場合，情動犯罪に至る衝動傾向の高まりが増すことを強調している。粗大な知能の障害と狭義の倫理的障害とが目立たなくなる事実も後者の2人の著者により強調された。同様の対照的観察が，Forster の報告の全体を貫いており，そこで彼は明白な局在論的関心をもって無為無感覚な症候を前頭脳に，易刺激的で衝

動的な激怒の爆発傾向は中心領域に求めようと試みている。

このジレンマを解決するためには，ただちに問いを進めねばならない。すなわち，脳外傷者の易刺激性はなにに対し高められ，なにに対して弱められているのであろうか。ここでわれわれの目につくのは，一方の見解の代表者であるPoppelreuterが，明白に病院の観察材料に基づいており，彼の外見上の敵対者であるStranskyは，司法精神医学の経験に基づいていることである。それゆえ，主として平均化されたわずかな日常的持続刺激のみが作用する保護された環境のなかでは，脳衰弱者は静かで無関心で不活発であり，他方，個々の自由な生活の強力な情動衝撃の結果が処理される被告席では，高められた情動性と，衝動抑制の欠乏の印象がまさる。私はすでに他の場所で印象能力の2つの形態が，性格学的立場からもまた区別されるべきであること，および両者は相互に無関係ではないということに言及した。

ところで，他の脳器質疾患者についてすでに久しく知られているものと同一の観察が，ここでの脳外傷者にも繰り返される。進行麻痺，脳動脈硬化症，およびアルコール症の患者の場合にも，われわれは往々次のような特定の段階を見いだす。すなわち，この段階では患者はある種の刺激に対して一般的に無感覚である。その刺激とは，正常人の場合には目立たないが，気分の背景で慢性的に働きつづけ，家族と職業的未来とが結合した感情的色調と同様に，最も永続的な影響を精神生活に与えるようなものである。その反面この段階では，瞬間的な強い情動衝撃に対しては過度に激烈な爆発で反応しうるのである。**要約すれば，平均化された連続刺激に対する情動的反応性は低下しているが，刺激衝撃に対する反応性は高まっている**，ということになる。この一般的に軽度の無感覚さの下で仮睡している爆発準備性と同一の病像が，脳外傷者の場合にはごく普通に存在する。もちろんときにはこの**対照的な症候群**と並んで，**純粋な情動像**も存在する。すなわち一方では，あらゆる種類の印象に対する過剰な易刺激性が前景をしめるものがあり，もう一方には，強力な刺激によってもその強固な無感覚性を打ち破ることのできない状態像もある。この2つの要素間の力関係が症例によってあらゆる陰影をとりうる事実は，脳の局所解剖学的に理解できる部分もあろう。しかし他方で，われ

われが後で見るように，病前の性格素質が，外傷性脳衰弱の症状形成に対しても，大きな役割を果たすのである。

　脳外傷者の場合の**情動性振幅**の変化については，これだけにしておこう。**気分の色調**がどのように関係しているかについては，主に3つの類型に分けることができる。すなわち不機嫌な気分変調，気分に変化のない深刻さ，および顕著な上機嫌である。ここでもまた，他の脳疾患の場合と完全に一致するようにみえる。すなわち自己のおかれた状態に悩み，自己の知的および情動的能力のわずかな変化を知覚し，それに対して不機嫌さと抑うつで反応する能力を最も多くもっているのは，比較的軽度で，とくに易刺激的な症例である。静かで深刻なものは，中等度の重さの症例であるように思われるが，この気分の分類を，単純に脳損傷の重さを計る尺度にしてはならない。

　著明な上機嫌はまれにしかみられない。彼らには著しい無感覚性と，重大な連合能力の低下とが結合しており，明らかに重症の脳器質変化の印象を与え，社会的意味での結果からみて**外傷性痴呆**というレッテルを安んじてはってよい。Bertschinger は最近，このような重症の頭蓋骨破損後の後遺状態について記載した。同一の症候群を，私は最近若い男でみたが，彼は前頭から後頭にかけて，左大脳半球に矢状貫通銃創を受けていた。彼は温和で，従順で，爆発性も全然なく，彼の困窮した社会的境遇にもかかわらず，先のことを少しも考えずに，毎日小川の岸にねころんだり，納屋のまわりにすわったりしながら，自足した満足感で過ごしていた。この場合もまた，上機嫌な情動障害と欲動の欠乏とが，本来の知的障害より重要であるが，しかしこのような症例は，もはや外傷性脳衰弱の枠内に入れるべきではない。外傷性脳衰弱は脳に粗大な脱落のない，より軽度な，機能的な能力低下のみを包括する。

　ところで，このように**脳衰弱と痴呆の間の境界区分**は流動的であるが，まったく同様の関係が，他のび漫性脳疾患の際にも存在している。進行麻痺の際にもまた，不機嫌で易刺激的な初期の段階を，脳衰弱の段階として，上機嫌で無感覚な痴呆段階と対比できるが，この際，粗大な知的障害を前者はしばしば伴わないが，後者はつねに伴っている。しかし進行性脳疾患の場合に

は，ほとんど注目されない過渡的な時期であるものが，退行性脳疾患，とくに脳外傷者の場合には，まさに持続的終末状態であることがあり，ここに考察の難しい点がある。そしてまた，外傷性脳衰弱にも，かつて好んで使用された「神経衰弱性」病像の，たとえば情緒的鈍感さのような諸特徴が混在する。これらの特徴は，他の脳器質疾患の場合には，安んじて痴呆の概念に従属させるものなのである。これらの比較から，われわれが脳外傷性後遺状態の際に，痴呆という表現を完全に排除しようとし，他方で外傷性脳衰弱の概念の境界設定に際し，すべての痴呆を純粋に分離できるとするならば，従来使用してきた言語習慣とは一致しなくなる，ということが明らかになる。

しかし，もし一言で，外傷性脳衰弱の本質的特徴を総括的に言い表そうとすれば，**脳外傷者は気質変位をこうむる**ということになる。この気質という言葉で，われわれは情動の状態と情動の振幅（その高さと持続時間）とを包括しており，この概念を性格習慣，とくにその倫理的構造と対比させている。気質変位は，あらゆる種類の生物学的影響により，たとえば疲労によってすら，容易に起こるが，他方倫理的性格構造は重症の脳崩壊でのみ影響される。

次に，外傷性脳衰弱の症状複合体のなかで，とくにどの点が妄想形成を促進するかという問題を考えてみよう。まず第1に，**単純な情動的易刺激性の亢進**が妄想形成能力を高めるのは，その性格構造が事故の前にすでにこの種の特定の方向性をもってはいたが，それに相応する気質をもっていなかった人の場合である。このことを詳細に考察しよう。単なる情動興奮性の低下は，妄想抑止的に働くはずである。これに対して，すでに今までたびたび具体的に述べてきた状況，すなわち**平均化された日常刺激に対しては無感覚であるが，強力な情動衝撃に対しては興奮性が高められている**状況においては，粗大な情動コンプレックスの**支配化**が容易に起こるが，これを日常生活の細かな情動表現という形で，少しずつ**放出**することが行われなくなり，この結果支配観念の形成が促進される。**不機嫌な情動状態**は，不快刺激に対する感受性を高め，このことによって，それに相応した性格構造をもっている場合には，妄想の萌芽に対する感受性も高められる。そしてとくに**自己の精神的能力の低下を自己認識する**ことが，不全感へのきっかけを与え，このことによ

って，さらに主に敏感な方向に妄想発生のきっかけを与えうる。脳外傷者の無感覚なタイプについては，Forsterは最近再び「欲動の欠如」[2]，すなわち**意欲と運動性の減少**のみがしばしば孤立して存在し，感受性の側面，すなわち興味や情動能力は完全に良好に保たれていると述べている。このような状態はわれわれの問題にとって注目に値するものである。というのは外因性・外傷性に，表現能力の欠乏が生みだされることが可能であり，その際，同時に感受性が良好ならば，**情動うっ積と抑制との傾向**を高め，それゆえに，さらに敏感な妄想発展の傾向を高めうるからでもある。

　脳外傷がきわめて軽く，思考困難や記憶力低下の主観的訴えのなかにそれがみられないほど連合領域の障害の軽いときでも，ある瞬間に妄想の産生が促進されうることには疑問の余地がない。しかし外傷性脳衰弱の際の知的障害は，この方向に向かった妄想形成の分析を実り豊かなものにするためには，まだ十分正確に研究されていないように見える。Bertschingerが，**精神的視野の斑点状狭窄と注意力の転導性障害**と表現したような，連合領域におけるこのような脳震盪性障害にはつねに言及すべきであろう。感情のこめられたコンプレックスが出現する際には，まったく類似した――狭窄と固定化への――方向性をもった支配観念の作用を伴う脳震盪性障害が，連合活動のうえに重なりうるであろう。どのようにして最終的に，**脳の易疲労性の亢進**が，妄想発展に対してまさに決定的な動機になりうるかということについては，私は『敏感関係妄想』のなかですでに述べた。脳の易疲労性亢進は，脳外傷者のほぼ恒常的な特徴に属することなので，妄想発展との関連で，とくに注意が払われねばならない。

　さて今から，個々の症例の考察に移ろう。

Friedrich Wendt　1889年4月14日生まれ。樽職人。彼はきわだった性格特徴をもってはいるが，まったく健康な家系の出である。父は有能な田舎の

---

[2] 意志の原動力の低下，および積極的な意志緊張をかなりの高さでかなりの時間，持続させることができないことについて，Buschもまた，実験心理学的方法で，特定の脳の部分を考慮せず，脳外傷性一般症状として特徴づけた。

樽職人の親方で，**まわりくどさと良心的**なことで近隣に知られている．外出しようとするとき，彼は決して用意ができず，つねになにかを忘れる．彼はなにか新しいことに着手しようとするとき，いたるところに相談してまわる．彼は支払いの速いのを原則としており，自分の仕事の評判に細かい注意を払い，しかも過度に世話ずきで親切で，他人のために何時間もの道のりをでかけていく．聡明ではあったが，お人好しのために，他人の言うとおりになり損をする．軍の調達品の場合には，すべての細かい指図に対して，綿密な注意を払い，仲間から笑われた．——患者の母も非常に似ており，温和で，良心的な性格で，時間までに用意ができず，よい主婦であり夫の世話を十分にする——．この家族の特徴は，患者の3人の同胞にも明白に認められる．しかし彼の女性の同胞は，よりエネルギッシュで，「指導的」で，店を統卒し，しかも極度にまわりくどく，細かいことにこだわり，心配性で，物事を重大にとる性格である．**家族全員が明るく，落ち着いた性質**であり，同時に非常に信心深い．

　患者自身は，若いときから健康で，強壮で，才能に恵まれていて，一般に，明るく気持ちのよい男として知られ，気にいられていた．彼はあらゆる祭にはなくてはならない存在であり，芝居をしたり，人を楽しませたりし，また各種の美しい音楽に熟達していた．しかしその際彼は**行儀よく堅気な人**にみえ，たった一度だけ酩酊したことがあるが，そのことを今日なお恥と思っている．他の場合でも彼は，酩酊することを嫌悪していた．しばしば女性に好意をもたれたが，軍隊生活の元気な時期でさえも彼は決して女性との親密な関係をもたなかった．というのは，女性との親密な関係を彼は罪悪とみなしていたからである．また彼は**清潔さ**には非常に気をくばったが，トイレを使用する際には，なにかの病気が感染するのではないかという不安からとくにそうであった．しかしそれ以外のことでは彼は不安になることはなかった．昔から彼をよく知っている人の表現によれば，彼は仕事が正確できわめて念入りであり，まわりくどく，温和であるがあまりエネルギッシュではなく，しかも善良でまじめな志操の持ち主であり，職業的には有能であり，親切で明るい，ということである．戦争がはじまるとすぐ彼は前線へ行った．隊長

は彼のことを「最も勇敢で，大胆不敵な兵士のひとり」と言った。家族全員，非常に愛国的である。

　1914年9月6日，彼は**右側頭部を榴弾の破片で受傷**した。その直後約1時間意識不明であり，それに引きつづき左手足に疼痛と麻痺感があり，また数週間，歩行の際に左足を引きずった。そして右側頭の疼痛が徐々に増強した。1915年3月，彼は自ら志願して前線に戻ったが，今度は以前に比べて臆病で，神経過敏であった。彼は著しい生命の危機感と身体的な過度の緊張とを伴った激しい砲撃のあと，1915年6月24日に，激しい頭痛のため野戦病院に送られたが，病院へ行く途中，はじめて**てんかんの発作**に襲われ，その後数日間，まったく疲れきり，嗜眠的だった。予備野戦病院Mで，ワ氏反応検査の際の明白な過失のため，**梅毒の治療**をされたが，まもなく誤診が明らかになり治療は中止された。

　1915年8月の末から彼は故郷にある気球防御部隊にいた。この楽な勤務においても，彼は十分に**作業能力がなく**，すぐ疲労し，監視哨のうえで眼前に閃光が見え，頭は非常に過敏になっていた。1916年3月29日，なんのきっかけもなく2回目の典型的なてんかん発作が起こった。舌をかみ，激しく出血し，表情はゆがみ，全身の伸展けいれんと深い意識消失が起こり，この意識消失は約1時間の**せん妄性興奮状態**に移行し，このときまわりに立っている人たちをフランス人と誤認して，彼らに荒々しく突進した。それに引きつづき，そして翌日も反復して，深い眠りにつき，左足に一過性の跛行と脱力を示した。その後3日間，彼は鏡をみるとめまいがするので，ひげをそることができなかった。

　これをきっかけにして，1916年4月4日から5月1日まで，彼はメルゲントハイムで，はじめて私の観察下にあった。彼は次のような所見を示した。右耳上部に近接した側頭部に，前上方向に走る約3cmの皮膚瘢痕があり，その下にかなりの大きさの骨のくぼみがあるが拍動はない。左手の運動が緩慢であり，目標運動で右にわずかに目標をはずす。左足に膝クローヌスのかすかな徴候があり，左足の運動力の低下がわずかにある。左足の爪先を踏みだす際，自然発生的にクローヌスの生ずる傾向があり，左足に主観的けいれ

ん感がある。1916年4月20日，もう一度意識消失を伴わない短いめまい発作があった。著しい精神障害は存在せず，知的能力は良好であったが，暗算は主観的にいくらか困難さがあり，気分はいくぶん沈んでいた。易疲労性と不眠があった。身体的・精神的障害はまもなく改善した。

1916年5月から1917年夏まで，Wendtは補給部隊で伝令と兵站部勤務を困難なく勤めた。発作や以前の運動障害はもはや出現しなかった。しかしこの時期，彼は頭部負傷以前のようには爽快でも明るくもなく，また頭痛も完全になくなったわけではなかった。彼の家族の意見によれば，彼は以前に比べいくらかもの静かではあったが，なにも目立った性格変化は見られず社交的で自分の楽しみに専心していた。彼は肉体的には，以前より著しく疲れやすくなった。

1917年7月，次のような事件が起こった。**Wendtの上官である補給部隊長が，莫大な横領のかどで倉庫で逮捕された**。また部下たちも訊問された。Wendtは補給部隊長の命令で，繰り返し倉庫から小包を運びだした，というかぎりにおいてこの事件と関わりがあった。一度この部隊長が，このために5マルク与えようと申し出たとき，彼はこの好意を断った。というのは彼には不審に思えたからである。しかし彼は報告はしなかった。彼は命令を繰り返し実行し，しかも嫌疑を報告する決心をしなかったために，自分を共犯者にしてしまったのではないか，と今や真剣に後悔した。彼は調査が粉糾し逮捕されるのではないかという大きな不安にとらわれて，日々を過ごした。——補給部隊長は逮捕後すぐに，野戦病院に収容された。患者が聞いていたように，隊長は梅毒にかかっていたからである。——その2～3日後，Wendtは興奮により引き起こされた強い頭痛のため，自ら営内病室に行きたいと申し出た。そこで下級軍医が彼に，「**お前の愁訴は，頭部銃創のためではなく，梅毒のためだ**」と言った（予備野戦病院M以来放置されていた誤診に従ったのである）。Wendt自身は，このような経過をなにも知らず，びっくり仰天し，極度に興奮し狼狽した。はじめは医師を全然信用することができなかった。彼は翌日すっかり打ちひしがれ，落ち着きなく徘徊し，この病気の症状をできるかぎり聞きまわり，本を1冊買った。このなかで彼は四

6．外傷性脳衰弱における心因性妄想形成

肢の傷，頭痛，仙骨痛が疑わしい症状として記述されているのを見いだし，ただちにこれらの症状を自分の体に発見した。彼は自分の体に白い膿を認めると信じた。彼は多くの同僚に彼らが梅毒であるかどうかとたずね，そして彼らにその症状を認めた。彼はそれまで伝染についてなにも知らなかったので，この病気をキスの際に手に入れたのかもしれないし，キスで罪を犯してしまったという考えに悩んだ。彼はかつてはキスによって何事かが起こるなどと考えてもみなかった。

　彼は決して家に手紙を書かなかったし，手紙の返事も出さなかったので，1917年8月末，ついに彼の女性の同胞が彼の駐屯地Fに彼を訪ねて旅してきた。彼女は彼がとても変わってしまったので非常に驚いた。彼は恐ろしい外貌で，体の手入れをせず，おびえ，神経過敏になっていた。彼は前方を硬直した目つきで呆然とみつめ，顔も洗わず，ひげもそっていなかった。「私はお前たちをまったく信用していないので，手紙を書かない」と彼は言った。数日前，彼はひとりの同室者に外套を与えたが，その翌日，その同室者の首に，膿腫ができた。それをその同室者は，同じように自分のベッドの近くのもうひとりに伝染させた。彼は賛美歌集をつねに持ち歩いていたが，そのなかのすべての弔歌をよんだ。彼は自殺するとおどかし，ポケットに連発銃をもっていた。彼は補給部隊長が，拘留のため連れてこられたのをみて，新たな興奮状態に陥った。ともかく彼はたえず自分のことについてしゃべりまくっていたが，その他のことについてはまったく無関心であった。彼は街中を女性の同胞を連れて，もう彼女がそれ以上歩けなくなるまで走りまわり，また，たえまなく彼女に話しつづけた。その内容はあたかも彼が，補給部隊長事件全体をひとりで起こし，罪を犯してしまったかのごとくであった。彼は非常に不安だった。彼は鉄十字勲章を自らはずしてしまった。彼は自分は軍隊から破門された，というかたい信念をもっていた。女性の同胞は知人のところへは行ってはならないし，誰も訪問してはならない。すべての人が彼のことを知っており，大きな町全体が彼を軽蔑しているから。彼自身もまた，もはや誰のところへも行かなかったし，恋人についてもなにも知ろうとしなかった。「私のすべては終わってしまった。私はもうなにもすることができ

ない」と彼は女性の同胞に言った。彼は一緒に家に帰ることも欲しなかった。

1917年10月末，急に軍隊からの除隊が決まった。このことがまた，彼を激しく傷つけた。彼は盗みのために「永遠の不適格者」になってしまった，と思った。彼は不治の病気にかかっていて，市民生活はできないと感じた。駅で彼は激しく泣きはじめた。汽車のなかでは，おそろしく落ち着きがないので，彼はすべての人たちに奇異の念を与えた。列車のなかをたえず，あちこち走りまわり，戸を開けたり閉めたりし，パンをがつがつとのみ込み，表情はまさに石のように動きがなく，硬直していた。

家でも同じような状態が続いた。村のなかですべての知人を避け，訪問されると逃げだした。たった一度だけ無理にすすめて，彼を教会に行かせることに成功したが，彼はすべての説教を自分に関連づけてしまった。「これは神が汝に与えし場所なり」は，彼が自己の立場を汚してしまったことを意味していた。「死に至るまで誠実であれ」は，彼自身が補給部隊長事件で，横領したことを意味していた。彼は地獄行きに決まってしまっており，永遠に見すてられた存在であった。夜には荒涼とした悪夢のなかで，彼は憎むべき知人たちとともに，地獄に自分がいるのをみた。また兄弟が死に，商売も破産してしまったが，そのすべての責任は彼にあるという夢もみた。彼は全然働かず，働くことにはなんの意味もないし，しかも彼はまもなく死ぬはずであった。一日中落ち着きなくなにかに追いかけられているかのごとく，部屋のなかを走りまわり，自分の足許の床板の数をかぞえ，そして彼が家族全体を破滅させ，同胞に感染させてしまったと嘆いた。彼を専門医に連れていくために旅行が繰り返され，すべての専門医が，彼は性病ではないと説明した。しかし専門医の保証も，繰り返し行った血液検査も，2日以上彼を安心させることはできなかった。人が彼に病気のことを説得し尽くすと，彼は横領された小包のことを話しはじめ，その逆もまた同様であった。「あの小包によって，私は人生を滅ぼしてしまった」。彼は変わることのない不安のなかで，人が彼を法廷への迎えにやってくるのを待っていた。「私は刑罰を当然受けなければならない」。他のことは一切しゃべらず，食事は熱いまま，まるのみにした。彼は仕事場には，決して足をふみ入れなかった。彼が手にしたも

のを買った人は皆，病気になるからである。彼は自分がいると，親しい人びとに不利益のみを与え，家族全体を不幸にする。病気を知っているので，誰ももはや店を訪れない。「私があんな事件を起こしてしまったのに，皆が私を信じてくれるのがつらい」と彼は言った。ときおり，彼にいくぶん近づきやすい日があり，そのときには彼は，「こんなことを思い込むなんて，自嘲せざるをえない」と言うことができた。かと思うと彼は兄弟の首を激しく締め，「お前を殺す」と，脅しとも，冗談ともつかず叫んだ。彼はまだ全家族を殺すつもりであった。

　自宅で本質的な改善が起こらなかったので，彼の家族の勧めで患者は1918年2月20日，再びメルゲントハイム神経病棟にやってきた。ここで**窃盗のために処罰されるという恐怖**と，**不治の梅毒**にかかっているという**確信**とが，**それらと結びついた心気的念慮と関係念慮とを伴って，妄想化し，固定化している**ことが明らかとなった。彼はつねに次のように信じていた。白い膿汁を体に認める。体のなかで病気が上のほうに引っぱられるのを感じる。梅毒による後頭の麻痺感がある。夜，ねがえりをうつと頭のなかにしずくがしたたるのを感じる。作業療法と精神療法で，これらの現象は次第に消失した。抑うつ的で不穏な状態は，ときおり認められるにすぎなくなった。Wendtが同室者との活発な歓談に夢中になっているのが，見られるようになったし，役に立つ働き手になり，十分睡眠もとれた。4月19日，ただ一度アルコールを嗜んだあと，瞳孔硬直と舌咬傷とを伴った短いてんかん性発作が起こったが，これは1916年春以来はじめてのもので，それ以後も含め唯一の発作であった。また精神病の進行に重大な影響はなかった。Wendt自身も，家に帰り十分働ける，という確信に達したので，1918年5月27日退院した。補給部隊長事件は，彼にとりほとんど背景に退いていた。心気的妄想は，まだ完全には訂正されてはいなかったが，しかし非常に色あせていた。この種の心配は，ほんの一時的に彼の良好な気分を暗くするにすぎなかった。彼の社交的および職業的行動は，これにより重大な影響をこうむることはなかった。ただひとつひまなときにしばしば，あちこち歩きまわる習慣が残った。

　Wendtの家族歴は，なぜこの家族は皆強迫神経症ではないのか，という

疑問をただちに引き起こす。勤勉さ，誠実さ，まじめさ，人を気遣う優しさ，まわりくどさ，小事拘泥性，深い宗教性などを有するこの家族には，まさしく**敏感性性格特性の同種交配**が生じており，もしこれらの人びとにいくぶん神経症的なものが存在していれば，少なくとも個々の家族構成員が，生涯のうちにそれにふさわしい神経症の発症をきたしたに違いない。次のようにいえるかもしれない。この非常に特殊な性格素因をもったこれらの人びとが，そもそも神経質であるとすれば，彼らの神経質はあらゆることから考えて，強迫神経症か敏感関係妄想の形で出現するであろうと。しかしこのケースはまったくそうではない。すなわち，神経質でありながらうらやましいほどの健康さと，快適な精神的平衡と，落ち着きと，明るさとが，一般的に目につく。**性格構造はまったく強迫神経症に一致するが，他方，この性格の生物学的下部構造は，身体全般，脳構造ともに堅牢であり**，彼らは神経質者をそもそも神経症者にし，強迫的神経質者を同様に真の神経症者にする，例の高められた不安定性や易刺激的な弱点をもちあわせていない。患者自身の青年時代については，われわれはとくに綿密で信頼できる報告をもっているが，神経病質者の経歴はなにもない。彼の人格の敏感な構造を無視すれば，彼は**強健で調和のとれた性格**であり，社交上も職業上も立派な人であり，平時には明るく，危機には抵抗力があり，彼はそれまでの人生につまずきはまったくなかった。この人格を，私が他の場所で記述した敏感な人たち，すなわち後に関係妄想を患い，すでに若いときからつねに精神的不安定さと過敏性が明瞭に現れていた人たちと比較すれば，Wendt という人間は，もしなにも新しく特別な事情が加わらなかったならば，後の彼の内的生活における妄想的逸脱に対して，相当に強い抵抗力をもっていたはずである。

　しかしこの新たなものが，1914年9月6日に**頭部銃創**によって加わった。この脳の関与は，軽い半身の不全麻痺という初期の障害と，長い経過のなかで間歇的に起こるてんかん発作とによって証明される。精神的障害は外見上は，さしあたり軽度のものである。すなわち活発さと精神的活動性とのわずかな損失である。しかし厳密に観察すれば，このような軽度の無感心さの背後に，本質的に高められた易疲労性と，強力な情動負荷試練に対しての決定

的な抵抗力の減少とが，隠されている。このことは，再び前線に彼が勤務したときの臆病さと興奮性とに，とくに表れている。精神力もまた低下し，困難な情動的な状況に対する易刺激性が高まっている。かつて非常に健康であった脳の生物学的強固さも失われてしまっている。厳密に表現すれば，**Wendt は以前から彼が所有していた敏感な性格素質に加えて，神経症的構造を手に入れた**ということである。彼はこれ以後，単なる敏感な人間ではなく，敏感性神経症者である。まさに彼が生まれながらに所有していた素質のなかで，彼を妄想化させるのに欠けていたものが，脳銃創により今や付け加わったのである。

この病的補足現象の加わった結果，驚くべき几帳面さが現れる。敏感性妄想の形成を誘発する体験作用の機構については，すでに前の部分で，すべての重要な点を説明した。Wendt の場合もまた，妄想的疾患を導きだしたのは，恥辱的不全感すなわち倫理的敗北の体験である。彼は**補給部隊長に対する刑事事件**のなかで次のような状況に陥ったのである。つまり，客観的にみれば，敏感性神経症者では往々にしてそうであるように，まったく無難なことであるのに，主観的にみれば，敏感な良心の持ち主にとってはその後の小心翼々とした自己告発を掛けとめる鉤となるに最もふさわしい状況が形成されたのである。この小心翼々とした生まじめな志操は，Wendt の場合，生まれながらにそなわっている家族的特質である。そして今や，まったく驚くべき神経症的過敏性を手に入れたが，これはまさに脳銃創によってである。この神経症的過敏性によって，かつて非常に落ち着いていた人間が，今や突然，さしたる意味のない出来事に反応するようになる。実際，彼が補給部隊長に対する疑念を最初にいだいたときに，すぐ報告しなかったことにより，ある意味で横領罪の共犯になってしまった，と自己非難したのかもしれない。しかし，このような場合における軍隊での部下の立場を知っている人なら，誰も，このことで彼に責任を負わせることはできない。特に，彼の合法性は，誰もが認めていたのであるから。脳銃創に由来する強い頭痛が不安と興奮と同時に，ここで再び彼を襲ったことは，体験反応の情動的要素の面でもまた，脳器質損傷が関与していることを実証している。

そのうえさらに彼の営内病室における病状報告の際に，医師が**彼の愁訴は梅毒に由来している**と誤って伝達したことが，**第2の精神的外傷**として彼の急所をついた。この一撃は，銃創前すでに性格学的にとくに敏感であった彼の本質の一面を，まさに直撃したに違いない。というのは，彼は若い頃からすでに，細かすぎる清潔ずき，感染恐怖，小心翼々とした性に対する罪悪感が顕著であったからである。健康者であった当時に彼を不安にしていたものが，過敏な脳器質者としての彼を，今やまさに圧倒したに違いない。突然に襲ってくる情動性の制御できない高まりが，急速にすべての判断を破壊し，さらに，確実にこの脳衰弱性外傷者の批判力を障害し，他方，情動の方向性すなわち体験加工の性質は，敏感性の性格素質の軌道を正確に進んでいく。つまり，梅毒に感染したという考えが，固有の罪悪感と，たえまなく自己を苦しめる自責の連鎖とに対して，最も広い進路をつくりだすといったように。このことはまさにすべての敏感性精神病を生みだす母体であるものに対しても，同様に当てはまる。**情動の高まりは脳外傷的に条件づけられ，情動の方向性は性格学的に条件づけられているのである。**

どのようにして**敏感な情動の2つの体験の源泉が，どのようにして今まさにひとつの吻合をつくりだすか**をみることは，ことのほか素晴しいことである。内的にはまったく関係のない2つの表象，すなわち，一方は梅毒であり，もう一方は補給部隊長とともに盗人になってしまったという表象が，補給部隊長は梅毒であり，彼が逮捕されてこの野戦病院に来たという事実に基づいて，吻合する。Wendtの場合には，このことをとおしてさらに，**自己の人格と補給部隊長の人格との一種の同一視**が成立する。彼の常軌を逸した自虐性のなかで，感染と道徳的堕落とが，情動の熱気の下で，もはや明らかに分離しえない合金に融合する。つねに平衡を保っていた情動は，今や二重の表象をもった容器を所有する。すなわち，その容器からひとつの表象が排除されればされるだけ，情動はもう一方の表象でその容器を満たす。医学的に患者に梅毒ではないと有力な証拠を示せば示すほど，なおいっそう，彼は小包の窃盗に対する自責に傾く。逆もまた同様である。

情動の場合と同様に，Wendtの精神病の表象の骨組も，**心気症，対象の**

広がった**関係妄想**，および迫害念慮がありそうなことなどとともに，まったく典型的な敏感性精神病の骨組である。ここで特異的であるのは，精神運動性が独立して登場することのみである。つまり，この精神運動性の興奮は一般に敏感関係妄想の場合には，これほど支配的になる傾向はなく，とくに敏感者の情動性は，全体として外よりも内に向けて働くものであるから。たえず家族に話しかけること，衝動的で単調に盗賊のように道や家のなかを走りまわること，そしてこれが数時間にもわたって続けられ，妄想の退色後もなお暗示的に存在し，精神病より長く続くことなど，これらの特徴は普通，敏感関係妄想にはみられない。皮質運動領域の損傷の際，主に爆発性の亢進，すなわち精神運動性解放症状が容易に，かつ，しばしばみられるが，これらの症状は少なくとも脳損傷のせいだと推測したくなる誘惑にかられる。しかしより素朴で，単純な素質の人間が脳損傷をこうむった場合には，爆発性，すなわち，瞬間的で急激な情動爆発として表されるものが，Wendt のように敏感な人間の場合には，彼らの控え目で慢性的に拘束されている情動の動きに一致して，むしろ遅延され，律動的に繰り返される形で表されるだろう。このような傾向をたどることは，てんかん性徘徊癖と類比して考えうるだろう。私はさしあたり，これが事実だといっているのではなく，ただこの可能性も考えなければならないといっているのである。

　それでは次により確実な成果を総括的に明らかにしよう。脳銃創は Wendt の場合に精神的易刺激性を高めた。しかし脳外傷者のこの易刺激性は，人びとがまざまざと想像するような，いわば外部から脳銃創により一定の大きさと規定の形で，その精神生活のなかに植え込まれるような，粗大な器質的一般症状ではない。そこには，なんら著しい脳破壊は存在せず，む**ろこの易刺激性は，性格素質であらかじめ形づくられた軌道のなかを，厳密にその個人に固有の形で，それまでの精神生活から次のように発展する**のである。すなわちまず情動性が，すでに前もって敏感に高められていた特定の方向に，反応性に高められ，次にこうして増強された情動性は，脳外傷の図式的規格に従ってではなく，再び**あらかじめ性格学的に形づくられた形態で症状を発現する**。Wendt の場合，易刺激性は全般的に高まっているのでは

ない。われわれは彼を1年以上（1916年5月から1917年7月まで）観察し，彼が当時彼を取り巻く日常の情動刺激に対し，以前と同様に抵抗力があるのを見ている。何物も彼を興奮させなかったし，誰も彼から神経過敏な人間の印象を少しも受けなかった。脳銃創は彼から跡形もなく消失したとも思えた。そしてここで，まさに敏感な性格素質向きの刺激である2つの体験が彼を襲う。——そして突然平衡は破られ，外傷性損傷を受けた脳の無抵抗性が，抑止できない感情興奮という形で明白に出現する。しかしここでもまた，爆発性という形ではなく，内向し，性格素質のなかで前もって形づくられた敏感関係妄想という病像に向かう。

Josef Hiltmann 1894年6月2日生まれ。農家の下僕。Hiltmannは，兵士であった1917年から18年にかけての冬に，**もうろう状態，振せん，および言語障害を伴う重いヒステリー症状像に引きつづく迫害妄想に罹患した。そしてこの妄想は，彼が巻き込まれた牛泥棒のための軍法刑事事件と関連していた。**

彼の生活歴は，多数の信頼できる証拠書類により，十分確かめられている。彼は次のように述べている。

彼はオーベルシュヴァーベンの田舎で，貧しい家に生まれ，8歳か9歳のときからつねに他人のもとで働いている。母は彼が大きらいであった。彼女は陰気で，情もなく，厳しい人で，しばしば父をののしる。父は善良で，まじめで，勤勉な男である。彼のひとりの女性の同胞は，数年前からてんかんであると言われており，ひとりの男性の同胞は患者と同様，好んでひとりで過ごす。他の同胞の多くはまずまず健康ではあったが，彼らは皆，多少なりとも易刺激的で人をののしる傾向があったといわれる。

見習いとして農家で働いていた少年のとき彼はよく殴られた。「殴ってやってください。あの子には，それが必要なんです」と母は言った。母がこのように言うので，彼はしばしば泣いた。母に優しさがないことがいつも彼を非常に悲しませたのである。彼の教師の証言によれば，彼は勤勉でやる気のある生徒であったし，十分勉強もし，同時にかなり活発であった。いくらか

興奮しやすかったが，その他の点ではまったく正常で平凡な子であった。自分は，幼い頃からすでに非常にもの静かで，孤独で，陰気だったという彼自身の現在の理解は医学的には意味があるが，疑いなく間違っている。

16歳のとき，Hiltmann は階段から落ちて，頭蓋骨に重症の骨折を受けた。彼は日曜から水曜まで完全に意識不明で横たわり，そのあと14日間にわたり毎日狂暴な興奮状態になり，そのときは保護室以外では取り扱えなかった。同時に意識のある状態と意識消失とが交代した。その年以来，彼は半年から1年の不規則な間隔で発作があったが，この発作は，決して精神的刺激によってではなく，静かに仕事に従事している最中に，とくに暑いときに重労働に従事し，主に物を持ち上げたり，長い間前屈したりした後に，突然起こった。眼の前に閃光がみえ，次に眼の前が暗くなり，意識を失い倒れた。口と鼻から泡をふき，しばしば両手をひどく傷つけるので彼を縛らなければならなかった。発作は短く，最高15分で覚醒した。そのあと彼は静かで，全身が弛緩してしまい，四肢は打ちのめされたように感じ，たいてい2〜3時間休まなければならなかったという。近年はこの発作はまったく起きなくなったが，しかし同じような誘因があるとき，とくに暑いときには，めまいを伴った重い頭痛に悩まされる傾向があったので，彼は夏には厩の中の安定した気温を非常に好み，よく厩で過ごした。

両親と彼の故郷の役場の人たちが，一致して述べたことだが，**脳受傷以来，Hiltmann の精神状態は決定的に変化した。**彼はそれ以前と同様受傷後も，温和で，非常に勤勉で，仕事は有能で，まじめで倹約家だったので，自分の収入で両親を援助さえした。しかし彼は以前には決して見られなかった**著しい易刺激性**を示した。ささいな原因で気が変わりやすく，敏感で，非難にも反対にも耐えることができなかった。彼を叱ったり無愛想に扱ったりすると，ばかにされたといって逃げていき，数時間口をきかなかったが，その後はまた機嫌がよくなっていた。ときどき彼はこのような原因で激しい怒りを爆発させた。周囲の人びとはこれを**狂乱**と呼んでいたが，彼はこの爆発をあとからよく思い出せなかった。1913年にこのために精神科病院の保護室に6日間入れられた。数年前彼は母と争っているうちに，ついに自分がなにをしてい

るかわからなくなってしまった。このとき，彼は母に向かって突進し，母をさし殺すとおどした。彼は母を好くことはできなかったが，母自身が証言しているように，普段は善良で母に優しかった。

　軍隊以前すでに彼は，このような一過性の興奮と不機嫌の際，**自分は価値がない，人が自分を軽蔑し，自分を侮辱しているという妄想を口にすること**が，よくあった。彼は人が彼のことを陰で笑い，彼のことを注視すると述べた。彼自身このことを私に次のように説明する。「私は他の人とは確かに違います。私だって少しはばかにみえます。でも私は他人とは違います。私には他人はとてもばかにみえるのです」。故郷の村では，彼は決して他人が彼に対して，あてつけをするとは感じなかった。そこでは皆が彼の人となりを知っていたからである。しかし故郷の村以外ではどこでも，不機嫌になると，あてつけられるように感じた。普段落ち着いて厩で働いているときには，彼は煩わされないと感じていた。しかし**彼の気分は他の人たちのように快活では決してなかった**。彼は非常にもの静かで，**ほとんどしゃべらず，好んでひとり厩で過ごした**。厩では，誰も彼になにも求めたりしないので，彼には最も快適であった。しかし，彼はときどき町の工場で働いた。最後は1913年11月13日から1914年秋の徴兵まで，Wにある紡績工場で働いたが，ここでは彼は，非常に几帳面で，勤勉で信用しうる労働者と記録されている。そこには彼が精神的に，完全には正常ではないということを推論させるものはなにもないという。同僚に彼は「非常に穏和で几帳面だ」と評された。

　Hiltmann は，1914年9月，徴兵され，1915年1月以降，負傷による中断を除けば，つねに歩兵として前線にいた。彼は優れた兵士であり，まったく処罰されることもなく，1917年鉄十字勲章を授けられた。彼は自分が勇敢な理由を次のように説明した。「心は灰色なので，命は惜しくない」。

　1917年10月1日 Hiltmann は他の2人の同僚とともに，部隊を逃亡した。11月29日まで姿を消していたが，この日，吃音し，全身を激しく振せんさせて，ウルムの営倉にひとり自首した。脱走前，部隊はゲントの近くで休養しており，この患者に刺激を与える状況は，なにもなかったし，彼になんの障害も観察されなかった。3人の逃亡は，牛泥棒事件が原因であった，Hilt-

6. 外傷性脳衰弱における心因性妄想形成

mann がその際に演じた役割についてのより正確な公文書による事実関係は入手できなかった。彼自身の申し立ては，しばしば矛盾し，脱漏のあるものであるが，いずれにせよどこにも意識的虚偽はない。すべての情報源を比較検討して，ほぼ次のようなことが明らかになった。逃亡の直前，2人の共犯者によって，**厩から1頭の牛が盗まれ，屠殺された**。そのとき Hiltmann が居あわせたが，それは彼が運悪く，偶然目撃者としてそこに来たのか，または，他の2人がたくみに事件を偽装するために，彼をさしあたり協力させたのかの，どちらかである。いずれにせよ，彼は事態が彼にとって悪い方向に進むように思えたので，2人から離れようとし，また，たぶん報告しようともしたらしい。彼が話したように，2人は彼を日曜日にゲントに連れていき，彼がもう一度部隊に帰りたいと言ったとき，彼が牛泥棒を知っているがために彼をひきとめ，彼が逃げようとすると，棒で殴った。そして，彼を汽車に乗せ，シュトゥットガルトまで一緒に行った。

　この旅行のことを彼は想い出さないし，これにつづく体験も，ウルムで報告するまでのものは，部分的にはっきりしているのみで，**残りの部分は記憶が不明瞭であるか，まったく記憶にない**。彼はシュトゥットガルトの St. 夫人のところで，2人の仲間に監視されながら，数週間働き，その後は仲間のひとりと同様に臨時雇いとして農家で働きながら，人目につかないようにして，オーベルシュヴァーベンに向かった。1917年11月中旬のある夜，10時半頃，彼は仲間とともに，突然彼の両親の家に現れた。そこで彼は精神錯乱の印象を与え，**他人が彼を侮辱するという妄想を口にし，家族を銃剣でおどし**たが，誰も傷つけずに，同じ夜11時頃立ち去った。前述のように，彼はその後11月29日に営倉にひとりで出頭した。彼自身の記憶では，この出来事は11月中旬頃，シュトゥットガルトで夜便所の窓からひとりで仲間から逃げだした，という形で現れる。自宅の場面を彼は全然思い出せず，そこに行ったことをまったく覚えていない。仲間のひとりがその間にもう一度彼と一緒にいたことを覚えてはいるが，しかし最終的にいつ，仲間が彼と離れたかは分からない。途中で立ち寄った村落についての彼の記憶には脱漏がある。彼はすでにゲントを出るときから彼が2人の仲間についていかなければならない，

という感情にとらわれていた。そうしなければ，2人が彼を殴り殺すだろうとも信じていた。ゲントで2人に棒で殴られて以来，彼は振せんに襲われた。

　責任能力についての疑念が，ただちに生じたので，Hiltmannは，1917年12月2日，観察の目的で，ウルム中央野戦病院に委ねられた。彼はそこへ入院以来意識は清明で，疎通性があり，彼の経歴について上に述べた程度に順を追って話した。振せんは1917年12月末，催眠により完全に消失したが，言語障害は不変のままだった。針を用いた痛覚試験やとくに治療の場合に，被暗示性が非常に高度なのが目立ち，ほとんど最初の一言で深い催眠状態に陥った。彼は個人的には健忘を訴えたが，記銘力検査ではなんら本質的な記銘力低下は示されなかった。また暗算や学校で習った知識の再現など一般的に大まかな知能テストでは良好な結果を示した。睡眠はたいていは不良であった。情動反応性は非常に亢進していて，ただ単に興奮した表情や呼吸にのみ現れるのではなく，激しい全身発汗の突発，心拍数の増加，および不整脈という形でも現れた。機械的な筋肉の被刺激性，腱反射，および皮膚描記性が亢進していた。後頭部の正中線の右側に，可動性の，小さな無感覚な皮膚瘢痕があったが，骨の変化は触診では認められなかった。眼底は正常で，その他にも器質的，神経学的異常所見は見いだされなかった。

　1918年4月17日，Hiltmannは精神病状態のため，私のメルゲントハイムの治療病棟に移された。彼は次のように詳述した。「**前線からの逃亡以来，人びとが私の前を通りすぎ，私をばかにしている。人びとは通りすがりに私のことを笑う**」。彼はウルムに入ったときからすでに不幸な状態にあったという印象を与える。すなわち，**皆が彼を嫌っており，彼の噂をして笑っている**という考えに苦しんでいた。この点に関しては，彼はまったく訂正不能であった。彼は**厭世感**を口にし，刑事罰の可能性を考えて非常に興奮していた。「私はもはやまともな人間ではない。軍隊を逃亡して以来，私の人生はなんの価値もなくなった。私にはもはや事態が好転する見込みはない」と彼は言った。4月の初め，10日間の休暇があったが，故郷では彼は野戦病院よりももっと辛いと感じた。彼は興奮し泣きながら，帰ってきた。彼の気に入るものはなにもなく，人生にもはやなんの喜びも感じず，彼は家から一歩も外に

6．外傷性脳衰弱における心因性妄想形成

出ることができなかった。すべての人たちが彼を調べ，もの笑いにするからであった。メルゲントハイムに来たときの彼はこのような状態であった。

彼は不安で疑惑に満ちた眼差しをして，人が彼をだまして精神科病院に入れる，とかたく信じていた。表情も態度も，緊張のため完全にひきつり，顔面は真赤になっていた。興奮して激しく吃音した。事件に触れると，彼はしばしば泣きださんばかりになった。徹底的な医学的討論の結果，彼は園芸班に組み入れられた。彼はそこへ喜んでいった。つねに監視されてはいたが，静かにひとりで働くことができたからである。それが彼にとっては最も重要なことなのである。まもなく同僚たちが次のように報告した。彼は普段非常に口数少なく孤独だが，ときどき**自殺念慮**と，「**自分はもはやまともな人間ではない。もはや人前に姿を見せることなどできない**」と，口にするというのである。庭師は彼に満足し，機会あるごとに彼の勤勉さと信頼できることをほめた。

1918年4月30日旅団裁判所からウルム中央野戦病院の鑑定に基づき，責任能力がないと推定し，Hiltmannに対する刑事訴訟手続きを中止する，という指令が到着した。この事実を知らせたが，彼はなんら感動を示さなかった。彼はその文書を手にしたが，それを信じず，**最後にはやっぱり罰せられるだろう**と言った。というのはこの頃，ひとりの同僚が彼に「君は犯罪者の人相をしている」と言ったからである。──そう言ったことは間違いないのだが。──（貴方は犯罪者ですか？）「他の人たちが私に言わなくても，私がいなくなれば，彼らは言うだろう」（貴方は自分自身をそう思うのですか？）「私はもうすでに十分そのことを調べた。なにかあるに違いない。そうでなければ，皆が私をそうみるわけがない」。突然Hiltmannは非常に苦しそうに次のように言った。「もし私がこんなことをしでかすと知っていたら，私は前もって銃で自殺していたのに。そうできなかったので今，すべての人たちから，あたかも私が最も下劣な人間であるかのごとくにみられているのです」。彼は街に行きたがらない。彼は街を通るとき，いつも下ばかりみている。彼が目を上げるやいなや，すべての人びとの目が彼に注がれる。前線以来彼を知っている補給部隊の仲間たちは，彼が犯罪者だと知っている。だから彼は，

ここには身の置きどころがない。(私が,誰も貴方のことを知らない場所をお教えしましょう)「このことを人びとは今やもういたるところで知っている。このサナトリウムの人が皆,私がどんな奴か,そしてなにをしてしまったかを知っている。あのMの奴が,皆にしゃべったのだ」。

　これらが Hiltmann がそれまで,ゆるがず固くもちつづけた考えである。彼は若々しい丸顔で中背であり,ずんぐりした筋肉質の体格をしている。彼は興奮すると,まだ軽い振せんと,吃音があったが,はじまりの頃よりはるかに軽度である。彼は一日中ひとりで黙々と働く。話しかければ,今は医師を完全に信頼し,心を開く。彼の**著しい温和さとまじめな志操**は,すべてのこれまでの医師たちからも強調されてきた。彼の**気分はまだ抑うつ的**で,**暗い眼差し**で呆然と前をみつめ,しばしば泣きそうな表情をしている。冗談めかして彼に夕食のことを思い出させてみると,彼はほんの少しの間,まったく子どものようなのびのびした明るい表情になる。彼はまったく実直そのものの顔つきで笑うが,その直後また,神経質で緊張した暗い表情になる。自殺念慮をもちつつ,同時に彼は許婚と熱心に文通し,十分な将来計画をもっている。彼をうまく誘導すればこのことを,生き生きとした関心を示して話してくれる。彼の精神的視界は狭く,考えは鈍く,思考内容は単調であるが,しかしこれらすべては彼を精神遅滞といえるほどではない。

　1918年7月23日,Hiltmann は本質的に軽快したものとして,家に退院させられた。抑うつ的で緊張した気分は,完全に消失し,ヒステリー性運動障害も同様に消退した。妄想観念は,本質的にはなお訂正されなかったが,妄想の情動価は失われ,もはや表現されることはなかった。

　Hiltmann は,**16歳のとき,非常に重い脳外傷**をこうむり,そのため彼には,永続的人格変化が,とくに**爆発性の気質変化**という意味での人格変化が生じた。彼は生まれてこのかた,精神的にかなりの健康さを賦与されていた。ごくありふれた疾患負因以外には,重大な疾患負因は存在せず,正常で平凡な子どもだった。彼の非常に単純で未発達な人格のなかで,単純な易刺激性の特徴(これは家族にも見られる)が,外傷の前後とも目につき,その反面

で，柔和で，善良で，非常にまじめで，良心的な特徴もある。あのわずかに暗示的にのみ示されていた性格の単純な傾向が，今や脳外傷によって，いよいよ本格的にとりだされ，情動性爆発にまで高められる一方で，生来支配的であった敏感な人格の核が活動し，脳震盪により形づくられた状況をできるかぎり改善しようとしていることも観察される。

　脳外傷による爆発性には，危険な反社会的行為への可能性がつねに内在している。しかしこのような行為を，この男の敏感な性格素質が，とくにきらう。それゆえ，彼は情動爆発の傾向を，孤独にひきこもることにより無力化する。彼は易刺激性のゆえに人間嫌いになる。人間嫌いはすでに不信の芽を内在している。彼の場合に，これらの面をとくに発展させたものは，外傷性脳変化の自己認識である。彼は自分が別人に変わってしまったと感じ，この感情を，さらに典型的な敏感な方向に発展させて，他人に対する固有の劣等感と，自由のない自己不確実感にまで加工する。自分が奇妙な目つきをしているという信念は，敏感性精神病ではまったくありふれたことである。この患者の場合，軽い関係・被害妄想は，敏感な情動性から，すでに以前から挿間的に発生していた。このことがまさに脳外傷性気分変調状態の時期に起こったことを注意すべきである。

　またわれわれは，**脳外傷性および性格学的因果の糸が，持続的に非常に緊密に入り乱れ，織りなされて，**変わり者の像をつくり上げるのをみるが，この人間像は，極度の怒りっぽさとまどろむような人間ばなれした鈍感さ，親しみやすい善良さと非社交的人間不信，易刺激的不機嫌と内気な関係念慮，などの対照性により特色づけられる。脳外傷はこの人格の発展にとって，二重の大きな意味をもっている。すなわち，まず直接的生物学的には，脳外傷が生みだした爆発性気質変位と著しい不機嫌さとであり，次に間接的だが，この外傷性変化を主観的に知覚し，体験化し，そしてこれを心因的に加工し，敏感な情動方向と関係念慮とに結晶化することである。

　この発展性のなかに，そもそも後年に起こった戦争中の急性精神病のすべての前堤条件が，規定されている。この急性精神病の場合にもまた，脳外傷が病因的に作用していることは，次のことで明らかである。すなわち確かに

てんかん発作は，年がたつうちに消失したが，その代理症である血管運動性に条件づけられためまい・頭痛発作が存在し，またその他にも，より軽度ではあるが，不機嫌と爆発性素質とが今日まで持続していることである。今日の急性発病を呼び起こした牛泥棒の際の体験加工は，**単純さと敏感さとが混在している。**というのは，**この体験は一面で刑罰の外面的恐怖を生み，他面で固有の罪悪感と道徳的劣等感を生んだ**からである。この二重の根から，病的症状像の両側面が発生している。単純な根からは，振せんと言語障害を伴ったヒステリー性もうろう状態という形で疾患への逃避が生じ，また敏感な根からは，疑い深く不安で抑うつ的不機嫌と，関係・迫害妄想とが生じている。そしてこの妄想の核心は，犯罪であることがすべての人から見抜かれているという考えである。もはやこれ以上，この点に深入りする必要はない。

性格と体験との交互作用がここで前景を支配しているけれども，われわれは脳外傷性の因果の糸をこの急性発病期においてもまた見失いはしない。Hiltmannの場合，脳外傷によりはじめて一定の情動刺激に対する無抵抗性が生みだされたのであるが，この無抵抗性は当然，最近の精神的外傷の際にもまた，決定的意味をもっていた。意志になかば反し，生来の志操とはまったく反して引き起こされた犯罪行為のもつれは，まじめだが知的なところのほとんどない人間を途方にくれさせる状況をつくりだしたに違いない。さらにまた，Wendtの場合と同様にHiltmannの場合にも，とくに興味あることは，前線勤務の激しい衝撃のような情動刺激の大群に対しては，強い抵抗力をもっているが，その反面で，性格学的に敏感な人格の一面に触れる体験に直面すると，脳外傷性の情動不安定性が突然，不意に出現することである。この情動抵抗性の低下と，情動の敏感な方向づけとが，脳外傷者Hiltmannにも妄想形成の原因となっているという点では，Wendtとも共通している。

しかし彼の場合，すでに前に述べたように，**多年にわたり脳外傷により制約された異常な人格発展**のために，不信で不安な妄想的態度への準備性がさらにつけ加わっており，その人格発達のなかにこの時点での急性被害妄想の芽がすでに完全に予示されていたのである。今日の症状像自体のなかにもまた，脳外傷性の相が，強度の運動性・血管運動性および情動性過剰興奮とい

6. 外傷性脳衰弱における心因性妄想形成

う形と、緊張した不機嫌さが通底しているという形で出現している。また長く持続し、爆発性の特色が入り込んでいるもうろう状態も、確かに心因的に喚起されたものだが、生物学的には、疑いなく外傷により獲得されたてんかん病質的脳構造に基礎をおいている。

脳外傷の時間的影響力の大きさは、Hiltmannの場合、注目に値する。受傷7年後にもなお、以前の器質的脳外傷が、心因性体験反応と、それに基づく妄想形成とをともに決定づけている。すなわち脳外傷性要素が、年月のたつうちに、性格学的な人格発展と融合して方向性を与え、この脳器質的に獲得された性格の輪郭のゆがみによって、この人格は、それ以後の全生涯にわたって、適当な体験が加われば、ただちに妄想形成能力が高められる。

脳外傷の作用様式を、すでに2つの重要な敏感性性格類型で説明したので、ここで私の観察材料のなかの**誇大的性格群**から、短い頓挫性の症例をとりだし、ここで簡単に再現しよう。

Alfred Wertheimer 1891年11月12日生まれ。商人。彼は子どものときしつけが難しく、**非常に活発で、我ままで、野心的で、**同時に**興奮しやすく、敏感な傾向**があった。小学校1年のとき、しばらくの間、恐い先生を怖れて不安から毎日嘔吐した。成績は非常によかった。13歳のとき、彼は父を無理に説き伏せて、故郷のギムナジウムを退校し、遠い都市にある学校へ転校したが、その理由は、ただ単に彼が服する必要がないと信じていた禁足罪に服さねばならなかったためであった。そのあと青年時代にもう一度、同じように父と商売上の取り引きに関して意見が対立したのが理由で、父の仕事をやめ、旅に出て、1年間外国で職についたことがある。彼は以前から不眠がちで、夢をみながらよく寝言を言った。彼はユダヤ人であるために受ける侮辱に対して、とくに敏感で、それに対してただちに鋭く抵抗した。17歳6カ月で彼は1年間、志願兵となった。彼はたくましく熱烈な兵士であり、人が彼に宗教上の理由で彼は昇進はしないと忠告したが、人より遅くまで訓練に励んだ。彼はどうしても昇進を貫徹したかったのである。

戦争がはじまると、彼はただちに副曹長として前線に行き、戦闘の印象に

対しては神経質ではなく，1914年12月にはすでに鉄十字勲章を授けられた。1915年6月に少尉に昇進したが，彼の連隊でともに前線に行った15人の副曹長のなかでは彼のこの昇進は最も遅かった。彼は，この瞬間から極度の立腹状態に陥った。というのは，「彼はユダヤ人だから，本来なら昇進させないところだが」というのを聞いたからである。彼は極度に不機嫌になり，傷つけられ，連隊と旅団に繰り返し抗議したが，当然のことながらつねに徒労に帰し，この事件によって彼は旅団全体と敵対してしまった。

1915年12月28日，彼は2ｍの深さの塹壕に真逆さまに**墜落し，石で後頭部を打ち**，10分間意識不明であった。そのあと自力で包帯をしてもらいにいったが，まだめまいがしていた。このときから，昇進事件以来彼が悩んでいた神経質な愁訴が悪化し，頭痛と小さなめまい発作があり，不眠で，非常に易刺激的になったので，ささいなことでももはや部下を統制できなかった。なかでも昇進事件における憎悪感が際限なく高まり，その結果，全旅団に対する打ち勝ちがたい憎しみが彼をとらえ，旅団の個々人，とくに将校たちのことを考えるだけで，非常に苦痛な興奮状態に陥った。彼は忘れっぽくなり，不機嫌で，人間嫌いになった。1916年1月10日，医師に病気だと診断され，2月14日から29日にかけて，私の治療を受けたが，徹底的に話しあい，他の旅団に配置換えすることにより，急速に軽快した。

この有能で知的な人間は，激しく傷つきやすい名誉心，強靭な意志力，および不屈の頑固さをもつ，誇大的な闘争神経症的人格タイプである。昇進事件で受けた不正に対する彼の反応は，闘争神経症であり，支配観念の形成までは進展するが，しかし真の妄想形成にまでは発展しない。前の2例は，生来健康な人格であった者が脳外傷によりはじめて神経症的になり，これに基づいて妄想的になったのだが，この症例はその逆であり，生来神経症的な人間が，彼の体質構造に一致した心的障害で体験に反応したのであり，この活動しつづけている障害に脳外傷があとから関与したのである。この場合，軽度の脳震盪も重要であるが，かつては勤務能力のあった人間が，いかにして突然，支配観念に対する抑止力を完全に失うか，また，粗大な機械的損傷に

よって，いかにして，単に一般的な神経症的頭部不快感のみでなく，性格学的基礎に深く根ざした妄想的態度も衝撃的に悪化するかが知られる。

　最後の症例は，今までの3例に対して別のグループをなしている。ここで問題なのは，基本的に妄想形成が浮動的な体験布置の産物，つかのまの情動的状況の産物であるような脳外傷者のことである。ここでもまた，素質は決して副次的ではないように思われるが，しかし他の症例の場合のように，妄想の芽が脳外傷によってまさしく性格的基礎から発展し，性格的方向性に厳密に従ってさらに発展するという形ではなく，脳外傷者の妄想形成がその実質的な生みの親である外的状況に相応して，出現しまた消失するのである。前者を性格因性妄想形成と名づけうるならば，そのかぎりにおいて後者を外傷性脳衰弱者の**状況性妄想形成**と呼びうる。

　Anton Glück　1891年9月29日生まれ。農夫。**生き埋め**の後，この生き埋めについてのより詳細な事情は知ることができなかったが，Glückは1916年6月3日野戦病院に収容された。彼は深い意識消失状態で，右の眼球と眼瞼とにうっ血があり，徐脈で（毎分52），尿，大便を失禁した。4日後不完全な意識の回復がはじまった。6月29日，故郷の治療施設に移すことができた。**意識消失から，精神障害へと発展したが，4カ月の経過**で徐々に回復した。はじめはときどき，せん妄性夜間不穏状態になり，つづいて長い時間無関心さと思考困難が持続した。患者は時間の見当識を完全に失い，場所についても見当識は完全ではなかったが，個人的履歴や以前の生活歴については適切に回答した。彼は満足気に微笑していたが，後にはしばしば退院を迫るようになった。彼は事故とそれにつづく時間の大部分について思いだせず，何週間にもわたって執拗に「私はホルツホーレンの近くにある自宅で，父とともに不慮の災難にあったのだ」と主張し，その内容を非常に詳細に述べた。

　引きつづき，彼は療養のため1916年10月26日から1917年1月10日まで神経病棟Hに入院したが，彼はここで，**頑固な頭痛，集中力低下，**および健忘に苦しみ，易刺激的で，**ささいなことでひどく不機嫌**になった。その後休暇を与えられ，民間の仕事をし，1917年10月28日再び国民軍に編入された。捕虜

看視の仕事ではなんら支障はなかった。しかし1917年12月中旬，再び中隊に復帰したとき，**軍隊勤務に対する強い嫌悪感**が彼のなかで発展し，精神的にもはや耐えられなくなった。守備隊の勤務はかなりひまで，なにもすることがない楽なところであった。「私はいつも非常に緊張しています。いつもこうしてそこですわり，また命令をもって誰かがやってくるのではないかと待っています。誰も自分の思うようにはなりません」と彼はこの状態を私に説明した。いやな上官もいないし，戦闘もなかった。

1918年1月11日彼は4週間の休暇をもらった。家ではちょうど多くの仕事があり，彼は仕事をよく手伝ったが，かつては心身ともに軍人そのものであった彼が，軍隊のことは全然考えようとしなかった。しかし，2，3日目から，彼はもうまったく役に立たなかった。彼はしばしばぼんやりした目つきをしていた。彼は頭のなかでブンブン音がすると訴え，両手で目を押さえて，脳がころがり落ちるのではないかという感じにとらわれた。しばしば彼は何日間も無言であった。休暇が終わりに近づき，父が出発のことを口にしたところ，彼はたちまち非常に興奮した。彼は人が軍務に関することを口にするとすぐ，遠くに逃げだした。彼は再び守備隊に帰らねばならぬということを，どうしても信じることができなかった。彼には**もう軍籍はない**，除隊したのだ，査問によってのみ軍隊に復帰することができる，**という固い確信**をもっていることが明らかになった。最後に父が彼に守備隊に帰ってほしいと痛切に迫ると，非常に激しい口論になった。父が彼を遠ざけようとしているといって彼は激怒した。「兄弟が戦死しただけでは十分ではないのか。今また私が射殺されなければいけないのか！」。彼は極度の興奮に突然襲われ，分別を失って家族に対し荒れ狂ったので，家族は皆，禍を防ぐために，傍の物を片づけねばならなかった。このような状態がほんの2〜3分続いた。そのとき女性の同胞が彼に「一緒に散歩しましょう。いらっしゃいよ」と声をかけると，彼の気分は徐々に鎮まった。彼はあとでこのことを全然記憶していなかった。ときおり，彼はひとりで考え込んでいたが，内面では非常に立腹しており，口をきかず，すわりながら，いろいろと思案し，どうしたら今，家族みんなを始末することができるかを考えていたのである。策略をめぐらせ

6．外傷性脳衰弱における心因性妄想形成

て彼をやっと，近くの野戦病院に連れていった。彼は3～4週間そこにいたが，軍隊のことはなにも知りたがらず，同室者とは農業のことのみをしゃべった。それ以外の点では，彼はきちんとしていた。その後，彼を迎えに補給部隊からひとりの下士官が送られてきた。彼はただちにその下士官を識別し，自発的についていった。汽車で行く途中，彼の故郷の駅で彼は下車しようとしたが，下士官が彼の気持ちをそらすことで阻止された。補給部隊に到着するとただちに，軍隊に所属しているということが，再び彼に明らかとなった。この認識は今日までつづいている。部隊の軍医に彼は激しい頭痛と抑うつ的気分変調を訴えた。この軍医は彼のことを非常に几帳面でまじめだと形容した。この訴えのため彼は，1918年3月15日にウルムの中央野戦病院に入り，1918年4月24日そこから治療のため，メルゲントハイム神経病棟へ委ねられた。

身体症状としては，つねに次の症状が見いだされた。垂直指示試験で右手の外側への**偏り**（両側とも内耳は正常），顔面の強度の血管運動性症状，および筋緊張の変化を伴わぬ右腕の非常にわずかな筋力低下である。Glückはたえず頭部全体の頭痛を訴えたが，この頭痛は暑さ，興奮，および上体の屈曲で増強した。「私は不安で興奮しやすいのですが，なかでも軍隊のことになるとそうなのです。気分は1週ごとに変わり，ときには落ち着くこともありますが，以前ほど晴やかではありません。私は以前のような人間にはもう決してなれないでしょう」と彼は言った。特定の些事によって内心では腹を立てるが，それを外部に出さず，ひとり「考え」込んでいる。普段は興奮しやすくはないのだが，一度興奮すると彼は分別を失ってしまう。そのときは誰でも打ち殺しかねず，しかも後では覚えていない。彼は人のなかで働かなければならないときは不安になり，ひとりきりで働くことを最も好む。

客観的な精神医学的診察では，知能，言語理解力，および表現能力になんら著しい障害は存在しない。しかし複雑な暗算や6桁の数字順唱には軽度の困難さが，明白に存在している。ヒステリー性の特徴はなく，表現方法は一定で，客観的である。Glückは**会話はゆっくりで，口数少なく，どちらかといえば不承不承話す**のだが，不愛想ではない。**真に生き生きしている感じは**

なく，表情と表出運動は非常に乏しい。同僚との交際においても患者は，非常に静かでほとんど交友関係をもたない。彼は勤勉で従順な働き手であり，同時に控え目で，まじめである。家へ帰りたいという願望は大きい。最初の精神病の追想錯誤は，最近の妄想形成と同様，訂正されている。事故と，その後の1週間についての健忘はつづいているが，それ以外の記憶はおかされていない。

生活史の調査で，彼は完全に健康な家系の出であることが明らかになった。父母は善良で，まじめで，静かな人たちであった。彼自身戦争前は，あらゆる点で健康で，平凡で，才能に恵まれ，勤勉で従順であった。彼は自足していて，自分からはほとんどしゃべらず，しかし他の人がしゃべりだせば，喜んでそれに加わり，機智に富んだ社交的な人として知られ，祭には喜んで参加した。

Glück は1918年6月25日，働くことが可能となり，妄想観念にとらわれなくなったので，退院し自宅に帰った。脳衰弱の症状はなお持続している。

Glück は，1916年6月，重度の脳損傷を受けた，それはおそらく頭蓋骨破損を伴っており，それに引きつづく約4カ月間の脳震盪性精神病を経験した。脳器質的症状の存在は，今日もなお，指示試験の障害，右腕の非常にわずかな不全麻痺，および激しい頭蓋血管運動性症状で証明できる。精神的後遺症状は，重度の外傷性脳衰弱によるものである。この症例では，これまでの症例のように特定の性格学的にあらかじめ形づくられている軌道にそって進む，単純で**過度の情動的易刺激性**のみが問題なのではなく，**落ち着いた情動状態**の下で，脳外傷性病態像の反対側面である**「欲動の欠乏」**，すなわち，**会話や運動の涸渇という形の表現領域の障害**がきわだっている。Glück は脳受傷後無口になり，考え込み，孤独になったが，彼の場合これらは性格学的に，目立たない形で，あらかじめ形成されていたのである。いずれにせよ，彼は，**表面的な無関心さのもとに非常に過剰な易刺激性が休眠状態にあるという対照的気質変位を伴った脳器質障害者**が，初期に治療されたよい例である。彼が，普段はまったく易刺激的ではないというとき，彼自身でこの特徴を言い

6．外傷性脳衰弱における心因性妄想形成

表しているのであり，また医学的観察でも同様に，彼は日常生活においては，むしろ鈍感で，周囲に無関心で我が道を行く態度であることが示されている。しかし，ひとたび刺激がこの孤立を打ち破ると，彼はただちに荒れ狂い，分別を失ってしまう。表現領域の障害は，彼の場合に主として次のような形で出現している。すなわち，彼は特定の腹立たしい小事を（事実，無感覚さも脳性易刺激性と同様に全般的ではなく，選択的である），長い時間をかけて，外部の人に悟られずに自分自身のなかで加工するに違いないのである。「欲動の欠乏」は，ここでもまた，情動の放出能力の欠乏として働く。

Glück が選択的に過敏になった刺激としては，守備隊勤務もある。古参兵たちが苛立っているときに，彼のような人間にとくに我慢ならなくなるのは，経験上，不思議なことではない。彼の自信喪失感と依存性とに結びついた常に不機嫌な小事拘泥性は，慢性的に他人の自己感情を傷つけ不愉快にする。そして，より未発達な素質をもった脳外傷者の場合では，ほぼ確実に新たな爆発性の反抗へと進み，それによって，遠からず彼らを仕事に従事させられなくしてしまうのが常である。Glück のように，比較的繊細でまじめな内向的性格者は，このような直接的な出口が阻まれている。守備隊勤務の不快さが，彼の敏感な脳を非常に刺激し，次第にそれが耐えがたいところにまで達したが，彼は蓄積された興奮を爆発的行為によって解放できない。むしろ彼は，彼自身が表現したように，「つねに非常に緊張し」，その結果彼は途方にくれて，次の不快をただ待ち受けるしかしかたがなかった。このことは，**脳外傷性気質変位の次の2つの構成要素の結果**でもある。すなわち，**一方では，過度の易刺激性のため，あまりにも多くの情動を吸収し，他方では，欲動の欠乏のために，ほとんど放出できない**。この際に，脳器質障害が特定の性格特性と結びついて重なる。したがって，われわれは**情動抑圧**の典型的な事実を目のあたりにしているのであり，これは私がすでに詳説したように，心因性妄想形成の特殊な母体のひとつである。

外見的には，さしあたりこれ以上述べることは何もない。Glück は守備隊の慢性的な不快刺激を，心のなかに静かに閉じ込め，加工して，**軍隊勤務に対する支配的嫌悪感**にまで深める。この支配観念をもって Glück は，1918年

1月故郷での休暇へ旅立つ。そしてこの支配観念が，ついに完全な，病的な症状として発現するこの時点は，心理学的に非常に特徴的である。この時点は，休暇が終わろうとしている張りつめたときであり，このときには正常な人間の場合でも，過ぎ去ろうとしている心地よい荷おろしの後の，いやな軍隊勤務に対する嫌悪感が，非常に強く述べられる傾向がある。この患者の場合，この瞬間が，軍隊勤務に対する支配的嫌悪感から，**以前から所有していた願望表象を，もはや兵士ではないという感情誘因性妄想の形で**主観的に現実化する。嫌悪感によりはぐくまれた願望は，精神病の機構により，反射的に満たされる。

これ以後，心因的に発展した妄想は，脳器質性の機構を利用して，さらに自らの目的をおし進める。すなわちこの患者は，もはや自分は兵士ではない，だから決して守備隊には帰らないという固定化された観点を，家族の圧迫から守ることをよぎなくされると，ただちに彼は**てんかん気質者の反応**のなかに武器を見いだすが，これは彼の障害された脳が，その情動的興奮の頂点に達して自発的に発生させたものである。ここで起こった意識混濁と結びついた粗暴で危険で高度な情動爆発は，この男のまじめで，温和な人格と比較すれば，今や脳器質性としか理解しえない。このような症例に対して，ヒステリー性もうろう状態という一般に便利な診断がつけられるが，この診断は，実際はもっと控え目になされるべきである。

たとえば，てんかん気質性変質者の場合に，非常にしばしば観察されることだが，彼らの発作はまずヒステリーではじまる。すなわちまったく有目的的で，明白な意志的努力によって特定の情動の中に挿入される。しかし情動が一定の熱度に達すると，突然，この軽度の意識混濁は重度の意識混濁に移行し，人工的に強制され演じられた激怒は，高度の爆発性を備え制御しがたいものになり，ヒステリーの病像が，もはやてんかんの同一の表現とまったく区別しがたい病像に変化する。この心因性の機構は，より重い，重大な器質性症状群を，傷害された脳状態の根底からとりだす梃子となる。これと同様に，Glückの精神病もまた，心因性妄想と爆発性素質との間の活発な交互内部作用として明確に説明すべきである。今日の診断学は，まだあらゆる点

で，心因性疾患を器質性疾患からはっきり区別することを目ざしているが，しかし，杓子定規な境界づけは，当面の研究対象であるこれらの因果関係の理解を，仮借なく破壊してしまう。

　Glück の精神病もまた，他の症例と同様に，良好な治癒傾向を示している。ここでは，妄想は，表面的に布置された障害の性状に一致して，自然にしかも完全に訂正される。一方，深く錨をおろした性格因性の群では，医学的精神療法によってはじめて正しく治りはじめる。また治癒は，すでに Friedmann によって比較的軽症の反応性妄想状態の場合に記載された不全型においてもたらされた。だがその場合は，情動は色褪せており，妄想の形式的な内容は全面的には訂正されず，さしたる実生活上の重要性はないままに持続している。Glück の場合，（妄想）障害は約4週間で終わったが，Wendt や Hiltmann の場合には，何カ月にもわたってつづいた。

　これらの症例から得られた成果は，われわれの臨床精神医学の方法論にとって，重要性がまったくないわけではないだろう。われわれは，3つの因果的要因から精神障害が発生してくるのをみてきた。ひとつは性格的要因であり，ひとつは脳外傷性要因であり，もうひとつは体験要因である。そして，そのおのおのが全体の一部をなしており，精神病の成立にとって不可欠であった。われわれはこれらの疾患を，器質性とも，心因性とも，いい表すことができるであろう。われわれはこれら3つの要因が，ただ単にいくつかあるとき，一度だけ発病を促進するのではなく，病因的に互いに絡みあっており，また症状像自体のなかにも，生き生きと入り乱れて作用しつつ，繰り返しそれぞれの姿を反映していることをみてきた。

　われわれは，今日まで支配的であったものとは異なる臨床的表現方法を用いた。われわれは今日なお，ひとつの疾患像を考察する際に，可能なかぎり明確に境界づけられた単一性診断を下そうとする習慣がある。われわれは，これらの診断を次のようにして手に入れる。すなわち，臨床像のなかで個別的で支配的な諸特徴を，本質的なものとして取りだし，これらから全体に対する特色をつかみとるが，他方で，全体のなかでその他に残っているものを，

抽象化し，それを修正し，不明瞭にしたうえで，外見的で本質的でないものとして，われわれの視野から締めだしてしまう。この方法論の価値を臨床的使用に際しては軽視するべきではない。つまり，われわれは，この方法論により，理解しやすく，明示的な疾患単位を獲得し，われわれが手に入れようとする明確な境界を得る。しかしわれわれは，生き生きとした病像を，病因的および症候学的に切り捨てることによって，これらを獲得するのである。**われわれは，分類法に関して得るものを了解に関しては失うのである。**──これに対して，われわれはここで逆の道筋を選び，まさに可能なかぎり，とらわれない立場で，見つけだせるかぎりの因果の糸を，それぞれ独立で同等の権利をもっているものとして並列して示し，現象を抽象化するのではなく，具体的に現象の周囲を照らしだし，こうしてひとつの病像を獲得した。この病像はもちろん，もはや単一の表現で，診断的烙印を押されることはありえない。

さて，次のような問題を自問してみよう。われわれの目の前にひとつの精神障害が存在し，それが**体験反応**として，明らかに心因的に発生した場合，なにが，われわれに，体験の侵入を許す**性格学的両受体**（Amboceptor）の発見を妨げるのか，そしてもしわれわれがこれを発見した場合に，なぜにわれわれは，ただちにその生物学的基礎，すなわちその心理学的交互作用をはらんでいる土台である**身体的な脳の状態**を問題にしてはならないのか？　逆にまた，なぜに内因性脳疾患の心理学的反応の場合，精神的体験は，「単に疾患を誘発するにすぎない」とるに足らない性質のものなのであろうか？　いったいなにがわれわれに，つねに精神病の疾患像を**単一の尺度**で計るよう強いるのか？　われわれはそれを**同時に，生物学的・心理学的関連**から理解し，表現することはできないのか？

目の前にある疾患像を，付随的心因的付加物と誘発要因とを伴った器質的興奮状態として示そうとしたり，また逆に，それらを昔の頭部外傷に加えて，偶然にいくらか神経質な人の場合に，心因性体験反応として示そうとすることは容易なことだと，人は私に告白するかもしれない。しかしわれわれは，ここで，外傷性脳衰弱の基礎のうえに成り立つ心因性妄想形成について，十

6. 外傷性脳衰弱における心因性妄想形成

分語ってきた。——その際われわれは，心理学的なものと，生物学的なものとを，同等の立場で比較する。——したがって，われわれはまたいつか，とらわれない立場で，統合失調症性脳変化の基礎のうえに成り立つヒステリー反応や，軽躁病の基礎のうえに成り立つ好訴妄想について，十分話す必要があろう。なぜ，われわれがその背後に躁うつ病的なものを見いだした場合に，好訴妄想はただちに「偽」であらねばならないのか。またより長い経過のなかで，統合失調症の特徴によく合致する体験反応が出現すると，ヒステリーの診断は削除されねばならないのはなぜか？

しかしわれわれの最終目標は，次のことである。すなわち，ただ単に個々の症例についてだけでなく，すべての精神病の場合に心理学的反応に対応する脳の基礎を見つけだし，また，すべての器質的精神障害の場合に，その表象要素の心理学的由来を分析することである。脳器質者に妥当なことは，統合失調症者にも妥当であるに違いない。われわれはなお多くの年月をかけて，心因性体験反応において，脳外傷者の情動性の特徴が，症状形成の動因としてともに働いていることを，十分見いだすであろうし，またヒステリー，好訴妄想，強迫神経症においては，これらの疾患が——たぶん潜在的なものだが——躁うつ病的，あるいは統合失調症的脳状態を示した場合，これらの基礎となっている内因性脳状態の諸特徴が，これらの疾患のなかに反映されていることを，十分予期していなければならない。

もちろんわれわれは，予後と治療のために，次のことを識別するようつねに努めるだろう。すなわち，**この2つの要因のうち，どちらが当面の症状像においてより活動している要因であり，どちらがより休止している要因であるのか**，また，ひとつのそれ自体確実に異常な脳の状態が，障害の心因的主要動機に対しての前提条件と症状形態とを付与しているにすぎないのかどうか，または，そのとき生物学的背景自体がこの際に過程的に変化しているのかどうかということである。しかし，忘れてならないことは，われわれが脳外傷者の場合にその一部をみてきたように，障害の経過のなかでも両方の要因が，相互を活性化することが可能なことである。これらのことが，脳外傷性障害以外の障害で個々にどのような事情にあるかということを見きわめる

仕事は，まったく経験に，すなわち，臨床的個別研究に任せることにしよう。しかし，現在すでにわれわれは，抽象的診断から，より具体的な診断へ，**一次元診断から多次元診断**へゆっくりと移行していくことを，この研究の計画として提出できるであろう。

文　献

1) Berger：Trauma und Psychose, Berlin 1915.
2) Berliner：Zur Begutachtung paranoischer Geistesstörungen nach Unfällen. Klinik f. psych. u. nervöse Krankh. 5. 1910.
3) Bertschinger：Über Aufmerksamkeitsstörungen bei Kommotionspsychosen. Zeitschr. f. d. ges. Neur. u. Psych. 43. 1918.
4) Busch：Über die geistige Arbeitsleistung Hirnverletzter und ihre Beeinflussung durch körperliche Anstrengungen. Zeitschr. f. d. ges. Neur. u. Psych. 40 1918.
5) Kretschmer：Der sensitive Beziehungswahn. Berlin 1918.
6) Mendel：Über Querulantenwahnsinn und Neurasthenia querulatoria bei Unfallverletzten. Neurol. Centralbl. 1909.
7) Schröder：Geistesstörungen nach Kopfverletzungen. Stuttgart 1915.
8) Sterz：Über psychogene Erkrankungen und Querulantenwahn nach Trauma. Ztschr. f. ärztl. Fortbild. 7 1910.
9) Referate über die 2. Kriegstagung des Deutschen Vereins für Psychiatrie. Würzburg 1918, s. Ztschr. f. d. ges. Neur. u. Psych., Ref. 16. 1918.

7. パラノイア学説の現代的発展のための原則について

Ernst Kretschmer

　パラノイア研究の領域は，第1に，通常の臨床の方法でなされるような分類に適する領域ではない。ここでは人格，つまり人格の内的な構造のずれと外的な体験反応が問題となる。厳密な意味においてはパラノイアというものはなく，パラノイア者がいるだけである。この領域の核心的な問題が明らかになるのは，全体像のなかに入り込んでいるすべての原因となる要素と，その相互的力動関係についての，多次元診断の意味における深く立ち入った構造分析によってのみである。そこではまず第1に，内因的な力の場の，精神・反応性の力の場に対する関係と，これらの力の相互作用の内的なかみあい方が問題である。ここからのみ治療のための正しい手がかりが得られる。論理的でも体系的でもなく生き生きした実際の生の過程への洞察を，定義によって切り捨ててはいけない。

　パラノイア領域のある症例について「これは精神・反応性の発展なのか，それともたとえば統合失調症の過程なのか？」と問うならば，それだけで正しい洞察を何重にも損なってしまうことになる。この問いは許されないようなやり方で事実を単純化している。次のように問わなければならない。「その人の態度の変化に関して，内因性の要素の部分がどれだけ大きいか，心因性の要素の部分がどれだけ大きいか」。それから「どの部分が最初に，今，そしておそらく今後，すべり，動き，力動的に活発なのか，どの部分がパラノイア的な変化をもたらし，導き，そしておそらく今，落ち着いたのか」。

　Kretschmer, E. (1950)：Grundsätzliches zur modernen Entwicklung der Paranoialehre. Der Nervenarzt. 21. Jahrg. Heft 1, 1-2

さらに「軽症の統合失調症様の過程は，パラノイア的な人格形成に寄与しうる内因性過程の可能性のひとつにすぎないのか」。軽症のパラノイア反応は，その成立のために内因性の基底の変化をそもそもまったく必要としない。パラノイアの発展がより重症でより持続的であるほど，内因性の基礎における動揺や滑落がパラノイアの基礎を準備しているという推測が確からしくなる。しかしこの場合，軽症の統合失調症の辺縁領域だけに注目してはいけない。思春期危機や，人生のあるときに植物性，内分泌性の変化によって起きる緩慢な生命力の喪失がある。引き延ばされた，目立たない，軽躁と軽うつとの何年も続く平坦な波がある。昔から知られた精神医学の経験によれば，軽躁の場合は好訴妄想が，軽うつの場合は敏感反応が発生しうる。

そのような好訴者や預言者や発明家の生活史をさかのぼって探ってみると，たとえば思春期やそのすぐ後に，有機的な人格の発展のラインにわずかな屈曲点があることに突き当たる。それは，解体ではなく，内因性精神病でもなく，内因性の目立たない変化である。あるいは，何年にもわたる軽躁的な波の高揚が，内因性の基底から，目にみえず人格構造にスイッチを入れるのだ。この時点から精神的な装置がなにか違う回路で動きだす。感情の動き，価値の強調点，論理的な加工がなにかずれてくる。自我と外界との意味の関係が少し違うニュアンスを帯びてくる。それは，今からひとつの新しい内因性の基礎をつくり，それに対してひとつの新しい二次的な人格像（Bild）がつくられはじめる。しかしこの第2の人格像はひとつの内因性の大変動による固定した完成品ではなく，ただ新しい素因（Disposition），新しい反応の傾向，新しい心の装置の働き方がつくられ，それらはただちに再び環境の刺激と相互作用をはじめ，この相互作用からはじめて徐々に長年の経過のなかで新しい人格の発展，新しい人格像ができあがる。それをわれわれはたとえばパラノイア的（paranoisch）と呼ぶ。それは，それまでは目立ってはいなかったが，明確な宗教的な，社会学的な，法学的な，技術的・建築的な活動を展開する。ひとたび成立した内因性の基礎のうえに，ほかのすべての人がそうであるように，強い感情を伴う経験や環境刺激による十分な精神・反応性の作用が可能であり，それらが症状をつくり人格を形づくる。そのようにして新

しく人格が構築される。そこでは，発展においてはただちに感情移入が可能であり，因果関係においては，環境によって形成された心因性の成立が明らかである。それは，ときには精神療法的に治療可能である。しかし，はっきりわかる心因性の力動から推測されるほどにはやすやすと元に戻るわけではない。というのは，内因性の人格の部分の基礎にある加工のしかたが——正常の人の観点からみると——少しずれていて，そのために精神療法的な接近が困難となり，再発しやすくなるからである。

　内因性と精神・反応性の力の場の相互作用が，パラノイア患者の人生の発展の場合ほど見事に研究できる場所はない。たった今述べた，内因性のずれに基づいた心的装置の働き方は，ただちにパラノイア患者のまわりに集まった宗派や党派と相互作用をはじめる。双方が循環して互いに感応しあう。分裂病質のひねくれた人や軽躁的に興奮したパラノイア患者がエネルギーや教義や観念を放散し，それはただちに宗派によって何倍にも強化されて彼に反射する。彼はその共鳴に酔う。彼の自尊心は強化されて肥大し，彼は迫害を誘発し，それは彼の自虐的傾向を強め，彼は嵐のような喝采を引き起こし，それは彼の狂信的な攻撃性を頂点にまで高める。最終的な結果は，観念，狂信，人間の集団の高度に充電された感情などの多かれ少なかれ構造化された結集である。その集団の力動的な核をパラノイア患者がつくる。集団は，ついにはばかげた異常性のなかに埋もれていったり，あるいは劇的な経過で産出的かつ破壊的に広がっていく。問題全体は個人の内因性の問題であると同じくらい社会的な反応の問題である。

　コンプレックス性の体験刺激に対する内因性の基底の反応のあらゆる可能性については『敏感関係妄想』の本のなかによい例がある。たとえば第5章の断られた求婚者 Ulrich Breiner のような，安定した精神病質性人格における純粋な体験反応の例，第3章の，ヒステリー傾向とともに軽い躁うつ的な下地のある Anna Feldweg の例，第5章の，内因性の基底の非常に軽い統合失調症型の揺れがあり，数年後に統合失調症のシューブが生じた Sophie Schlecht の例などである。

　性的な体質は，内因性の要素のなかでもつねに独立してそれ自体を分析し

なければならない。それは,あるときは安定しているが,あるときは流動し力動的に活動的である。ここでは,「内因性」と「心因性」,「身体的」か「精神的」かという区別が意味を失う。というのは,強い欲動のうっ積や欲動の危機には,特異的な欲動の素質——それは変異や両価性をもち植物・内分泌的な随伴現象を伴う——における身体的・内因的な側面と同時に,環境や相手との関係における重要な精神・反応的な要素があるからだ。なぜ,重篤な性心理的ないし性倫理的な心的葛藤が,素質のある人の場合に植物・内分泌的な背景を伴った強い欲動のうっ積への道を経由せずに,統合失調症の過程を進展させることがありうるのか,そしてその過程は,内因性の法則に従って進むか,あるいは人格の基底のすぐに止む滑落だけをもたらし,その基礎のうえに,心因的なコンプレックスに対し,器官の軽く変質した作用様式で反応しつづけるのか,それは理論的にはわからない。私が「婚約緊張病」と名づけたものについて,ときどき私はそのような印象をもつ。また,何例ものパラノイアの経過において,この内因性の力動と精神・反応性の力動との相互依存が唯一の理解の可能性を提供しているようにみえる。この人格の内因性の基底の滑落が土壌を耕し,そこに心因性のコンプレックスが,内因的に障害されていない人の精神病質的な反応でみられるよりも,はるかに豊かに途方もなく成長する。統合失調症様のメカニズムが狭義のパラノイア領域においてともに働いているかぎりでは,その軽い等価物や辺縁型のみが問題となる。というのは,現実の体験の核を中心として体系化した妄想の型,たとえば敏感関係妄想は,解体していない人格にのみ起こりうるからである。完全な統合失調症は皆,急速に人格の核を破壊するので,進行した妄想型統合失調症にみられるように,形成された妄想も解体して秩序のない廃墟と化す。たとえば敏感関係妄想のような,パラノイア性の反応あるいは発展は,内因性の側面からみると,独特な性格構造をもつ一定の神経質な人格でも,同様の性格学的な前提において内因的な基底のさまざまな軽い滑落や揺れでも,さらには後に解体性の統合失調症になるがまだ代償されている初期でも生じうる。パラノイア領域では,心的な基底の内因性の変化は非特異的で多様であり,それはさまざまな型でありうるし,あるいはまったく存在

しないこともありうる。そして，内因性の基盤の弛緩によってのみ，特定のコンプレックスの発芽が容易になるのである。精神病的な像の構造や形成（Formung）にとっては，性格，環境，体験の間の典型的な反応様式の力動が特異的で造形的（das gestaltende）なのである。私はこの問題の原則を『精神療法研究』の「人格の構造（Aufbau）」の章で広い範囲にわたって述べた。パラノイア患者をある慣習的な体系のなかに分類することは，ほとんど成果がない。パラノイア患者は人間全体としてのみ理解しうる。

8. 内因性精神病の予後学*

Friedrich Mauz

序

　Kraepelin の学説では，経過・予後に重点をおいて，内因性精神病の主群を躁うつ病と早発性痴呆とに分類している。まさにそれは，内因性精神病の予後学に至る最初の，名だたる近代的な試みを示すものであった。真の躁うつ病では，統合失調症に比べて患者の人格に破壊的かつ持続的な影響の及ぶことが概して少ないという確認は，きわめて価値のある知見であり，今日でもなおその正当性を保っている。

　しかし，個々の症例の予後についてみれば，まだ不十分のままである。**疾患単位**に関する Kraepelin の理念，つまり，内因性精神病の領域において互いに明確に区別される大きな疾患群が存在するという考えは，基本的には**疾患類型**を配列することのみが許される臨床的観察の実際とは，まさに最も鋭敏に相克するところなのである。この疾患類型は，変質的遺伝過程の錯綜する糸がその重複の度合いを増すことによって，いっそう際立ってくるのである。とりわけ，内因性精神病の縦断面をくまなく見通すことのできる精神科病院の経験ある医師は，この疾患が Kraepelin の単純な予後図式とは一致せず，いかにしばしばまったく異なった経過をたどるかを，すなわち，躁病あ

＊第8章のうち，前半の「I. 統合失調症群」は曽根啓一・植木啓文・高井昭裕・児玉佳也訳（『精神医学』29巻6・10号および30巻2号に初出）。後半の「II. 躁うつ病」は新たに短縮・要約・見出しをつくり，訳注も加えて全文を市川潤が訳。さらに全体を飯田・市川が監訳した。なお，「II. 躁うつ病」の全文の初出は「佐藤時治郎教授退官記念誌」弘前大学医学部神経精神医学教室，1987に所収。

　Mauz, F. (1930)：Die Prognostik der endogenen Psychosen. Psychiatrische Schriften. Thieme, Leipzig.

るいはうつ病からはじまっても、それが慢性化して最後には陳旧性統合失調症とまったく区別できないようになることがいかに多いかを、昔から知っていたのである。一方では、急性の緊張病性シューブが治ってしまったり、あるいは、人格の重篤な解体なく周期を繰り返すことがいかに多いことか。であるから、臨床的予後学の領域では、Kraepelin の学説を完全に否定はしないものの、かといってあえて実際に利用しようともしないある種の諦念がはびこってしまったのである。

　だが、このきわめて混乱したテーマにあえて再び着手するという大胆な試みは、実際上、緊急に必要なことなのである。ここで Mauz, F. が長年にわたる苦心の個別研究によって明らかにしたことは、決して最終的かつ完全な解決ではない。このような困難なテーマに取り組むのを批判するのはたやすいことである。しかし、われわれの知見をさらに発展させるためにまじめに取り組む真の研究者というものは、好んでこのような調査の容易ではない題材に没頭し、新たな研究のための多くの観察や手がかりに関心をもつものであると私は確信している。経験ある臨床家もまた、この系統的な脈絡のなかに、診療において彼の関心を引いた特徴ある症例について、いろいろと思いあたることが多いと感じるであろう。

　この Mauz の研究は、内因性精神病の領域においては自明の体質生物学を基礎としているが、あわせて精神・反応性因子、身体的過程および生物学的動揺などを通して、内因精神病の多次元構造とさまざまな予後規定性を、愛着をこめて丹念に浮き彫りにしている。この多様な臨床的経過型の因果論全体に光をあてる道筋に分け入ることは、まさに考察を紛糾させ、困難とし、魅惑的なものとするのだが、それにも増して、われわれがそう望んでいるごとく、それをいっそう実際に即した正当なものとするのである。

マールブルクにて、1929年11月
Ernst Kretschmer

8. 内因性精神病の予後学

目　次：
序　　論
　1．歴史的覚書
　2．調査資料

I．統合失調症群
　1．統合失調症性過程要因
　　1．過程性の標識
　2．統合失調症性カタストローフ
　　1．予後不良な解体の症候学
　　2．体　　型
　　3．病前性格
　3．統合失調症性シューブ
　　1．疾病過程の強さ
　　　(a) 早発性痴呆体質　(b) 肥満型体質
　4．精神科病院の「妄想性痴呆」と大学病院の妄想性疾患
　　1．大学病院の妄想性疾患
　5．精神・反応性要因
　　1．反応性の発病
　　2．統合失調症発症のはじまりとしての神経症
　　3．「心因性」シューブ
　　4．精神・反応性上部構造
　6．特殊な過程の予後
　7．統合失調症性欠陥
　　1．代償性ないし非代償性欠陥
　　2．過程後の新たな段階

序　論

1. 歴史的覚書

> 「予後はその疾患に依拠しているのみならず，その作用が多様に交錯し補完しあっている数多くの要因によって規定されている」(Eugen Bleuler)

　内因性精神障害の予後は，その歴史的展開においては，本来の意味での疾患単位というものがあるのかどうかをめぐる論争と密接に結びついている。つまり，Kahlbaum が，疾患型の形成にとっての本質的な基盤として精神病全体の経過をとり上げ，あらゆる側面からの観察によって得られた精神病の全体像を基本とみなすという新たな要請をもってそれを世に問うたとき，まさにそれは，科学的精神医学のなかではじめてその本来の意義をもちはじめたのである。この Kahlbaum の概念を実り豊かな方法論をもって，同時に，予後学的な観点から早発性痴呆と躁うつ病という二大精神疾患群を創造したのが Kraepelin なのである。そこでは，これまで行われてきたような，疾患状態の診断でその疾患過程の予後を知るという従来の努力が，はじめて古典的な方法で成就したことになる。

　それまでの精神病に関する慣例的な見解や分類は，精神医学における予後概念を発展させるには有用ではなかった。「単一精神病」が精神医学的体系の唯一の対象であった時代では，精神疾患の経過は特定の横断面においてはつねに一定であるとされていて，それは，そもそも特別な予後学的見解の活発な発展には対立するものであった。古くからの脳病理学的研究の方向では，輝かしいその代表者である Meynert や Wernicke らによる予後と臨床像の内的関連へと向けられた努力は，臨床的構造分析の手がかりをもたらしたものの，最終的には，縦断面よりは横断面に向けられて，「以前はどうであったのか，そして，なにがその後に現れたのかは闇に包まれたままになった」(Gaupp) のである。

Kraepelin は精神病の個々の状態像から全体像へと目を転じ，経過類型を彼の疾患群分類の出発点とした．彼は，疾患の転帰の予知の問題を臨床的疾病学の中心に据えた．つまり，それぞれが同じ心理学的基本形，同じ発展・経過・転帰をもつという早発性痴呆と躁うつ病の疾患単位の構想を描くにあたって，診断学と予後学を極端に融合させてしまったのである．このように，もっぱら理念的に，数少ない疾患群体系のなかで予後を大まかに融合，解消したことは，時の流れとともに，予後を排他的かつ独断的に疾患類型と結びつけてしまうという結果を招来させ，精神病の経過のしかたや心的転帰を，理論上の，堅苦しくて実際とははなはだ合致しない疾患過程にそれらしく帰属させることになった．内因性精神病が，数少ない大きな，厳密に閉鎖された，互いに明確に区別される疾患単位からなるというこの学説には，すでに古くから断固とした反対論があった．とりわけ Hoche は，簡潔ではあるが切れ味鋭い症状群の前形成に関する定式とともに，多くのその後の研究によってはじめて追試され実証された考え方をすでに提言し，むろんこの価値ある Kraepelin 学説の核心部分を，完全には正当評価しなかった．

　臨床型が数少ない大きな群に分けられるという Kraepelin の体系が成功をおさめるにつれて，はじめのうちは精密で明瞭であった両内因性疾患群の予後の公式化は，次第に堅持されなくなってきた．新たに書き改められた早発性痴呆という疾患群にとって，その悪い予後と，思春期にこの疾患がはじまるという当初は正しかった標識は，周期性あるいは再燃を繰り返す壮年期の緊張病が思春期の荒廃状態に付け加わったり，人格解体が伴うにせよ伴わないにせよ妄想性精神病がひとつの主群や疾患単位へと統合されるに至ったとき，その正確性と厳密さを失ってしまったのである．一方では，Gaupp が詳細な臨床的観察に基づいて，どうしても躁うつ病の終末状態について一言せざるをえなくなったように，次第に人格構造が回復してきている躁うつ病群の患者が，その経過の規則性を失っていく場合にも同じことがいえるのである．

　Kraepelin の疾患群のその後の展開経路をみると，多くの者にとって，予後の確実性を求める適切な手がかりが消滅していったことを示しているよう

である。経過型こそが疾患の本質を典型的な形で表現しているというKraepelin学説のなかで，基本的に重きをなしている見解は，「進行性や治癒不能性のような，きわめて疾患過程の本質に深く根ざしている経過特性」においてさえ，その基本的な病因論的決定（Birnbaum）に当然の疑問を生じさせるに至った一連の臨床的観察と相容れなくなったのであった。一方では，退行期の特殊な経過特性を示す更年期・老年期精神病が，経過や転帰はもっぱら疾患過程それ自体に依拠しているという想定を脅かし，他方では，Kraepelin の体系のなかでも概念が変転したパラノイア学においても，疾患過程それ自体によって疾患の経過や転帰が決定されるという事実に揺るぎが生じてきた。その結果，さまざまな経過特性，なかんずく進行性および非治癒性にとっての，個々人の生来性の性格や心理的欲求の意義が前景に押しだされてきた。パラノイア学の内部においては，同じ病因と同じ心理学的構造にあってもまったく異なった経過型を示すことを証明した Kretschmer の敏感関係妄想に関する研究によって，単一予後の強固な原則に反駁が加えられた。疾患という出来事のなかで有意義かつ本質的な因子として個人的な素質が明らかにされるに伴い，はじめは脇役ではあっても，少なからず重要なものが疾患過程それ自体と同列に扱われるようになり，それによって，当初は漠然として不明瞭ではあっても，やがては実り豊かとなるような思考法が発表されるようになった。それは，Gaupp がすでに1903年に「ひとつではなく，数多くの原因が精神疾患を形成する」と述べ，後には Birnbaum の臨床的構造分析や Kretschmer の多次元診断のなかでその臨床構造が明らかにされたような方法である。

　すでに以前から，今日でもなお価値のある境界設定と分類の一連の試みが，多くの研究者によってさかんに発表されてきた。Specht は実証的な彼の研究を通じて，妄想性および躁うつ病性両病圏は相互に接しているのみならず，ときには交叉していることがあるという証左を得ることができた。Wilmanns は，荒廃状態へと進行する統合失調症に緊張病症状がつねに先行するかどうかという疑問に対して，否定的な意味での最終決定をした。一方 Urstein は，後の統合失調症性疾患が，年余にわたって躁うつ病の仮面をかぶ

って経過しうることを確認した。Bumke は，必ずしも内因性の性状を有しないことを示唆しつつ，結局はメランコリーを躁うつ病群から取り戻したのに対して，Kleist は，彼の変質性精神病の概念をもって，精密に描かれた多数の臨床像を取りだした。今日でもまだ通用するこれらの事実が，当面，臨床的疾病学を活性化し刺激して全面的に影響を及ぼすことができなかった理由は，多くの生き生きとした事実を，二大疾患群にむりやり押し込めてしまうことを要求するという強直した二者択一にもっぱら求められる。これらの新しい事実の増加に伴い，いろいろな病群にとっての予後学的な可能性は，目覚ましく増大した。しかし，一方では，来たるべきものの将来を予告することは，臨床精神医学的疾病学の主導的観点からますます遠ざかり，取り残されてしまったのである。いわば，数少ない疾患群の自然な系統のなかで診断と予後とを融合させようとする才気に満ちた試みは，当面，暗礁に乗り上げたようにみえるのである。

　方法論的構造からみると，すべてが同じ程度ではないにせよ，時がたつにつれて，価値ある厳密な個別的成果とともに，少なくとも新たな関連性を予感させるような一連の特殊な領域がいちはやく成立してきた。それには，とりわけ，脳病理・脳生理学的な研究の方向，現象学的考察法，精神分析的研究方法などをあげることができる。それらと並んで，遺伝研究もその独自の枝を伸ばしつつある。このようなまことに多様な方法論的な研究成果からは，今のところ臨床的系統学は期待したほどの成果をあげていないようにみえる。ここでは，個々の研究領域の業績によって準備され促進されるような，きわめて厳密に行われる再編成の過程が必要なのかもしれない。つまり，個々の研究の枝のゆるやかな併存の束から確固とした混合や相互性，共通した臨床目標，内的単位などが形成されるのであれば，疾患単位という単純な臨床的秩序から脱却して，個々の構造要因と疾病過程の内的関連とを理解しようと指向する方向へと向かわなければならないのである。Bleuler は，彼の人格に関する統合失調症性障害研究において，症候学的病像という外面的表層からの転換と，心的深層機制への沈潜を完璧な方法で明示し，特定群をその精神病理学的関連の独特な構造によって理解することをわれわれに教示した。

症候像の外面的表層から心的深層の機制への視点の転換は，大きくかつ有意義な進歩であった。しかし，臨床研究は依然としてKraepelin流の疾患単位学の硬直した形態に束縛されたままであった。

ここからは方法論的に精緻化されたさまざまな補助科学の手を借りつつ，統一のとれた総合的なやり方で，とりわけ内因性精神病にとっての新鮮な疾病学を新たに創造するために，疾患の外面的形態から人格の内面的形態へと進出していかなければならない。臨床精神医学とまさにその最も独自の専門領域である経過型は，これらの新しい研究方法によってすでにその出発点において直接的な成果をおさめていたのである。「精神障害のさまざまな発展のしかたは精神的素質の特殊性に帰することができ，同時にその心的特性や素質から精神障害の発展のしかたを帰納することが可能である。そのかぎりにおいて，外面性のみにとどまらず，その問題領域を実際に明らかにするような科学的統合の有意義な視点が成立する」とKronfeldが述べたことは正当である。

まず最初に，Gaupp, Tiling, Friedmannらがすでに以前から人格学を臨床精神医学的研究に直接的に導入しようと努力した。Reißの基礎的研究は，さまざまな種類の変質精神病に属するうつ状態と循環精神病とを，個人的・性格的素因とそれが及ぼす経過と特質に対する関係とによって分離しようと試みた，新しいプログラムの最初の成果である。変質性妄想形成を有する精神病質者の精神病に関するBirnbaumの研究も，この方向に向けられたものである。Kraepelin自身も，のちにその精神病の現象型に関する論文において，彼のもともとの基礎を移動させつつ，臨床研究とその問題領域における新たな目標と方針を，彼のプログラムに採用しはじめた。Kraepelinは，Gaupp, Birnbaum, Kretschmerらに深く依拠しつつ，以前の見解の驚くべき転換を示しながら，個人的・系統発生的発展によって人類に与えられた前提条件が，どのようにして個々の臨床的病像に影響を及ぼすことが可能かについて提示した。まさに人間の人格はその発達の全段階において，疾病現象の成立史を生き生きと理解する可能性を与えてくれるのである。なぜなら，「患者の個人的特性によって，病像の様式が広範囲にわたって最も強く影響

を受ける」のであるから。

　総合的な考察方法によって，臨床精神医学を多様な研究領域から構成していくという古くからの要請が少なからず充足されたようにみえる。精神疾患の全体現象，すなわちその症状・経過像は，もはや，単に疾病過程によってのみ与えられるのではなく，再び息を吹き返した発達史的に前形成された形態として理解されたのである (Jung, Schilder, Kretschmer, Storch)。すなわち，Kraepelin もまた言うごとく，疾病現象とは「その人がそれをもってきわめて多様な障害に対して応答すべく一般的にそなえている固有の響きにすぎないのである」から。このようにして，これまでのような実りなく孤立していた疾患単位の概念を乗り越えて，生き生きとした病像を獲得するためにとるべき道が明確に示された。多くの自然な結びつき・混合・移行などを容認せずに，臨床的疾患単位を鋭く分割し，概念的に区別してしまう時代は去ったのである。「統合失調症性および躁うつ病性疾病群の領域においては，与えられた前提条件から生ずる疾病現象の原因に基づいた交差が生まれるという思想に馴染んでいかなければならない。その際，人間の人格の一般的装置と，それによって病的変化が拡大することのみが決定的な役割を果たすものなのか，あるいは，疾病刺激に対して特定の領域を接近・呼応させやすくするような遺伝素質を残しておくべきなのであろうか」。明らかに Kretschmer と Birnbaum の「多次元診断」のラインのなかへと次第に踏み込むことを認識させ，Kretschmer, Hoffmann, Kahn らの体質遺伝学的研究へとエネルギッシュに取り組ませるに至った Kraepelin のその後の見解は，「われわれは，たとえば，統合失調症性病像の中になんらかの循環病的相続財産の要素も混入しうるということを，もはや拒否するのではなく，求めるのである」(Kretschmer) ということなのである。

　異種性の体質の混合が内因性精神病の色彩や経過型に影響を及ぼすかぎりにおいて，Kretschmer は『体格と性格』のなかで，素質の「混合精神病」，「合金」，「交差」，「症状の変遷」などの概念のもとで特別な予後学的問題を設定し，そこではすでに，経過予後的な影響に対する一連の臨床観察を行っているのである。これが，究明的かつ継続的に次項で述べる調査と問題とを

幅広く関連づけたポイントなのである。

2．調査資料

　内因性精神病の予後研究は，1923年から1928年までの間にほぼ継続的に行われた。われわれの内因性精神病の資料は総計約1500例であり，そのうちの1050例が統合失調症，420例が躁うつ病と診断されていた。総計1470例には体型のダイアグラムがつくられているが，それが私自身によってつくられたものであれば，わずかな例外を除き，症例の臨床診断や臨床経過を知らずにつくられたものである。なぜなら，私自身には馴染みのない施設の資料であったり，あるいは，資料の収集と体型の調査との間の時間的間隔が非常に長いために，体型ダイアグラムの決定に際してそれぞれの臨床像が思い浮かばないことによってである。ダイアグラムのほぼ半数は，ほかの調査者によって，この研究の観点を知ることなく，臨床的作業の間に所見が確定されたものである。

　はじめの数年間は，もっぱら，体型と経過の関係について新しい病後歴を追調査しつつ詳細な統計をとることに費やされた。このようにして，のちのちの予後学の基礎をなす多くの経過・体型ダイアグラムがつくられた。

　われわれは，次第に，可能なかぎり多くの内因・外因性の性状を登録し，細部にわたってありのままの経過型を完成し，包括的な生活曲線をつくることに移行していった。そのようにして，われわれは数年後に，健康な時期と罹病期間を通じて，内的・外的事象，素質，環境，社会階層などを平等に考慮しつつ数100例の生活経過を獲得していった。個人的な事後調査，患者の手記や書簡，縁者や役所からの情報などもあわせて必要な資料の収集に役立てた。

I. 統合失調症群

1. 統合失調症性過程要因[1]

統合失調症の予後学の研究においては，なにはともあれ統合失調症の過程性について知っていなければならない。この過程性に関して，われわれはある特定の事柄を想起する。すなわち，

1. 疾病現象の**活動性**（das Aktuelle）。この「疾病」はいまだ活動中であり，「動いている」（Berze）。
2. **器質性**。疾病の身体性。
3. **破壊・進行性**の方向。この傾向は過程現象に統合失調症性の性情を与え，過程の方向を統合失調症性解体へと向かうべく決定していく。

われわれが「統合失調症性」と呼ぶものすべてが，実際にこの3つの意味での「過程統合失調症性」であるのではない。われわれは，この研究において，「過程統合失調症性」であることを確実とする疾病価値としての「統合失調症性」が，いかに少ないものであるかということを印象深く経験しなければならなかった。

したがって，われわれが予後学的検討をするときにもつ最初の疑問は，**統合失調症の過程性を示す確かな標識が存在するか**というものである。

この問題に対する解答は，方法論的には，およそ500例に及ぶ病歴についての研究と統合失調症初期における診察の結果に対する積極的な検索とによって行われ，そして，なによりも疾患の過程性に関する個人的な病後歴調査を行うことによって確かめられた。そのようにして，統合失調症性過程症状群は統合失調症性終末状態や欠陥状態と比較され，確実な過程症候として保有され，さらに過程性統合失調症特有のものとして留めおかれた。

---

1) 本章では，1929年にSpringer社から出版されたBerzeとGruhleによる『統合失調症の心理学』にまとめられている研究を参照されたい。

1. 過程性の標識

　われわれの確認によれば,「過程統合失調症」に特有なものは, 主観的変容, 自我とその統一性の「震撼された存在の予感」(Hinrichsen),「喪失の予感」,「個別性の解体」の予感などのような (Wernicke) もろもろの疾患体験である。「不全体験」(Berze),「自己活動性の消退と活動性意識の完全な喪失」(Kronfeld) 体験, 存在の変容と迫りくる危機の意識。したがって, 不気味で, 引き裂かれ, いぶかしく, ぞっとするような気分, 混乱と茫然自失, 震撼された心の圧迫感・恐怖感 (統合失調症性「基本感情」: Berze と Gruhle を参照) などがそれである。

　私見によれば, その場合の力点は, 変容した存在それ自体と同じく, 変容の**体験・意識・感覚**に向けられねばならない。なぜなら, この意識性と被震撼性の事態はまさにわれわれに対して目下焦眉の活動的な過程性を伝えているからである。

　この自我とその統一性が「脅威にさらされている感じ」は, 患者の明白な表出によってもわれわれに伝えられうるものである。

　いわば, われわれはここで主観的変容の客観的表出をみることができる。たとえば, 表情が楽しげで高揚していても, 反面では, 楽しげではなく奇妙にこわばっている, とすればわれわれはこの表情を楽しげなこわばりと表現する。あるいは, 表情が苦悩している, が, 次の瞬間にはもはやそうではないといったように。表現の特徴, つまり過程統合失調症独特のものは, その表現の背後にそれとは逆のものが隠されていること, そして, 関心を抱いている表現の背後には無関心の, 近しいものの背後には遠くかつ異質なものの, 穏やかさの背後には取り乱しと脅威にさらされたものがあるようにわれわれにはみえる。また, われわれは身体的なるものすべてにおいても, これらの表現の統一性と恒常性の欠如に出くわすことになる。たとえば, 動機の欠如した奇妙な不穏の中に, 同時に, 硬直した無動性があるという印象を受けるときなどである。

　活動している過程性を示す**個別症状**をあげるとすれば, 思考奪取, 作為思考, 意志行為や衝動の症状, 現実ないし知覚世界の疎隔, 被影響体験, 分裂

性思考障害などなどである。

　一見，私が個々の過程症状を些末なものとして取り扱っているようにみえて奇異な感じを与えてしまうかもしれないが，それには2つの理由がある。そのひとつは，統合失調症の心理学に取り組むわれわれの研究は，予後に関与するかぎりにおいて意味があるのであり，2つには，われわれの調査に基づけば次のようにいうことができると思うからである。つまり，活動性の器質的過程なのか否かの決定が重要であるかぎりでは，予後的観点からみれば個別の症状は問題ではないからである。そして，中心的問題は，むしろ，主観的変容と，それが体験され・意識され・感覚されることなのである。加えて，いわゆる一次症状一般のほとんどが，自我とその統一性が震撼された感覚から導かれるという印象を拭えないからである。また，個々の症状を手短かに述べた理由は，一次症状の数を数えるのみでは，過程の強さや予想される欠陥に関しての予後的なことにはなにも言及できないという事実があるからである。

　ともあれ，身体的・器質的に把握可能な性状の一次症状は，このような関連の中で見いだされるであろうし，思うにそれは，奇妙な身体感覚異常，知覚異常，体の側面や特定の部分の萎縮や膨張感，あるいは，深く生気的に障害された身体感覚の障害，性的側面などに表出される神経性異常放散などにおいても表出されうるものである。手が「蠟のような」別なものに変わった，額がガラスのように透明になって，「脳のなかになにかが流れている」，「精液が抜きとられている」などなど。

　われわれは，それ以前にはなんの変化もなく，あるいは，精神面の変化が過去に体験されていない場合には，これらの身体変容感が，急性に悪化する過程統合失調症の唯一の初期症状として現れていることを確認することができる[2]。

　上にそのあらましを述べたような症状の過程性，すなわち，本質的には変容の主観的体験，「思考構造の恒常性と決定性の喪失，自我意識の解体のは

---

2) O. Kant：Z. Neur. 108. を参照。

じまり，そして自我境界の消失」（Storch）などによって規定されているようにみえる症状の過程性は，その症状が器質的特徴を帯びていることによっていっそうその確実性を増す。つまりそれは，その症状が非導出性，非還元性，心理学的理解不能性であることを意味している。この症状は，完全に要素的であり，明白単純であり，一次的に与えられ，もはや第2第3の症状への心理学的跡づけが不能なものとして生じている。とりわけ，症状の**明白性**（Gruhle, Kronfeld）がとくに強調されなければならない。この明白性は，それが発現する際には，症状の非複雑性と身体性，そしてその明晰性と明るさの度合いによって構成されているのである。これらの要素に注目することはきわめて重要である。なぜなら，Bleulerの同様の観察とも一致するわれわれの研究によれば，個々の統合失調症性症状は明白かつ明瞭であるほど確実かつ過程器質性であるからである。逆に，症状が夢幻様の混乱や，急性の錯乱，至福的恍惚，そして精神的反応性などの衣をまとっているほど，症状の過程器質性の性状は失われる。

　これまでるる述べてきたように，主観的変容意識，完全な明るさと明白性のもとに生ずる諸症状の器質・要素性などは，さしあたり経過予後的な意味での統合失調症性解体への経過方向性を決定するものではない。どのくらい急激に，どの程度の強さで破壊が進むのか，いったい破壊は目にみえるように発現するのかどうかといったことについては，まだなにもいえないのである。したがって，われわれは今，なによりもまず**過程性の経過形成**の問題に取りかからなければならない。それには実際上2つの可能性がある。つまり，**カタストローフ**と**シューブ**である。

　われわれはカタストローフを急激かつ悪性の，とりわけ体質性の解体と考える。また，シューブとは，不連続な経過型と変位的な解体の表現であり，停滞と寛解がそれを終結させる。しかし，新たなシューブはそのつど内的構造の変位を増強させるため，結果的に人格水準の低下がいわば階段状に生ずることになる。

2. 統合失調症性カタストローフ

　この群は180例からなり，初発して2～3年後には重症かつ最終的な解体に陥っていた。そして，予後に関する重要な手がかりが2つ見いだされた。

1. このような予後の悪い過程統合失調症は統合失調症全体のなかでは比較的少数である。1年間の統合失調症入退院者の約15％程度を占めるにすぎない。
2. 発病年齢はほとんど16～25歳に限定され，最も多いのは19～21歳である。

したがって，われわれの統合失調症性カタストローフは，青春期の発症と疾病の予後不良という点で，本来のKraepelinによる早発性痴呆と同じものであるようにみえる。

　それでは，この早発性痴呆の患者はどのような道をたどって解体へと至るのであろうか？

1. 予後不良な解体の症候学

　われわれははじめ，前述のように，過程統合失調症の頻度は現実にはあまり多くないか，あるいは，ほとんどみられないのではないかと思ったが，予想は大きくはずれた。

　ともあれ，一貫して固有の統合失調症性過程症状を示す解体型は存在する。そして，これは，**狭義の統合失調症性解体**，つまり，統合失調症性一次症状の多さ，阻止不能な自我意識の要素的解体，変容の主観的体験などによって特徴づけられるものである。これらの症例においては，古典的なBleulerの症状群がその発病初期から解体へと至る固有の解体道程を示すがゆえに，「状態統合失調症 Zustandsschizophrenie」（Schneider）や一過性にのみ特定の統合失調症症状を呈する過程統合失調症とは区別しておくことが推奨される。われわれは，このような人格の中核において統合失調症性解体を示す患者をシツォカリー性（Schizokarie）解体型[訳注1]と名づけることを提案する。

　解体のもうひとつの下位型は，**緊張性解体型**である。これは，症状形成が

進行するにつれて一連の緊張型症状群が生じ，主として運動性の奇矯さ，常同，拒絶，昏迷，多動などを経て次第に痴呆化していくものである。この緊張型解体過程は最終的にはすべての解体型を示しうるという点で特異な位置を示すものである。

　解体の第3型として，破瓜型の解体がある。これは本質的には Hecker によって破瓜病と記載されたもの，ないしは Kraepelin の児戯的痴呆化に一致する。破瓜型症状の特徴を明らかにしようとすれば，喧騒あるいは気紛れな児戯性，誇張と度を越したやりすぎ，衝動性と反抗，あるいは遊び呆けと演技性，そして最終的には空虚と非生産性などを強調しなければならない。破瓜病性の症状群は，まずなによりも情動が解体するのであるから，情動性の統合失調症症状なのである。この経過の延長線上に「内的単一性の喪失」(Kraepelin)があり，それは特徴的な**滅裂**としてわれわれの前に現れる。

　われわれは，統合失調症性カタストローフでの一般的かつ持続的な症状群のなかにみられる一連の著名な，そして厳密に限定された症状，なかでも，妄想・パラフレニー性，および，アメンチア・夢幻性症状群を忘れるわけにはいかない。

　また，さまざまな症状群が無作為にあい前後して，または，並行して現れることも忘れてはならない。

　これらのほかに，いくつかの，症状学的に明確で，相互に区別され，その特徴によって独立的な疾患とされる価値のある解体型，すなわち，「緊張病」「破瓜病」「シツォカリー」がみられる。これらの解体型は，全過程経過を通じてそれぞれ首尾一貫して明らかな一連の症状群を示し，末期に至ってようやくその特殊な色彩を失うのである。

　であるから，少なくとも統合失調症性カタストローフにおいては，本来の Kraepelin の疾患である早発性痴呆へと回帰することになる。それでは，予後学的な進歩はどこにあるのであろうか。それは，われわれが，どの統合失

訳注1) karieren からの過去分詞 kariert は，混乱した (wirr)，滅裂な，ボーッとしたなどの俗語である。それから類推して，Bleuler の Schizophrenien ととりあえず区別するために用いられた統合失調症性疾患の一群を意味する語と思われる。

調症がこの予後不良な解体の道を辿るのか辿らないのかについての，確実な手がかりを手にしたときにはじめて与えられるものである。であるから，早発性痴呆とはどのような様態を示す病態なのかということが，われわれがまずはじめに設定する問いなのである。

2．体　型
統合失調症性カタストローフの体型は以下のようなものである。

　　肥満型および混合性肥満型　　　　　　　　0%
　　細長型および闘士型　　　　　　　　　　81.3%
　　形成異常型　　　　　　　　　　　　　　18.7%

きわめて重要な結果：肥満型体型は統合失調症性カタストローフのなかにはまったくみられない。それに対して，次の表にみられるように，統合失調症全体での体型をみると，肥満型体型がみられないわけではない。

　　肥満型および混合性肥満型　　　　　　　12.8%
　　細長型および闘士型　　　　　　　　　　66.0%
　　形成異常型　　　　　　　　　　　　　　11.3%

つまり，患者が肥満体型を示している場合は，発病初期の2〜3年の間では，カタストローフ性の最終的解体を必ずしもおそれる必要はないということを意味している。

したがって，統合失調症性カタストローフのなかで，われわれによって選別された早発性痴呆の患者は，体型的にみると闘士型，細長型，あるいは形成異常型のいずれかなのである。さらに，同様に3つに分けた解体型との特定の関係をみると，

　　緊張型解体群では闘士型，および，闘士的細長型が優位
　　シツォカリー群では虚弱細長型とりわけ極端な無力型が優位
　　破瓜型群では形成異常型が優位である

3．病前性格
当然のことながら，われわれは早発性痴呆患者の病前性格についても追究

した。その結果，虚弱細長型体型優位のシツォカリー性解体群に明らかな結果を得た。

すなわち，自我とその単一性の震撼の感知，主観的な変容体験，統合失調症性「一次症状」の集積によって特徴づけられるシツォカリー性解体は，もっぱら高い学歴（教師，神学者，大学生など）をもつ早発性痴呆患者にのみ認めた。この事実は，人格的基礎としてのある特定の心的分化がすでに存在することを示唆している。統計的な各群について，Kretschmer の精神生物図式の主な点に従って個別にみると次のような結果が得られた。

  外向性優位で，現実的，社交的，物質主義的な性格   0.4%
  内向性優位な性格   99.6%

  純粋に強力性の生活態度   1.2%
外界に対する優越感情優位，自己優越評価・自負・無頓着・攻撃性・活動性の傾向；

  純粋に無力性の生活態度   20.8%
劣等感・ひ弱さ・無能・自己卑下・意気消沈などの優位。低い自己評価・謙遜・従順・臆病・不安をもちやすい・自信のない振る舞い・受動的などの傾向；

  これらとは対照的な生活態度，すなわち，

  無力性を伴う強力性優位   11.0%
（ひそかな不全感，疲れやすい神経）。強力性に彩られた葛藤反応，情動の滞留，過剰代償，過度に興奮しやすい自我意識，悪意にとる，勝ち誇る。予期せぬときに強く侮辱されたと感ずる，嚙みつくような攻撃，そして，扱いにくい妄想的好訴などの傾向，自己中心的な品行，ルサンチマン；

  強力性を伴う無力性優位   67%
（名誉欲，勤勉，傷つきやすい自我感情）。無力性の色彩を帯びた葛藤反応，抑制的態度，突発的な強い不全感，自信がもてない，くよくよと悩む，ささいなことで過剰に良心が咎める，道徳的な恥辱感と結びついた関係念慮などの傾向。道徳的に繊細で，内省的。

これらの自閉的・理想主義的生活態度は，シツォカリー性解体傾向を有する早発性痴呆患者の関心・職業領域にも明らかに認められる。さらに，宗教的・哲学的，およびそれと関連する改革者的な努力などが前景に現れる。

これらの病前性格について予後学的な観点から確認しておかなければならないことは次の諸点である。

1．世界に向きあうことが困難。
2．対照的な生活態度が多いこと。つまり，無力性優位ではあるが強力性の対極を伴う。
3．単に強力性の生活態度のみをもつことはまれである。

これらの3要素に関しては，個別症例の予後について後述する際にもっと詳細に検討することになろう。調査・確認された性格学的所見を公式化すれば，「統合失調性気質の過敏性・自閉性中核群（Kretschmer）」に逢着する。したがって，これは，疾患としての早発性痴呆のシツォカリー性解体および無力性体型ととくに近い関係にあるものであろう。

緊張病性解体群についてみると，前述のように，闘士型ならびに細長型だががっしりした体型が優位を占めている。シツォカリー性解体群とは逆に，緊張型はどの形成層にも再現してくる。また，緊張型の病前性格もその輪郭はあまり明確ではなく，狭義の統合失調性気質と関連する諸特質をそなえていて，その共通点はもっぱら消極的に特徴づけられるものである。つまり，環境のなかでの自然であたたかい感情表出，適応能力や感情の多様性といったものはあらゆる場面で背景に強く後退し，シツォカリー性解体型にしばしば現れるあの特有の過敏性と繊細さが表出される。予後的には意味をもたない平均的な特徴と並んで，「過敏性，むら気，風変わり，独特の，窮屈な，単調な，一方的」などの標識で最もよく表されるような特徴が多く認められる。

個々例の予後[訳注2]を決める特徴をここでまとめておく。

1．偏狭さ，頑固さ，多面性の欠如，寛容と融和性の欠如

訳注2）緊張病性解体群での場合。

2. 内的過敏性

それに対して，破瓜病性解体型の病前性格特徴は，その一部は，はつらつとした，陽気な，社交的なといった表現によって強調されるものであるが，一方では，おとなしい模範的な子どもという姿がぴったりするものが多い。総じて破瓜型の患者の人格は，病前においても，理性的であるよりも衝動的であるほうに優勢である。

破瓜病性解体群の特徴は次のようなものである。

1. 衝動性優位　　　　　　　　　　　　　　　75％

素朴，感情の直截な表現，原始反応を呈しやすく，意識の動揺をきたしやすい，不安定で，思考は感情に左右されやすい，衝動抑制がきかない

2. 性格学的上部構造優位　　　　　　　　　　11％

自覚的，反省的，自省的傾向

3. 両者の中間　　　　　　　　　　　　　　　14％

統合失調症性カタストローフは，器質的な一単位である。これは，われわれにとって，統合失調症群一般に対して見当をつける場合の起点となった。つまり，一般に統合失調症者というものが――その場合，まずは統合失調症性シュープの患者を想定したとして――統合失調症性カタストローフの患者とどのような関係にあるのかが問題になるのである。つまり，共通点はどこに，そして，相違点はどこにあるのかということである。

3. 統合失調症性シュープ

実際にシュープ患者の一部は，統合失調症性カタストローフ患者とあらゆる点で同じであるようにみえる。しかし，経過がいつまでも長引き，それに呼応して解体が長期にわたって，おそらくは一生涯続き，カタストローフ様になることはほとんどない。つまり，質的には差がなく，あるのは量的な違いだけなのである。したがって，まず手はじめに，急性の過程に対して以下の予後に関する2つの問いが設定される。

1. どの程度急速に，また，どのくらい広範囲に過程が進行するか？
2. 新しいシュープが起きるか，それによってさらに新たな解体が生じる

か？

　この2つの問いに答えるためには，まず第1に，われわれが疾病過程の強さを測ることができなければならないだろう。この点に関しては，急性および慢性の，そして重症および軽症の統合失調症を詳細に比較研究することによって予後的に意味ある成果が得られよう。

1．疾病過程の強さ

(a) 早発性痴呆体質

　精神医学的予後についてほかでは通用しないことがここでは正しいのである。すなわち，疾病過程の強度は，ほぼ，疾病症状の強さに一致するのである。先述したように，「すべての個々の統合失調症性症状が意識清明な状態で発現していればいるほど，それは確実に〔統合失調症性であり〕訳注3)，かつ過程・器質的なのである」という命題は次のように補完されなければならない。すなわち，それが早発性痴呆・体質の基礎のうえに発したものであるならば，と。なぜならば，この体質的基礎のうえにあって，優れて精神的なものに基盤をもつ統合失調症性個別症状のなかには，ほかの場合に比べてより多く**身体的**なものがどこかに潜んでいるからである。そしてまた，本来，すべての事態が機能的層にではなく器質的層のなかにより多く生じているのであるから，われわれはそれを，症候の**回復力**が劣っている点に認める。つまり，いつまでも痕跡が残りつづけるのである。急性過程性が続いている間，臨床像のなかに外界に対する自我の共鳴力の消失しか認められないとしても，それに一致して疾患過程によってもたらされる軽度の持続的障害だけは残っていることを予想しておかなければならないであろう。しかし，感情障害のほか，自我意識の解体，思考構造の明確性の喪失，運動性の弛緩や解体などが証明されたときは，それに一致して過程性の強度が大である。同じように，たったひとつの症状，たとえば感情障害が精神自動的共鳴の完全な喪失訳注4)

訳注3)〔　〕内は訳者による補填。
訳注4) 感情的共鳴能力が障害された結果，相手にあわせて表情だけがそれらしく表出されるなど，共感による感情を伴わずに自動的に感情表出してしまうような状態。

に至るほど最重度になった場合もそうである。疾病過程の強さと，それに伴って予想される持続障害も上述したものと一致するであろう。むろん，その場合，われわれはひとつの症状がその患者の興奮度に平行して経過するといった誤った結論を下してはならないだろう。興奮は過程の強さに伴って生じるのであるが，過程それ自体とは関連していないであろうからである。興奮は，統合失調症のなかでの精神・反応要因について述べるときに論じられることになろう[訳注5]。

(b) 肥満型体質

統合失調症性カタストローフとは対照的に，統合失調症性シューブは肥満型体質でも起こりうるということをあらかじめ述べておきたい[訳注6]。早発性痴呆の回復力がわずかであるのに対して，こちらの場合は著しい回復力がある。疾病過程の強さは，症状の強さからは推論されない。これも早発性痴呆とは対照的なのであるが，肥満型体質の場合の統合失調症性症状は，疾病事象がより機能的層のなかで推移し，したがってそれ自体が可逆性であるがゆえに，本来，より精神的なものが多いのである。

再びわれわれの設問に戻ろう。過程はどの程度まで進行するのであろうか。早発性痴呆を想定してみた場合には，まずもって**どの程度まで過程が進行しているか**を確定できる可能性がある。つまり，そこでわれわれは症状の強さと過程の強さとをいわば同一視しているのである。どこまで過程が進行していくかという設問には，統計的な経験の援助によって解答が得られるであろう。

早発性痴呆の基礎の上に生じた確実な過程統合失調症の数100例の統計によれば，以下のような結果である。

1．重篤かつ終末的な荒廃は，ほとんど（約98％）の場合，遅くとも発病の3～4年後に生じている。

訳注5) 5．精神・反応性要因，p. 155参照。
訳注6) 統合失調症性カタストローフでは，肥満型体型は0％であった（p.141参照）。

2．完全持続的な解体はまれ（約14％）である。悪性の過程統合失調症であっても当面はシューブ様の経過をたどる。
3．しかし，重篤かつ終末的な解体が，多くの場合，3回目のシューブとともに出現する。また，3回目のシューブの後にも解体がみられない場合には，もはや重篤な荒廃には至らないと予想される。
4．早発性痴呆の場合であっても，第2，第3のシューブがすべて不可避的に過程規定性であるとはかぎらない。

以上の4点について，実際例をあげて示してみよう。

　21歳の大学生Wは，数週間前に初発した明らかな統合失調症で来院した。現実疎隔感，重症の被影響感，新奇な思考や身体感覚，不気味な気分などの訴えがあった。われわれがみたのは明らかな過敏・自閉的人格をもった極度に無力体質の青年である。診断は過程統合失調症で，現時点での予後は，解体の方向へ向かうとされた。6〜8週後には，すべての精神病症状が消退した。前精神病の病像のなかで表出されないものはないほど〔に症状は多彩〕訳注7)であった。それでは，予後に対するわれわれの態度はどのようになるだろうか？　治癒してしまったと認めることは完全に誤りであろう。しかし，これが寛解であると，この時点でいうことも誤りであろう。ここにあるのは，過程の静止状態なのであり，予後良好の兆候だと評価するわけにはいかないのである。なぜなら，統合失調症性カタストローフが最初から持続的に経過することはごくまれなのであるから。患者にとっては，危険にさらされた3年間が経過した。この間に新たなシューブがまったく現れなかったとしても，より重篤な荒廃がくることを予期しないわけにはいかない。したがって，われわれはもはや過程の予後ではなく，欠陥ないしは，その実際上の影響についてをまずもって問題にすべきなのである（7．統合失調症性欠陥，p.172以下を参照）。それに対し，過程がシューブ様に進行するときには，われわれにとって第3番目のシューブが予後にとって危険な局面になること

訳注7)〔　〕内は訳者による補填。

を意味している。また、〔その時点で〕訳注8)過程がまだ重篤な解体現象を現さないときには、解体はほとんど起こらないということになる。上述の症例の場合は、9カ月めに第2のシュープが生じて入院しなければならなくなった。その後は、中断なく重篤な終末状態にまで解体した。

　最終的に大きな意味をもつのは、前述した4点のうちの第4の点である。もし、われわれがある患者をいったん過程統合失調症と認めてしまい、その後の統合失調症性症状をすべて過程規定性であると考えるならば、その患者を損なってしまうことになるのは疑いをいれない。
　それは、病的事象が不変かつ予後不良であるとみて兜を脱いでしまうだけになる。したがって、統合失調症における精神・反応性要因の章では、心因性の原因によるシュープの可能性について詳しく言及することにしよう。
　シュープ様に統合失調症性経過をとる領域のなかで、統合失調症性カタストローフに対比して基本的に新しいものとして発現するのは、とりわけ2つの症状群、すなわち、妄想型およびパラフレニー型症状群が前景に立つ。われわれは、統合失調症性カタストローフが、その解体の経過として妄想性およびパラフレニー性症状群を必要としないことをみてきた。
　それに対して、シュープ状の経過型をたどる症状群の統計的頻度においては、妄想症状群がほぼ第1位にあるが、神経症性症状群とりわけ慢性心気性、強迫神経症性、および、ヒステリー性症状群も多いのである。したがってまた、長期間にわたって続く情動状態が、抑うつ、躁、不安などの色彩を帯びて現れる。総じて言えることは、カタストローフ性の過程事象における症状形成の均一性とは、その一部は、非常に浮動性の症状転換が交代性にみられるというところにある。今や、シュープ状の疾病事象においては、特異的、非特異的、および、心因反応性、過程性の症状などの連続ないし並列が重要な予後要因となる。異種性のエピソードが本来の経過像に接続し、非精神病性体験反応が症状形成を改装し、情動の状態が過程の性状を覆い隠すのであ

訳注8)〔　〕内は訳者による補填。

る。

　このような拡大や大いなる多様性がもっと顕著に形成されるのは，年齢や体質によってである。

　シュープ状経過型の**発病年齢**は，20歳で高い頻度を示すほか，35と45歳の間にも第2のピークを示す。

　統合失調症性シュープの患者の体質的基礎も広がりをもっている。個々の体型の割合は以下のようである。

肥満型および肥満混合型	21.4%
細長型および闘士型	61.6%
形成異常型	10.3%

　主として妄想型およびパラフレニー型の過程疾患に関しては，われわれの予後統計を詳細に検討することが適切であろう。資料の収集に際して直面したことは，どの精神科病院の医師にもよく知られている診断つまり，「妄想性痴呆」の大群であった。

　方法的には，2つの異なった手段を用いた。そのひとつは，「妄想性痴呆」という診断をもつ古い精神科病院の症例を調査することであり，もうひとつは，1910年から1914年までの間，「パラノイア」，「妄想性統合失調症」あるいは「パラフレニー」などの診断でチュービンゲン大学病院に入院したすべての症例について詳しい病後歴統計をとることであった。

4．精神科病院の「妄想性痴呆」と大学病院の妄想性疾患

　われわれは診療録の表紙に記載された診断に基づいて得たこの群の95例を以下の4群に分けることができた。

　第1群：妄想性統合失調症と表記されているもの
　第2群：破瓜病，緊張病，妄想性痴呆の記載が併記されているもの
　第3群：緊張病？，躁病？，躁うつ病，妄想性痴呆の記載が併記されているもの
　第4群：パラノイア，幻覚性パラノイア，妄想性痴呆の記載が併記されているもの

また，これら4群は4種類の予後像をわれわれに示している。
1．妄想性痴呆は，妄想性過程統合失調症の単純かつ明白な終末状態である
2．妄想性痴呆は，急性解体の精神病後性欠陥像である
3．妄想性痴呆は，症候学的に多彩な，周期性・可逆性病像からはじまって緩徐に進行していくものである
4．妄想性痴呆は，まずもって「論理的に根拠があり，動機や内容からみても終始了解可能な妄想形成」の転帰，つまり，「パラノイア」そのものの転帰である

経過予後的にみると，後の2群が興味深い。

まず，さまざまな診断が併記された第3群は，そのなかに肥満型の特徴をあわせもち，体型的に混合型が優勢である点で注目される。もし体型図式との関連がなく，一部はまったく第三者的な調査者によって診断された資料であることでもなかったならば，このような成績にわれわれは大いに疑問を抱いたであろう。

純粋に時間経過からみて重要なのは，この群の患者のほとんどが40歳すぎてからはじめて慢性の精神科病院収容者となり，明らかな欠陥患者となっていたことである。

第4群についてみると，個々例の生活曲線の詳細な調査は，重要な要因として次のようなことを明らかにした。つまり，この治癒不能および痴呆の転帰を示した妄想発展11例のうち，5例は確実に，そして3例はおそらく統合失調症後に生じたものである。言葉を換えれば，5例は思春期後期に真性統合失調症シューブを経過しており，3例ではその生活曲線は，すでに妄想疾患以前に明らかな人格水準低下への発展を示している。わずかに，残りの3例のみが刺激と反応の力関係によって治癒不能および「痴呆」が規定されているようにみえる（『生涯にわたる硬直』，Kehrer）。

さて，大学病院の妄想患者に目を転じてみよう。

1. 大学病院の妄想性疾患

1910年から1914年までの間，妄想性疾患のためにチュービンゲン大学精神科に初入院した41例の病後歴は，次のような結果を示した。

1923年のはじめに

1．治癒して就労可能	11%
2．未治だがほとんど就労可能	21.5%
3．未治で就労不能だが，ほとんど入院はしていない	31.5%
4．精神科病院に未治のまま入院	36%

治癒して就労可能の群は，精査によっても，周囲からの証言からみても，すべて一致して精神病的残遺症状がみられない症例ばかりであった。つまり，精神病後の人格水準低下の兆候もまったくみられなかったということになろう。

われわれは後になって診断を一部，変更しなければならなかった。わずかに4例においてのみ，妄想性シューブの診断がそのまま残された。3例においては，後の精査によって，敏感関係妄想の性格的構造が確実となった。残りの5例については，われわれは，当時の臨床像からみて妄想反応と診断するであろう。

われわれにとって予後の点からみて興味深いのは，**治癒した妄想性シューブ**を示した4例である。それらは，体型学的にはまったくさまざまであり，肥満混合型1例，闘士型2例，細長・形成異常型1例であった。それに対して全例に共通しているのは，軽い無力性を伴った著しい強力性の生活態度である。しかし，その無力性は，通常，無頓着な活動性の陰に隠されている。その生活態度は，きわめて単純な，たくましく，衝動的な人格像に接合している。このような無頓着で，たくましい男を目の前にすれば，彼ら自身の精神病性障害は，彼らにとって「変てこな」体験であり，彼らにはそれをどう扱ったらよいのかがわからないのだということが理解される。彼らが「どうということもなかった」というのを私は幾度となく聞かなければならなかった。さらに重要なことは，その一部は病後歴によってはじめて判明したのであるが，4例において，相当に思春期が遅れていたという所見である。遺精

のはじまりが遅れて，2例においては21歳すぎになってやっとはじまっていたし，ほかの2例では，22歳から29歳までの間の遅れた思春期にはじまっていた。

治癒を示した妄想反応についてみると，数人の男性患者においては，戦争が明らかによい影響をもたらしていた。1913年と14年に入院していた3例では，嫉妬妄想と迫害妄想への発展が不可避であったようにみえる。

戦争は，すでにほとんど慢性化していた妄想形成をうまく取り除いていた。すなわち，戦争初期においての根本的な環境の変化，ルサンチマンと自己不全感から超個人的で自己外の事態へと視野をずらし，そして，過敏で神経質な緊張自体に対してしばしばよい影響を及ぼした前線での生活などが，疑いなく妄想の排除と終結に貢献したのである。

ひっそりとしていて人には気づかれないとしても，妄想要因が隠匿されているために治癒とはみなされない妄想患者の第2の群は，ほとんど就労可能な群に入れられた。ここで，予後の点で重要なのは，どのようなあり方で妄想要因がその人の人格要因全体のなかに持ち込まれているかであった。

われわれはその持ち込みの可能性を基本的に3形態に分けてみた。
 1．統合失調症性妄想要因が支配観念として，実際生活の基本線となっているもの
 2．統合失調症性妄想要因が，閉じ込められて被包化されているもの
 3．統合失調症性妄想要因が，うまく処理されているもの

とりわけ幸運な状況は，これらの患者が，社会共同体から排除されることなく，あるいは，無為に過ごさざるをえないということもなく，彼らの妄想観念に従ってある程度生活し，行動することを許されていることである。そのような事態は次のようにして可能となる。
 1．その妄想の性質からして，ときにはむしろ直接的に日常的・社会的共同生活へ参入しなければならない妄想観念が，無害で，現実的であることによって
 2．世界や事物への指向性が完全に保たれていることによって
 3．外的状況（環境，職種，社会・経済的階層など）に恵まれていること

によって

　それに対して，統合失調症性妄想の被包化過程は，まったく異なったしかたで推移する。われわれはそれを次のように理解する。
　1．現実関係の大部分と再結合していること
　2．統合失調症性内的体験が現実表象の全体複合から十分に分離していること
　3．病的表象群が訂正されないままに心的背景に後退していること

　このような被包化の過程は，まず第1に，病によってつくられた新たなものが人格全体のなかで心的複合ないし複合群としての位置を占めたときにはじまるのである。被包化が行われるか否かは，なによりも**外的因子**に影響を受ける。したがって，妄想複合には決して外から刺激を与えたり，意図的に対抗するようなことがあってはならない。それとは逆に，あらゆる場合に，周囲から保護的かつ適切なやり方で意識的に大目にみるように扱われれば，妄想はエネルギー源を与えられなくなって被包化し，次第に「沈黙の」心的領域へと後退し，退縮していくのである。

　最終的な妄想要因の処理に関していうならば，それは疑いなく妄想の被包化と多くの共通点を有している。またここでは，妄想要因の一種の排除，つまり，患者の精神生活のなかでの2つの分離した世界の形成が行われているのである。しかし，妄想要因の処理というものは，被包化とは逆に，妄想要因が過敏性の苦しみを伴って背景に退くのではない。むしろ逆に，いつでも容易に，現実領域から幻想の領域へ，またその逆へと反転が行われるのである。また，人格全体のなかに最初からある特殊な色彩と，病によって新たにつくられたものとの位置は，まったく異なったものである。まず第1に自らの妄想の処理を行っている統合失調症者にとって，妄想要因は孤立化され，遮断されねばならない過敏な複合ではなく，多くの場合，幸福な，夢のような，遊びのような，そして直接的な感情誘因性の体験なのである。患者は，妄想体験をあからさまに肯定することを，単に合目的的な理由から回避しているにすぎないのである。妄想性の幻想世界がどのくらい利用されるか，あるいは処理されるのかは，最終的には，われわれがいかに患者にとって十分

かつ合目的的に現実世界を形成できるか否かにかかっている。

　未治で就労不能だが，ほとんど入院はしていない妄想患者である第3群は，第1に，特定のパラフレニー患者から構成されている。彼らが精神科病院をほとんど必要としないのは，彼らの気質背景が有利に働いているからである。すなわち，温和で，外界指向性の穏やかさ，開放的で，現実調整的といった人柄は，妄想に対しても，穏やかで宥和的かつ現実的な調子を与えている。彼らは世俗のなかで生活し，概して施設の庇護を必要としないのである。

　それにもかかわらず，この種の患者を精神科病院，とりわけ作業コロニーのなかで未治のまま入院している第4群のなかに見いだすとすれば，それは，ほとんどの場合，外的な条件によるものである。彼らは，誰かが面倒をみてくれていれば，その病にもかかわらず，とても上手に施設の外で生活できるのである。けれども，精神科病院のなかに未治のままとどまっている患者のなかでいちばん多いのは，引きこもりの生活，猜疑的な人間嫌い，そして不満いっぱいの頑固さなどのために次第に妄想にこり固まっていく患者たちである。

　妄想性疾患の**治癒性**ないし**非治癒性**に最終的に関連するものはなにかについて熟考してみると，次の点が明らかである

　1．個々の例の経過や転帰にとっては，妄想過程の強さはあまり大きな意味をもっていない。

それに対して，

　2．経過予後に大きな意味をもっているのは，その他のさまざまな因子，とりわけ，気質，衝動性，生活態度，そして，忘れてはならないのが，（環境，職業，社会・経済的階層などの）外的因子である。

　これらの所見は，新たに，統合失調症のなかでの精神・反応性要因に関する強い示唆をわれわれに与えてくれる。次の章ではそれについて触れることにしよう。

5．精神・反応性要因

1．反応性の発病

24歳の聖職志願者 Walz は，つねに高慢で野心的な男であるといわれてきた。「彼は非常に自惚れが強いために，友人をもつことができない」のであった。彼の知的能力は抜群ではあったが，神学体系学だけに一方的に偏っていた。彼は信仰の厚い神学者ではなく，「牧師」として重んじられようなどとは望まず，ひたすら教授になることだけをめざして努力していた。彼はこの唯一の努力目標である立身出世に向けて自らのすべてを結集していたので，全霊を傾けた努力にもかかわらず，きわめて排他的，頑なで狭隘にみえた。努力するにしても，可能性を追求するにしても，まったく多面性に欠けていたのである。20歳で婚約した。婚約期間中は，肉欲に対する絶え間ない闘いの連続であった。断食によってその衝動を鎮圧しているといっていた。4年間の婚約期間ののち家族の反対を押し切って結婚したとき，2人とも，経済的，家庭的，そして，対人関係にも疲れきってしまっていた。彼らは，全介護を要し膀胱障害を病む上級教諭であった妻の老父と家計をともにしなければならなかった。新婚早々の数日間，彼は強い性欲を示し，昼夜を問わず性交を繰り返し，肉体的には不能となっているにもかかわらず残忍かつ「動物的な」しかたで行為を強要したため，妻はついに隣室で寝るようになった。今や彼は些事にこだわる暴君となり，妻が彼の世話をやかなくなったとか，パンのバターの塗り方がなっていないなどと文句をいうようになった。「俺のいうことを聞かなければならない，妻というものは従順でなければならないのだ」。結婚2週目には，意欲がないといって朝に起床せず，トゥラララと楽しそうに歌ったり，鳥や動物の鳴き声をまねてみたり，「俺が舅なのだ」と叫んだりした。妻に対しては電文体でしゃべり，朝食の準備が遅れると，妻に向かってパンを投げつけたりした。このようなことがあって，彼はわれわれのもとに連れてこられた。彼は診察室に入ってきたとき，われわれに向かって皮肉っぽくめくばせをし，勧められた椅子に横柄な態度で腰かけた。そして，いきなりとうとうとしゃべりはじめた。「私の舅がベッドで失

禁をしたら，あなたならなんと言いますかね。のべつまくなしルイーズ，ルイーズと呼ぶし，それも，食事をしようと座ったとたんにだとしたらどうですか。私がここにいるのはなにかの間違いで，舅のほうがここに入れられるべきなんだ。舅は自分が証明書代を支払ったのだからといって，結婚してしまってから私の妻の洗礼証明書や出産証明書を返せというし，結婚前には月々の補助金をだすと約束していながら，後になってそのつどに雑費を負担したいと言いだすなんて，不穏当な態度だ。妻も妻で，私に尻拭いをさせようとするなんてとんでもない。私に家事の心配なんてさせないでほしいものだ。昼食が2時半になってようやく出されるとしたら，あるいは，机の前にマットをおきたいと思ってもかなえられないとすれば，あなたならどうしますかね」。性生活に関する慎重な質問に対して，「あなたの奥さんとの性行為をお尋ねしてもよろしいかな」と，彼は嘲笑的な調子で応じた。長い沈黙ののち，彼は突然，感情をあらわにして叫んだ。「緊張することばかりだったんだ。どうしてもうまくいかないし，面倒なことばかりだから，寝込んじまったんですよ。言いたくはないが，反対，反対ばっかりで，もう口答えにはうんざりなんだ」。その後何日かの間，彼は重症の緊張病性興奮に陥った。思考は軽度ながら奔逸，飛躍，獣の鳴き声をまねたりしたため，頻回の持続浴を行わなければならなかった。強度の運動衝動のため周囲とのコンタクトはとれず，まったく拒否的であるか傲慢な態度で人を見下すのであった。「あんたの精神とお時間が許すなら，あんたと喜んでお話ししますよ」と，今度は子どもじみた人懐こい態度を示すこともできた。そして，愚かにも結婚するのが早すぎたと思うとか，改めて性についての正しい講義を受ける必要があると思うなどというのであった。あるいは，やもめ暮しの母親が来て舅の面倒をみてくれれば，やっと自分は自由になれるという考えを披瀝したりした。

　はじめの数週間は，彼自身の言葉を借りれば，「すごい緊張状態であり」，医学的にいえば，反応・統合失調症状態であるとするのが妥当であろう。なぜなら，かつて「精神的体験から精神的偏奇が生ずる」のが反応の概念であるとHellpachが定義しているからである。

統合失調症性「反応」は，消退したのではなく，過程精神病性に持続したのである。

この症例はわれわれの予後学的構想にとってきわめて印象深いものであり，精神病の反応性の発病と経過との関連について詳細に追究する動機となったのであった。われわれは膨大かつ多角的な統合失調症資料のなかから，統合失調症性反応類型の性質をもって発病した症例を14例見いだした。そのうち，4例のみが治癒し，その他は多少なりとも不治へと進行する経過をたどった。

刺激と反応の関連の埒外にある力によって，すなわち，統合失調症性過程要因によって本質的に規定されている進行性が存在するであろうことをとりあえず度外視して，治癒群と非治癒群とを比較すると，ある例では治癒促進的に働き，ある例では治癒妨害的に働く一連の要因があることに気づくのである。

治癒妨害要因は以下のような特徴を有する。すなわち，すべての症例において，すでにその病前性格が，顕著な偏りと強直性，可動性や柔軟性の欠如，努力のしかたやその可能性の幅においても貧困と単調さを示し，少しばかりの努力をするにおいても過度の目標設定と極度の緊張を伴う狭隘な生活基盤，そして，思考も行動も後戻りがきかないのである。いうなれば，すでにその病前性格からして不可逆性なのである。

それに対して**治癒した**症例では，人格の豊かさ，努力目標と可能性の多面性と多様性，そして，人柄の気さくさや闊達さなどがみられる。

一方でわれわれの症例は，生彩のない，つまらない，貧困な人柄が逆に「治癒」に有効に働きうることを示している。つまり，反応・精神病性の事態は，生気的心的素材の乏しさから誘導されるのではないことが明らかなのである。

けれども，体験刺激の性状からは治癒あるいは非治癒の症例の区別はされないのである。その場合，両群ともにまずもって宗教的および性的体験領域が問題になる。

また，反応性に発病する場合の症状は両群ともに差異はなく，いずれの場

合も，緊張病性の，宇宙的・恍惚的な，あるいは，不安・妄想的な症状群が形成される。

　最終的に意味のあるのは，非治癒群においては一般に数週間後には，反応性の事態は疾患経過の主導権を内因性要因に引きわたし，それでもまだどちらかといえば，発作的な経過をたどりつつ，内容と症状形成に色彩を与えながら影響を及ぼしていく。しかし，例外的に精神・反応性要因が長らく主導権を握り，進行性を隠蔽する場合もある。

　いずれにせよ，われわれはひとつのことを知った。つまり，統合失調症が反応性にはじまったとしても，それがより可逆性であることを意味しない。しかし，反応性に発病した場合には，疾患それ自体はさておくにしても，予後の可能性，つまり，治癒の可否については慎重に評価しなければならない。したがって，一途に度を越した努力をするような人格の人は，すでにそれだけで不治へと傾きやすいという危険性が高いのである。なぜなら，そのような人格では，精神・反応性の事態は人格の辺縁において生じるのではなく，いわば，努力というくさびが人格のなかへ中軸として打ち込まれ，叩き込まれるのであるから。同じように，その種の人格では，葛藤あるいは運命を具体的ないし主観的に処理し克服することの不能性が付与されているのであるから。

　また，自発性・純内因性統合失調症と比較してみても，反応性に発病した統合失調症の予後は，決して良好ではない。

　反応性発病の予後を良好とする要因は下記の点にある。
　(1) 過程と反応の鑑別診断が容易であること
　(2) 場合によっては，精神療法的介入点が存在すること

　逆に，次のような場合では，**反応性発病の予後が不良**に傾く。
　(1) 過程性要因それ自体は少なくても，精神的硬直が持続するおそれがあるとき
　(2) 疾患事態が心因性に燃え上がる傾向が強いとき

　さらにわれわれは，「誘発された」および「了解可能な」統合失調症を純内因性統合失調症と比較した。われわれの確認したところでは，最終的な予

後については，前者は後者になんら勝るところはなく，逆に，「了解関連性」は，単に，とりわけ明瞭・明白な，あらわな器質的解体の表現にすぎないことが多かった。

2．統合失調症発症のはじまりとしての神経症

われわれは，さしあたりは神経症と考えられて，それに一致して予後も良好と判定されるような過程精神病にしばしば遭遇する。このような例を，当初から真の神経症と区別することができれば，予後の観点からは有利である。そのような「疑似神経症」の5例（性的神経症3例，強迫神経症1例，職業神経症1例）に基づいて明らかとなった本質的な視点は，きわめて留保的ではあるが，次のようにまとめることができる。

(a) 真性神経症であれば分析によってはじめて引きだされ，明らかにされるような心的素材が，前統合失調症性神経症では，はじめから自発的に，そして，しばしば特有の**「告白衝動」**によって患者のほうから持ちだされる。

(b) 個々の心的素材は奇妙に剝きだしで，けばけばしく，はっきりしすぎていて，驚くほど単純かつ色褪せた形で想起される。

(c) 心的素材の精神療法的な処理はうまくいかない。なぜなら，それは表面的に広がっているだけで，決して深層に重積しているのではなく，したがって，実際上，心的複合を解消することは不可能なのであるから。

このような所見は，なによりもまず，あらかじめ過程性に規定された「抑圧能力の喪失」(Otto Kant) によって説明されるであろう。

3．「心因性」シューブ

統合失調症の心因反応要因について述べるにあたっては，すでに繰り返し論争となってきたシューブの心因について検討しておく必要がある。それについての時宜を得た診断は，予後にとってきわめて重要である。なぜなら，心因性のシューブ症状群は，それに適した精神療法を開始することによって

取り除くことができるからである。われわれの資料によれば、2つの可能性がある。

　1．神経症性の先行としての、つまり、「疾病逃避」としてのシューブ
　2．コンプレックス反応としての「シューブ」

　これに加えて、個別的に検討しなければならないのは、克服された軽症の統合失調症の場合には、当然、その他の身体疾患や神経疾患と同じく、神経症的に取り扱われうることである。ただし、統合失調症者は、彼をいつでも「疾病逃避」へと追いやる特殊な刺激をもっている。つまりそれは、彼固有の人格統合失調性素質（Schizoidie）訳注9)によるのである。

　一例をあげよう：

　34歳の Hans Winter の場合、彼の父親によれば、高校卒業試験後まもなく統合失調症が初発した。彼は以前から感受性に富み、神経質・過敏で、はにかみ屋の若者であったが、一方では、才能に恵まれ、野心家であり、自負心の強いところがあった。彼の卒業試験の成績は抜群であった。それに引きつづいて、その当時の医師が確認したような「神経の破綻」が起こった。朝は起床せず、ものを言わず、何日も休み、机に向かってしかめっ面をしていた。軽い欠陥を残したが、大学で哲学と法律学の講義は受けていた。第3学期の途中で彼は突然、帰郷した。強い病感と心臓や肺に関する多彩な訴えがあった。しかし、異常所見はなかった。2～3週間臥床し、再びほとんどものを言わなくなってしまった。ときには、食事もとらなかった。家庭医の勧めに従って就学を中止したところ、たちどころに症状は消退した。2年間は穏やかな状態が続いた。その間、彼は辺鄙なところにある父親の農場で肉体労働のかたわら、法律の勉強に専念した。その後また彼自身の希望で、学業の再開のため以前の大学に戻ったが、学期の終了前に「統合失調のように」なって再び帰郷することになった。敏感・精神病性妄想形成、被影響・変化感覚の出現。帰宅するや間もなくまた著しい回復を示した。独学で法律学と

訳注9)　訳語の人格統合失調性素質は、賀川哲夫編『標準医語辞典』南山堂、1972．による。語意は、Kretschmer による統合失調性気質の総称：Peters, U. H.：Wörterbuch der Psychiatrie und medizinischen Psychologie. Urban & Schwarzenberg, 1971. による。

政治学を学び，良の成績で法学博士の学位を得たのち，ベルリンで法律顧問の職を得た。彼はベルリンへおもむき，帝国議会へ行き，ポツダムを見にいった。（速記録によれば）突然，ドールンにいる皇帝に危険が迫っている，暗殺だという考えが稲妻のように閃いた。オランダ行きの急行にとび乗ったが，ばかげているとは思ったたものの，そうしなければならない，危機を回避しなければならない，使命だと思った。それが正しいのだという啓示があって，それに従わなければならなかった。ハーグへ行き，そこで精神病であるとして拘束された。よろしい，不可抗力に従おう，来るべきものが来たのだ。——彼は父の迎えを受け，われわれのもとへ連れてこられる——ご親切な，申し分ない作法での移送だ。

　われわれが職業についての忠告，医学的には庇護的な場所が必要であること，養生が必要なこと，実家に頼ること，などといった感情に訴えるきっかけの言葉を与えたところ，彼は本当にほっとして，命をかける必要がないことに感謝を示した。彼の病気を，治癒はしたもののきちんとした養生を必要とする結核性の過程と比較してみよう。はじめの数日間はまだ気分のように取り囲んでいた「統合失調症性」は，日がたつにつれ消退し，彼は，明らかによくなっていると感じつつ，自分から申し出て，はじめに申しあわせたよりも数週間長く入院したのである。われわれは，彼が第一歩を踏みだし，そこから逃避したというベルリンでの地位のことや，ドールン行きのことなどには一言も触れなかった。また，彼が「分裂のようになって」大学を2回中断したことについても触れなかった。これらはすべて，父親だけから聞いたことである。彼自身がわれわれに話したのは，高校卒業試験後の「神経の虚脱」，つまり，最初のそして唯一の内因性統合失調症シュープについてだけであった。だが，われわれはまさにそのことからそれに続いた3回の「シューブ」が過程性ではなく，もっぱら心的に規定されたものであることを読みとったのである。またその後のシュープは，いずれも人格水準の低下を強めることはなかった。われわれがこの症例の2回目と3回目，とりわけ最後の「シューブ」を，本質的には**野心的な業績欲求と自閉性過敏との葛藤の解決**，いわば，「疾病逃避」とみるとしてもあながち誤りではないであろう。

われわれがいかにしばしば軽症発病統合失調症後のこのような心的事態を目撃しているかを，明らかにしておこう。そうすれば，われわれはその後のシューブにおいて心因を問題とし，場合によっては，経過予後に向けて治療的に介入することを躊躇しなくなるであろうから。

コンプレックスとしてのシューブにおいては，通常，緊張病性興奮とともに，必要不可欠な精神運動性流出が起こる。われわれの統合失調症発病後の患者の場合，コンプレックスそのものは，次の3群によって規定される

1．父親コンプレックス
2．不安コンプレックス
3．不全コンプレックス

ある種の男性の統合失調症後患者では，ほとんどの場合，ごく軽症な最初のシューブの後に，重度の父親憎悪が現れる。その成立についてどう考えるべきかについてはここでは言及しない。逆に女性の統合失調症後患者では，その憎悪は母親に向けられるという事実のみをここでは確認するにとどめておく。統合失調症後患者においてわれわれがこの問題に直面した場合，まず第1に，それが経過予後を複雑にするということは確かとみてよいだろう。なぜなら，われわれは現在の自験例における経験に基づいて，統合失調症圏一般のなかでも最も強力かつ衝撃力の強いコンプレックスを，この統合失調症性父親コンプレックスのなかにみることにためらいはないからである。われわれの症例で示すように，コンプレックスは拒絶と昏迷，緊張病性興奮と妄想的態度のなかで解放される。そこでは，統合失調症性過程の活動が参与することはないであろう。

「不安コンプレックス」も「シューブ」のなかで表出されうる。患者の多くは，統合失調症発病後に，ときにはすでに病前から，活動性の過程のなかで統合失調症特有のものとしてわれわれが遭遇したあのカタストローフ感を痕跡的な形でもっている。それは，生活のなかでも，自己自身のなかにあっても，もはや見当がつかなくなっていて，感知されることもなく，したがって，ある意味では習慣化してしまっていて，患者はいつも脅やかされている存在となっているのである。季節の変化，ささいな体験刺激などの，なにか

軽い一押しがあれば，それは世界没落感という統合失調症体験や，不安発作へと高まり，あるいは「了解不能な行動」へと転化するのである。

最終的に「シューブ」は，いわば強力な不確実感の「裏面」であろう。われわれは数年前に，ある貴族の若者が最初の緊張病性シューブを発症したのを受けもったことがある。その症状構造は，彼にとっては当然の劣等感の過代償としての自我意識の高揚によって明らかに影響を受けていた。シューブは，軽い欠陥症状を残して軽快した。われわれの開放病棟で数週間を変わりなく過ごした後，彼は優しい平民の看護師に惚れ込んでしまった。彼の結婚の申し込みは断られた。その翌日から，症状・経過からみて心因性であることが明らかな新しい緊張病性興奮がはじまった。「若い娘が皆私のあとを追う。私は目を伏せなければならない。なぜなら私の視線は強力だから。私には行くべき道がはっきりわかっている」。彼は医者たちに向かっては誰に対しても「惨めな奴め，意気地なしめ，お前は小人だ，俺は二人力だ，お前の腕を切り落としてやるぞ，打ち殺してやる」などと声高に叫ぶ一方で，看護師たちに対しては，完璧に礼儀正しい紳士として振る舞い，手に接吻をし声を和らげるのであった。彼はいつも大げさな軍隊式の態度をとり，命令口調でしゃべった。「静粛にせよ，祖国に忠実に，つねにだ。赤旗なんぞ恐くはない，鐘が鳴っている，今こそヘッセンの騎士たちが出馬するのだ。中隊を礼拝の儀式に引率しなければならない」。彼は煙草の吸い口やストローなどで指輪をつくり，看護師と婚約したと主張した。厳しい医学的指導のもとで興奮は次第におさまり，悪化はしなかった。われわれは彼のために，莫大な所有物を管理するために体裁のよい役目をつくってあげた。それは彼の自己防衛努力にうまく合っていて，彼自身のある種の統合にも役立った。2年間，良好な経過をたどっている。

もちろん，これらの症例をもってシューブの心因の可能性についてが論じ尽くされたわけではない。ともあれ，このような症例は，特殊な転帰点を示唆しているし，新たなシューブのすべてが不可避的に過程性というわけではないということを示しているのである。

4. 精神・反応性上部構造

　個々のシューブが場合によっては心因性でありうるということとともに、われわれは、統合失調症性精神病全体の予後学的観点からの精神・反応性上部構造にも関心を抱く。また、そのかわりに過程現象の心的加工について議論することもできる。そこから生成するであろう症状を特徴づけるためには、心的加工の個々の形態を列挙することで十分である。たとえば、道化じみた、大仰な、有頂天の、さらには、困惑様の、心気・自虐的な、強迫神経症的な、ヒステリー性の、妄想的、あるいは強い不安の、などといった加工形態がそれである。

　これらの加工形態と並んで、その名称がすでにその本質を表しているような、活動性の疾病事象に対する意識的な態度がある。それは、病に対する防衛、病に没頭すること、自己放棄、病の受動的受容、不関性の傍観などである。

　その他、患者のもともとの生活態度とは直接の関係なく、病によって規定されている環境へのさまざまな態度がある。最も多いのは、分裂性分割が善悪や外界への投影に見いだされることである。そこから生ずる態度は、精神・反応性上部構造の症状形成のもうひとつの要因でもある。同様に、外界に対する完全な拒絶も当然ありうる。

　このような上部構造は、統合失調症カタストローフにはきわめてまれであるが、逆に統合失調症性シューブや活動性の弱い過程には非常に多く生じる。したがって、予後良好な症例はしばしば印象深くかつ「華やかな」統合失調症であるということになる。

6. 特殊な過程の予後

　この患者は痴呆化するであろうかという問いを、「狂気」の程度によって答えてはいけないということは、いずれにせよ明らかである。この問いに対する答えは、まずは臨床において表出されるものであるがゆえに、つまり、さしあたり症候論の範囲内にとどまるのであるならば、われわれは予後についての手がかりを、とりわけ、以下のような点から引きださなければならな

い。

　Bleuler, E. は Kraepelin 生誕70年記念論文[3]のなかで次のように示唆している。すなわち，われわれはどのような症状について問う場合でも，それが実際にはどの程度まで身体的で，どこまで精神的なものであるかを問わなければならない，と。われわれには，このような問題設定が予後を決める第1の課題であるように思われる。ある統合失調症の病像に身体的なものが潜んでいるか否かは，すべての過程予後が実際上はそれをもってはじまる過程性を証明することによって確定される。したがって，われわれは，まずはじめに，過程性を示す標識を示してきたのである。そして，次に，この過程要因のほかに，症状形成に特定の影響を及ぼすことがある一連のほかの要因について知ったのであるが，その結果，症状を予後判定に利用できるか否かを，過程現象が活発な間に，もう一度，より広い観点から検討することが不可欠であると思われる。

　統合失調症のある症状の非精神病性が，症状それ自体として明らかになることは比較的まれである。そうではあっても，われわれは，統合失調症圏の中であっても，その症状が一般医学からみての器質的性状が明らかなもの，そして，主として Kleist と Reichardt によって特定の統合失調症型にとっての意味づけが確立されたような症状を見いだすことがある。すなわち，「昏蒙」，けいれん性の症状群（失神やけいれんの傾向），一連の緊張病性持続症状のはじまりに伴ううい痩，そして，終末的荒廃状態へと移行する際の体重増加などがそれである。さらに，いろいろな血管運動性および内分泌障害，すなわち，脂顔や緊張病の闘士型体型にみられるアジソン病を想起させるような黄褐色の皮膚の色，皮膚や骨の色素沈着や萎縮傾向，赤紫色の湿った手足などである。これらのいずれもが統合失調症特有ではない。したがって，われわれは，すでに「統合失調症」の診断がほかの方法で下されているときにのみ，これらを過程器質性であると判定してよいのであろう。もちろん，

---

3) Zur Unterscheidung des Physiogenen und des Psychogenen bei der Schizophrenie. Allg. Zeitschr. f. Psychiatrie 84, 1926.

それらの症状が統合失調症性症状像の枠内で明瞭かつ高頻度に出現するときには，器質性要因の存在を疑うことはできない。しかし，これらの経過予後的な意義はまだきわめて不確実である。つまり，予後不良な過程精神病におけるこれらの症状の出現頻度は低いからである（約11％）。

したがって，症状の非精神性は，それを一括して過程予後を知るうえで利用することはできるにしても，一般医学で用いる器質性ではなく，一義的に，過程統合失調症特有という意味で用いられるのである。

さて，自我とその一体感が「震撼させられたと感知する」ような病の体験を，われわれは前述した３つの意味での「過程統合失調症」に特有であると確認する。しかし，一般的には，自我解体の症状群は過程統合失調症の一部にのみ特有であり，したがって，そこに予後の手がかりの主体を見いだすことはできない。

そもそも，きわめて多くの統合失調症者が，はじまりつつある解体を実際に感知するであろうことは認めなければならないであろう。われわれはこの「感知された」解体を，重症の緊張病性痴呆化の主症状と認めることはまったくない。逆に，それを，潜在性の統合失調症過程なかんずく，シツォカリー型において多少なりとも明瞭に見いだす。当然のことながら，われわれは重症緊張病性痴呆化における「感知された」解体の出現を，進行性の結果であるとは**みなさない**。だが，それも少し違う。緊張病性痴呆化と自我意識の解体のはじまりとは，まったく異なった次元の出来事なのであり，両者の相互関係は，次のような事実によって最も適切に表現することができる。つまり，緊張病性痴呆化は，決して自我解体の「感知」の症候群へと移行するのではなく，逆に，自我意識解体のはじまりは緊張病性に終結することが多いのである。

一方，詳細な診察によって明らかとなるのは，自我の「震撼の感知」は，実際には，当初認められた以上に統合失調症初期に多いことである。したがって，われわれは，それが一般的な神経衰弱や心気症状の陰に隠れていたり，あるいは，患者が遠慮していたり，まだ十分な自覚がないためにそれを話さなかったりしていることを知った。

われわれが，ある特定の症状群を過大評価しているようにみえるかもしれない。しかし，そうではない。その実際の意義は，次のようなところにある。すなわち，解体の固有型が出現するに際しては，経験上，精神的・身体的に統合失調性精神病と密接な関係にあるひとつの人格変種，すなわち，自閉・過敏性分裂病質および無力体型と一貫して結びついているという点である。第2の意義は，この症状群に属する意識性，すなわち，意識の清明さと分別の保持をそこに包含していることである。それは，錯乱，非清明，夢幻様状態の逆であり，これはまた，予後に関する症状評価をするに際しては，実際上，中心的因子なのである。これらの特有の意義は，次のことによって補完される。つまり，「感知された」という表現のなかには，それに加えて，最終的に症状の身体性が構成されている要素的なもの，一時的所与および演繹不能のものなどが伝達されているのである。

つまるところ，それぞれの統合失調症性症状が同時に，清明性，分別性，非複合的，要素的，非還元性に出現しているときには，それらは，器質性過程の表現でありうるのである。理性的で分別ある会話のなかに唯一，統合失調症性思考過程が認められれば，それは，典型的な統合失調症性恍惚状態などに比べてより過程性であることを示唆している。あるいは，形式的には整った水準にある緊張病性の振る舞いは，重篤な緊張病性運動暴発に比べてより過程性なのである。しかし，過程性ではありながらも，十分，急性統合失調症性といってよい病像を示す場合があるのはもちろんである。それでは，予後を示す手がかりはどこにあるのであろうか。それは，まったく同一線上にある。その症状のなかにどの程度まで身体性や過程性が潜んでいるかを知ろうとするならば，われわれは，急性の症状をみて，そこに，障害の要素性，演繹不能性，了解不能性などを感知しなければならない。過程統合失調症は，まさに「狂っている」と同時に分別があり，また，心理的に複雑であると同時にどこか要素的で，複雑とはいえない身体性を示しているのである。

このような過程統合失調症特有の症状の特徴は，非過程統合失調症の精神病相における統合失調症症候との比較検討を通じて，より明らかにされる。われわれは，そのような「状態統合失調症」（Schneider, K.）の40例を症候

論的に詳細に検討することができた。この概念は，臨床疾病論的には多様な群を含んでいる。なぜなら，これは，統合失調症様の症状があって過程性の欠如していることが唯一共通しているにすぎないからである。しかし，これらの統合失調症様状態像がまったくわれわれのいう過程統合失調症と異なっているのは，まさに症状の**背後の「隠れた」**ところにある。「状態統合失調症患者」は狂気であるか分別が保たれているか，あるいは，了解・感情移入可能であるか，一般医学的意味での感情移入不能・器質性であるかのいずれかであるけれども，真の過程統合失調症者のように両者が互いに入り交じって「背後にある」という特殊な形で混在していることは決してない。

　これらの特殊な症状特徴をみることは，若年性痴呆化精神病においても，統合失調症様色彩を帯びた治癒可能な精神病性発作の場合と同じく少ない。それは，われわれのいう「過程統合失調症」が，「統合失調症」一般の核心として中心的位置にあることを証明している。

　このほか，症候論のなかで予後の標識となるものといえば，むろん長期の観察期間を要し，それゆえ，ただちに臨床に応用することはできないけれども，症状の**恒常性**がある。過程統合失調症においては，すでに最初の経過のなかである特定の症状の様態が形成され，それは，すでにわれわれがみたように，一種の独立的な病像として解体に至るまでずっと保持されるものである。

　独自の解体型に向かって，恒常性症状の形成が先行するのが統合失調症性過程の増強にとって特徴的であるようにみえるので，まだ一連の緊張病症状が欠如しているとき，あるいは，まだ出てこないときに，これを予後判定に用いてもよいかもしれない。

　逆に，非過程性の治癒可能な「状態統合失調症」では，長期にわたり流動的な症状変化を続け，ひとつの症状からほかの症状へと飛躍して，経過が一向にきちんとした症状連鎖をとらないことも，同じく法則的であるようにみえる。

　ともあれ，先へ進むことにしよう。意識性，分別性，「感知されたもの」，要素性などを意味する上述の症状の「背後にあるもの（背景性）」は，われ

われに次のようなことを示している。すなわち，われわれは，予後の問題を優先しているのだが，まだ症候論のなかにとどまっているとしても，すでに実際には症状と全人格の相互性をみているのである。なぜなら，症状の「背景性」を拡大することは，結局のところ，**外と内とをあわせ見る**ことにほかならないのであるから。これをもって，われわれは，根本的には統合失調症の予後学の**方法論的要点**に触れたのである。予後決定因子，つまり，破壊的中核をそのすべてにわたって把握しようとするとき，統合失調症という疾患の特殊な性質のなかに基礎づけられているのは，たとえば，躁うつ病の予後の場合のように，さまざまな予後要因をそれぞれ明らかにし，比較検討するのではなく，つねにすべてを相互的にみなければならないということなのである。

したがってわれわれが症状論から過程性を把握するに際しては，すでに多少なりとも無意識に人格全体をあわせみていたのである。であるとすれば，さらに予後学を進めるにあたって，まず最初に，人格要因を強く意識して前景に据えなければならない。なぜなら，過程性の確認は，経過予後的には，単にこの患者が痴呆化に向かったということを言っているにすぎないのであるから。この患者が痴呆化するかどうかという設問に対して，われわれは，さしあたり次のように答えることしかできない。すなわち，「そうなりうる」と。すると，もっと差し迫った質問に直面することになる，「どの程度，そして，その速さは」と。方法論的には，今や**人格全体**を全面に押しださなければならない。そして，過程性の把握にあたって，導入部でその意味づけを述べたような表情や精神運動性を超えて，われわれは患者の体型の問題へと進むことになる。経過予後について，体型はわれわれに次のようなことを示している。

1. 肥満型では，発病初期の2〜3年間は，カタストローフ状の解体と最終的解体はきたさず，そもそも，肥満型は解体の可能性自体を減弱させる。
2. それに対して，無力型，闘士型，あるいは，形成異常型の体型は解体の可能性を強める。

患者の体型を厳密に確定したならば，次にわれわれは内部に向かって，つまり，さまざまな側面から患者の**病前性格**像を把握しようと試みる。

前述したように，**解体の危険性が減弱**するのは，

1. あたたかく，開放的，外向的で実際的でもある気質背景，さらに，積極的であって，なおかつ自然で，外界への適応力にも富んでいるような，いってみれば，ある種の循環性人格因子の強い表出。
2. 欲求と能力の豊かさ，多様性，しなやかさといった性格要因である。

これに対して**解体の危険を高める**要因は，

1. すでに病前から，外界や物事に対する配慮が困難あるいは障害されていて，内向的で独自，閉鎖的，怒りっぽい気質，そして，軽い強力性の対極を含むことの多い無力・敏感性の生活態度。
2. 欲求と能力の一方的，硬直的，単調さといった性格要因である。

それでは，もう一度，心・身の観点から緻密に把握された人格全体との関係について症状を見直してみれば，われわれの予後学的可能性，つまり，個々例の予後判定の可能性も完成することになろう。なぜなら，今や外的なものであれ内的なものであれ，その予後判定における重要なものがすべて得られているからである（3．統合失調性シューブ，p.144以下を参照）。活動的な統合失調症性疾患現象のなかで，全体として無力性，自閉・過敏性が背景を形成していれば，われわれが患者について見，かつ，感知するものはすべて過程性という下地で塗られていることになる。

肥満体型の，環境に向けて調和のとれた分化を果たし，豊かな目標をもつ全体像は，統合失調症性疾患現象を正真正銘の過程性の深層のなかで生じさせることはほとんどなく，したがって，統合失調症性病像に「狂気性」なる典型的体験様式を与えることはあっても，そこに過程性特有の，演繹不能な「背景性」を与えることはない。

このように，症状の予後判定における基準には実際上，2とおりのものがあげられる。そのひとつは，医師によってすべてが過程性という視点から注目されなければならないことであり，もうひとつは，まったく逆に，ありえるかもしれない過程性から離れて，より非特異的なもの，心因反応性，機能

性優位の外層に注目されなければならない点である。

　われわれはすでにひとつのことを承知している。つまり，それは，予想しなければならない欠陥といえども，単に，既成の，もっぱら疾患からのみ規定される絶対的に強大なものではありえず，病前の人格全体からも導きだされるということである。それでは過程はいったいなにを引き起こすのであろうか。

1. 過程は，人格を縮小させ，減弱化し，その構造のある側面を無効にしてしまう（Kronfeld）
2. 過程は，人格を変化させる
3. 過程は，人格内部に新たなものを生みだす

　縮小と減弱のされ方は，まず第1に，人格全体のなかの**特定の侵襲点**を通して過程によって行われるのであるが，その主たる侵襲点は**欲求の構造**である。健常者の欲求の束は，多様ではあるものの，つねに活動的な単位を構成していて，間断なく内外からの刺激によって励起され，維持され，決して硬化したり終息したりせず，つねに展開可能性を保持し，淀むことなく，絶えることなく生き生きとした経験によって新たなものへと改造されている。一方，過程現象によって，生き生きとした欲求の束はその大半が，わずかばかりの「**固定した態度**」（Berze），や「**心的抑止**」（Minkowsky）に変わってしまう。したがって，まさに**欲求の特性**，それも，とりわけ，**環境への適応**レベルの特性が壊滅させられるのである。それに対して，過程によって強化されるような，あるいは，ここではじめて産生されるような欲求，つまり，外界を忌避し，孤立，自閉，非現実的，異質なものそれ自体を希求するような欲求は保持される。

　過程による攻撃の第2の脆弱点を形成するのは**情動**である。しかも，とりわけここでは，完成された，単位的な情動の全体構造が侵襲される。そこでは，重要な情動複合は情動全体から剥離され，破壊される，あるいは，強く孤立しながらその機能が保持される。さらには，調和を欠き，補充されることなく不活性化される。同じように，**環境への適応**に向けて調整されていた情動群も破壊される。しかし，このような全体的な情動とその正常な秩序の

喪失は，決して情動全体の喪失を意味するのではなく，その逆である。まとまりをもった情動への侵襲によって，もちろん散乱した形ではあるが，情動性の多くは，弛緩し，解きほどかれた人格構造の網の目を通して勝手に沁みだしていく。その後，統合失調症後の一種の固定的な構造に達したとき，情動は障害され，もはや正当な場所に正しく整頓され，積載されることはない。だが一方では，至るところに情動は多かれ少なかれ残留していて，以前とは違った場所にあちらこちらへと運び込まれる結果，最終的には，情動の損失はあっても，情動そのものは少なからず存在することになる。

われわれの統合失調症後患者の精神療法において，ラポールがきわめて重要な役割を果たすのは，このことによってのみ説明される。しかも，それは，複雑で繊細なニュアンスをもった，そして，分化したラポールではなく，まったく一般的で，要素的かつ医師・患者間の居心地よく調節された友好的な関係と同様のものである。そのなかで，分散した情動性は徐々に集積・蓄積され，規格化されていくのである。

もうひとつ重要な本質的な精神療法的要素，すなわち，系統的でトレーニング的な関心領域の構造と，そこから生じた欲求は，うえに述べたことのなかにその基礎をもっている。

最後にもう一度，過程によって生みだされた新しいもの，つまり，現実の在庫残高に比べればほとんど議論の余地がない「統合失調性，自閉性世界とその独自な体験資産」（Berze）の効用と価値の特徴に言及するならば，われわれは，最終的に統合失調症性欠陥とその予後についての疑問に取り組むための前提条件を充足したことになる。

7．統合失調症性欠陥

活動性の過程現象のなかでの変化の主観的意識にかわって，われわれは，次に，**客観的他在**を論ずる。以前は，不気味で，引き裂かれた，あやしく，驚愕的な，あるいは，恍惚とした興奮の感情などがあった場所に，今度は，混乱と困惑や「精神的衝撃と解放」（Hinrichsen, Jaspers）という不安を引き起こす感情などが，つまり，今や「一種の固定的な構造」（Gruhle）であ

る統合失調症後的性格が存在する。

　われわれは，それをどう理解できるだろうか？　その予後をどのように定めるのであろうか？

　改めてもう一度，人格全体のなかでの過程の特殊な作用のしかたを思い浮かべてみるならば，われわれがそのなかに欠陥予後の主要因を見いだした代償性ないし非代償性欠陥の概念におのずから立ち至る。

1. 代償性ないし非代償性欠陥

　病後歴による施設内外の統合失調症性欠陥患者の包括的研究と患者との個人的な関わりから，次のような成果が得られた。

1. いずれの「欠陥」も，まだ非活動性の時期にあっては，当面，統合失調症性自閉性世界という新たなものと，まだ残存している情動や欲求の外的関係のもちかたとの間の無意識的な力のせめぎあいがみられる。
2. 統合失調症性欠陥は，次のような時期に至って，**おのずから代償される**に至る。
   (a) 環境適応の領域で，まだ十分に活発な欲求と全体的な情動が残存しているとき。
   (b) さらに，患者の内部における自閉的および現実的世界が，ある程度は相互に被包化して平衡を保っているとき。そうでない場合は非代償化する（p.153〜154参照）。
3. はじめは非代償化している欠陥であっても，代償化されうる。それは，
   (a) 時間によって（慣れと適応）。
   (b) 良好な外的布置によって。
   (c) 積極的な精神療法的対応によって（ラポールと関心領域の構造）。
4. はじめは代償化していた欠陥が，非代償化することがある。
   (a) 新たなシューブによって。
   (b) 内向性欲求と外向性欲求の対立によって。とりわけ，それが体験的に刺激されたとき。

はじめに触れた点は予後学的にとくに重要であることを示唆しておきたい。

それについて言及しつつ、この節を閉じよう。

2. 過程後の新たな段階

急性の過程が沈静化したのち、重症ではない解体性統合失調症であれば、数日ないし数週間の不活発な病相を経過する。これは、より固定的な統合失調症後性欠陥への移行期ないし発展期と考えなければならない。変化の意識を伴っての活発な過程現象にかわって、今や、上述のような意味での、意識的には体験されない精神内部での調節が試みられる。

この新たな後段階はどのような現れ方をするのであろうか？

この段階では、精神病前の人格はもはやその完全な形では認められず、また、統合失調症後性のそれはまだ認められないのである。噴火のあとのように、急性過程性の消退したあとは、静かなのである。一瞥したところでは、多くの場合、精神病性のもの、欠陥性のものはなにも認められない。なにも分割されてはおらず、外的なものも内的なものもなく、病的と健常的なものとが全体に浸透しているのである。特定の態度表明はなにもなく、情動の緊迫もない。本質的なものとそうでないもの、重要なものとそうでないものの境界は消滅している。価値の重点が消え、あるいは逆転している。病識は欠けているか、あるいは、ほかの面でもそうであるように、判然とせず、散漫として、非個性的となっている。患者は疲れやすく、すぐに疲弊に陥る。患者は回復期にあるのであって、ほどなく、いずれかの欠陥のタイプへと進んでいくことになろう。

活動的な過程と固定的な欠陥との間のこの中間期は、ほとんど見逃されてしまう。その理由はどこにあるのだろうか。それは、欠陥というものを、過程による破壊に一致して完成された、動かしがたい大きなものとみることに慣れすぎているからである。それは誤りなのである。欠陥はあるのではなく、これからそうなりはじめるのである。

どれだけ破壊されたかと問うてはならない、そうではなく、どれだけまだ残っているのかと問うべきである。まだそこにある〔残された〕[訳注10]ものが、過程によってつくられた新たなものと対決する、あるいは対決しうるという

ことがあって，その後に，われわれが統合失調症後性欠陥と呼び習わしている事態となるのである。

　この中間期の重要な臨床的意義は，この段階における時期尚早の退院，あるいは，時期遅れの退院のいずれの場合でも，大きな障害をもたらすことがあるという点にある。

　これは，別に驚くにはあたらないことである。活発な過程活動の直後の精神的状況が，いかに新鮮でくつろいだものであるかを，ちょっとだけ考えてみてもよいであろう。そうすれば，この時期の患者が，どんな刺激に対してもいかに過敏になっているかが理解されるだろう。

　この中間期にとくに**障害となる刺激**であることが証明されたのは次のようなものである

(a) 日常的な時事問題をずけずけと声高に話題にする刺激（政治，宗教，エロ話，哲学，センセーショナルな出来事，要するに新聞で報道されるようなことすべて）。

(b) 患者に強い感情を惹起するような，身内や友人たちからの情報の提供。それによって患者のプライバシーに強いストレスを与えること。

(c) 統合失調症性体験の検索

(d) 心・身の過労

これに対して，**よい影響**を与えることは，

(a) あたたかく，しかも，より中立的で非個人的な調子の感情をもった健常者がもたらす穏やかな**雰囲気**。

(b) 自然との交流（**中立的**な環境）と軽い身体的トレーニング。

(c) プライバシーの**保持**，患者の周辺環境の**活性化**。

　以上のまとめは完全なものではないけれども，障害となる刺激とよい影響を与える刺激を枚挙することによって，活動的な過程と固定的な欠陥との中間期においては，うまくすれば，欠陥の予後に対して外部からいかに大きな影響を与えられるかがあわせて明らかにされたのである。

訳注10）〔　〕のなかは訳者が補填。

このあとⅡ．躁うつ病 8 ～17の全文訳は弘前大学神経精神医学教室『佐藤時治郎教授退官記念誌』（昭和62年）を参照。

II. 躁うつ病（要約および補遺と訳注）

IIは紙幅の関係から原文は要約し，重要な部分は抜粋して訳注を付すこととなった。また，原著でのIIの目次を改編して，内容の詳細がわかりやすいように小見出しをつけた。なお，「第1節．一回性の内因性感情病」からはじまる章の番号は，原著と同じくIからの通し番号である。

目　次：
II. 躁うつ病（要約および補遺と訳注）

要　　約
第1節．一回性の内因性感情病
　8．うつ病（一回性うつ病）
　　1．第1群
　　　(1) 体質　(2) 生活曲線　(3) 気質曲線　(4) 発病状況と発病
　　　(5) 治療
　　2．第2群
　　　(1) 体質　(2) 生活曲線　(3) 発病状況と発病　(4) 経過　(5) 男性の例
　　3．第3群
　　　(1) 体質・発病・経過
　　4．一回性うつ病の問題点
　9．躁病（一回性躁病）
　　1．第1群
　　　(1) 体型・病前性格　(2) 症状・経過・転帰　(3) 一回性躁病の問題点
　　2．第2群
　　　(1) 病像　(2) 体型と外因性病因

第2節．周期性・内因性感情病
  10．二回性うつ病
    1．初回のうつ病
      (1) 体型・体質　(2) 発病状況と発病　(3) 病像・経過
    2．2回目のうつ病
      (1) 発病年齢・病像　(2) 経過　(3) 治療
  11．多周期性うつ病
    1．第1群
      (1) 気質特徴と発病状況　(2) 経過・生活曲線　(3) 生活状況・発病・治療
    2．第2群
      (1) 気質特徴　(2) 発病　(3) 経過
    3．第3群
      (1) 体型・性格・家族像　(2) 発病・経過
    4．第4群
      (1) 体型・性格・家族像　(2) 発病・経過
  12．周期性躁病
    1．第1群
      (1) 体型・気質・遺伝　(2) 発病・病像・経過
    2．第2群
      (1) 体型・気質　(2) 病像・経過
    3．第3群
      (1) 体型・発病・症状
  13．躁およびうつ病相をあわせもつ周期型
    1．第1群
      (1) 体型・気質　(2) 発病・経過・生活曲線
    2．第2群
      (1) 病型と特徴　(2) 気質・素因
    3．第3群
      (1) 体型・病前性格　(2) 発病・症状　(3) 経過・予後

4. 第 4 群
(1) 体型・気質　(2) 発病・症状

第3節. 主として慢性経過をとる内因性感情病
14. 慢性うつ病
1. 第 1 群
(1) 体質・気質　(2) 発病・経過・予後
2. 第 2 群
(1) 体質・気質　(2) 発病・経過・予後
3. 第 3 群
(1) 体質・気質　(2) 予後・誘発要因
15. 慢性躁病
1. 第 1 群
(1) 体質・気質　(2) 病像・経過　(3) 外的要因の影響
2. 第 2 群
(1) 体質・気質　(2) 病像・経過

第4節. 経過を形成する諸要因
16. 肥満・循環型体質
1. 肥満・循環型体質と病型・予後との関係
(1) 一回性うつ病　(2) 周期性うつ病　(3) 慢性うつ病
(4) 躁うつ病
2. 内因性の深さ
3. 外因性要因
(1) 身体的要因　(2) 状況性および精神・反応性要因
17. 体質の異種性と病像・経過・予後
(1) 非定型体質　(2) 無力性体質
(3) 体質の異種性要素が経過に及ぼす影響

補遺と訳注：躁・うつ病の用語について

要　約

　目次に示されているように，MauzはKraepelinの広義の躁うつ病（Mauzの情動精神病）を，病相の頻度と経過・予後の特徴によって分類している。そして，それらのおのおのについて体型，体質，気質，性格，発病のしかた，病像，経過，生活曲線，予後（転帰）の観点から特徴を述べ，さらに，治療についての見解を加えている。

　紙幅の関係上，ここでは，その分類のしかたに従って，各群の特徴と，重要と思われる点について見出しをつけて整理したうえで要約した。

第1節．一回性の内因性感情病

8．うつ病（一回性うつ病）

　一回性うつ病は3群に分けられる。

1．第1群

　45歳から55歳までの間に，明確に1回だけ発病しているうつ病で，男性患者33例からなる。以下に述べるように，ほとんど純粋な肥満型，典型的な循環気質者で，職業的能力や社会的地位の高い人たちである。

(1) 体　質
　1) 体型は完全な肥満型。
　2) 健康時には，例外なく現実的・活発・明朗・素朴・融通のきく・能力のある人たちであり，打てば響くような気質の持ち主。自然で円滑な精神運動性を示す。
　3) 概して健康な気質をもつ単純遺伝性で，良性の内因性感情病。

(2) 生活曲線
　この種の人たちの社会曲線は，裕福・評価・影響力・声望などに関しての

明らかな上昇発展性を有している。資料選択の偏りはないにもかかわらず，この群の患者はすべて富裕な階層に属し，例外なく結婚していて，子だくさんである。3分の2以上が自宅をもち，土地・畑を所有している。

(3) 気質曲線

易反応性・不安定性がみられないことが特徴である。生活歴のなかで再三にわたって現れる気質特徴のうち，最も多いのは元気はつらつさである。それは，30ないし40歳代の，うつ病がはじまるまでの間は，きわめて弾力性に富み，活気のある気質であって，これが直接的な精神・反応性の脅威を受けることはほとんどない。

(4) 発病状況と発病

うつ病の発現にあたっての「外的状況」は，個々の例ではさまざまなものがあるが，それらは決してうつ病性素因を形成するようなものではない。それに対して，「内的状況」の方は，詳細に検討してみると，素因的な基礎を形成している。つまり，この種の人たちに特有のはつらつとしたテンポは，すでに40歳頃から消退しはじめており，新たな課題へと向かう元気さが希薄になってきている。そのため環境の変化に後れをとり，若者たちにとり残されてしまうようになる。そして，孤立感のため，自己と外界との明確な一体感が揺るぎはじめる。「身体的」には，生命力と健康感の堅塁が破綻し，ほころびを生じはじめて，疲れやすく，睡眠要求が強くなってあくびをし，突然汗をかいたりするようになってくる。

このような生命深層の，単位的，基本的，単一的な症状群が全経過を支配しており，平均4～6カ月続く。

(5) 治　療

Mauzが指摘する治療に関して重要なことは，以下の点である。すなわち，発病初期の医学的診断の誤りが予後を悪くする。患者は何週間・何カ月間もの間，なんらかの身体病と考えられて検査を受け，最終的に内因性うつ病ではなく神経症と診断されて治療を受けるに至る。そのような例では，精神・反応性の上部構造が発展してきて，生気的制止が覆い隠されてしまう。このような例に対して精神分析的治療をはじめれば，真の神経症では決して示さ

れない程度の絶望が現れ，結局，自己破滅衝動を制御できない結果になっている。この群のうつ病のほとんどは，たとえば，基本的障害のうえに，多少なりとも心気的な色彩を帯びている。

このような理由から，できるだけ早期にクリニックへ送ることが望まれる。それはまた，治療が早くはじめられるほど効果があがりやすいためでもある。そして，このような初期のうつ病の場合は，はじめは精神的上層にはあまり関与しないようにするほうが，患者をしてうつ病を身体的代謝疾患として客観化させ，それによって治癒への経過を良好にするのに成功しやすい。精神的および身体的治療計画は，すべてこの客観化に向けて行われる。

そのようにして，はじめは漠然とした不安と空虚に彩られていた病感が，多言を要せずとも，次第に本格的な身体病であること（つまり，内因性疾患であると）の認識が確立されて精神的には平静がもたらされてくる。

2．第2群

この群に属する一回性うつ病は27例の女性患者で，第1群と同じく一回性ではあるが，疾患と正常との境界は不明瞭である。経過は何年にも長引き，30歳から40歳代の間に発症する。

(1) 体　　質

1）患者は身体的に純粋の無力体質で，まれならず軽い男性化徴候をもつ。

2）病前は物静か・寡黙・まじめ・取り越し苦労・くよくよ・些事にこだわる・良心的・ときに気難しい・宗教的なことについて自慢しやすい・小心・情にもろい・貧血気味・内気・結婚生活では冷感症の場合が多い。

3）躁うつ病の遺伝性は明確でない。

(2) 生活曲線

この種の女性たちは，30歳以後になって結婚するまでに，店員・家政婦・事務長などの仕事をしている。結婚（わずか7人のみが未婚であった）の相手は，多くの場合，新聞広告で知りあった男やもめ，商店主，農業経営者，

小実業家など，いずれも，女性が倹約するのを歓迎する職業の男性であった。

(3) 発病状況と発病

この群のうつ病は結婚をしてから初発している。結婚生活や職場での人間関係などに悩み，そうこうするうちに，数カ月がたち，だんだん陰うつな気分になってくる。くよくよと考えはじめ，夜になるといらいらし，手足がふるえ，「玉のようなものが胃からこみ上げてくる」ようになる。不安と焦燥に駆られてベッドに突っ伏し，寝間着のまま，思い悩みつつうろうろと歩きまわる。コンタクトをとることはできず，よそよそしくぶっきらぼう。

経過は果てしなく遷延する。しかし，病状は次第に消退してきて，外見上は穏やかとなる。しかし，病状が回復したと思えば新たな苛立ちが再燃してくる。

身体的な状態は，全経過を通じてよくない。すでに前から痩せているこの女性たちは，今やほとんど悪液質に近く，皮膚の膨圧は強く障害されている。しかし，元来の体力的な強靭さのため，ほとんどの場合，病気を克服する。

(4) 経　　過

この女性たちは1～3年後には全員が回復している。しかし，病後歴によれば，再び仕事に戻っているものの，まったく健康になりきってはいない。活気がなく，くよくよし，寝込むことが多い，間違いをしないかと心配し，自分のしゃべることが誰かを傷つけはしまいかとおそれる。なにかを考えると，それが正しいかどうかすぐに疑ってしまう。

彼女たちは復職を果たしていたが，外来を訪れたときの印象では家庭的なことが性にあっているようにみえた。次第に，感情的に強く動揺する危険はなくなり，多くは夫や子どもの死を経験している一方，農業や店の経営上の困難・不幸を体験しているものの，再発はしていない。とくに興味深いのは，身体的に，あるいは少なくとも精神的な変化をもたらす年代にありながら，まったく無事に過ごしていることである。

(5) 男性の例

この種のうつ病は，男性にはきわめてまれである（3例のみ）。彼らは，身体的に無力体質で，病前性格も特徴的であり，婚前は童貞を守っており，

性生活は淡泊で，衝動も不安定である。病期の長さも女性例と同じように長く，疾患と正常の境界が不鮮明である。きわめて徐々に治癒する，女性の場合と同じく，いつのまにか復職していることに気づかされるといったあんばいである。

3．第3群

著しく進行性ではないものの中等度の動脈硬化症をもっていた。しかし，いずれの例の素因も，体型・病前性格・遺伝性などのような内因性を示唆する背景をもっている。

(1) 体質・発病・経過

この群の素因は多様なものの混合であるが，示されるうつ病は第2群とほとんど同じである。彼らは仕事ができないと感じ，職務を遂行したり，新しい規律に従ってやっていけない。それほど落ち込んだ気分ではないものの「財産もない，路頭に迷う，落ちぶれてしまう」などといった内容のことを単調な調子で嘆く。睡眠障害と不平不満が強い。このうつ病は10～15カ月ほどかかって徐々に消退する。

4．一回性うつ病の問題点

慎重に調査してみると45歳から50歳の間に発病した一回性うつ病のかなりの多数が，すでに若い年代（20歳頃）に，真性のうつ病に一度罹患していることがわかった。したがってこれらは，周期性うつ病の群に算入されている。また，十分な期間をかけて一回性を少しでも確認しえなかった例はこの群のリストには入れていない。

9．躁病（一回性躁病）

一回性躁病は一回性うつ病に比べると数のうえではとても少ない。真性の一回性内因性躁病が本当に存在するのかという問題は，現在のところ未決定である。われわれの資料のなかで思春期での1回の発病が「躁病」と診断されたのは11例であるが，そのうちの5例は17，19，21年後に再発していた。

発病年齢は16歳から22歳の間である。

1. 第1群
(1) 体型・病前性格

体型は，細長型（4例），闘士型（3例），肥満型の混合型（2例），不明確で特異な型（2例）などさまざまである。

病前性格特徴は，過敏，優しい，善良，無私，熱狂的，我慢強い，精力的，明朗，親切，臆病，まじめな人生観。これらは，強力性の傾向，熱狂的な色彩を帯びた明朗さ，人生に対するある種の真剣さ，臆病な過敏さを伴う優しさなどが際立っていることを示している。

(2) 症状・経過・転帰

病歴からの症状を無選択に引用すると次のようになる。すなわち，激しい観念奔逸，強い談話心迫，荒々しく衝動的な興奮，幻覚，緊張病性運動，しかめ顔，空虚な運動心迫，単調な歌唱，騒々しさ，陽気な爽快さを伴わない叫び，突然の号泣，ののしり発作，恍惚状態，幸福感，児戯的傾向，夢幻様病像など。

3〜6カ月後には興奮は次第に弱まり，しばしば軽い抑うつ性の後動揺を伴う。退院の時点では，患者はむしろ活気がなく，戸惑いを示し，正しい病識はなく，当たり障りのない態度，すべての行為にわたってヴェールをまとったような疲労と鈍さがみられる。

病歴に記載された診断は，その後の経過を次のように表現している。「せん妄性躁病，早発性痴呆を否定できず」「錯乱躁病，妄想性痴呆」「緊張病」。そして，最終的な転帰は，重い荒廃あるいは欠陥となっている。その他の人は健康を保っており，結婚し，一部は責任ある職業についている人もある。

(3) 一回性躁病の問題点

なぜ一方の人は健康に過ごし，ほかの人は，たとえ十数年後とはいえ，再発して統合失調症性の解体に至ったのかについての確かな手がかりを，われわれは見いだせなかった。のちに解体に陥る症例では，統合失調症性遺伝負因がより大きいようであるし，健康にとどまる例では内因性の病像のなかに

心因性を思わせる場合が多いようである。しかし，それも，予後の決め手にはならない。

2．第2群
外因性要因と関連のある一回性躁病の可能性がある。
(1) 病　　像

外見の病像は，まさに中毒性の経過を思わせるものであり，意識混濁，錯覚性体験，幻視，舞踏家ふうの戯れのような運動，緊張病型の傾向などがみられる。気分はおおよそ躁的であり，強度の転導性，談話・運動心迫などがみられる。しかし，これらは常同的で単調である。

(2) 体型と外因性病因

体型は無力型，闘士型，肥満型優位の各1例である。3例とも肺結核，産褥，丹毒などがあり，外因が明らかであった。この種の外因性要因は，内因性躁病の場合にももっと頻繁にみられるものであり，ときには内因性の経過のなかでも外因性に規定された病相が現れることもある。したがって，このように，外因性の病像がただ1回しか現れない例はむしろまれでさえある。同様のことは，躁状態の出現に際して，反応性ないし心因性の要因が関与する場合にも当てはまる。

第2節．周期性・内因性感情病

10．二回性うつ病

二回性うつ病は多発性うつ病に対して特殊な位置を占めている。どのような人が一生に2回うつ病になるのだろうか。性別では主に女性であり，76例の二回性うつ病のうち女性53例，男性は23例のみであった。

1．初回のうつ病

(1) 体型・体質

　1) 肥満型体型を有する

　2) 陽気であたたかい心の持ち主，感動しやすく，勤勉・有能，活動的，誰にも好かれ，単純で快活，決断力に富む，涙もろい。

それ以外の人では，温和，物静か，内的な快活さをあわせもっている。

　3) 典型的な循環性の遺伝負因を有する。

(2) 発病状況と発病

大多数は20歳頃に初発する。それは，なんらかの出来事と結びついて反応性に生ずることが多い。婚約期間中，婚約の解消，初回の産褥期，近親者の死，その他の家族的不幸などがしばしばうつ病の発現と時間的に一致してみられる。

(3) 病像・経過

初回のうつ病はたいてい軽症で，経過もよく，ときには在宅のまま病相が終結することもある。制止と単純な悲哀が中心であるが，その際に強い不全感や不安がみられるのが常である。8〜10週後にはたいてい回復する。気分変調が残存しても，環境変化，小旅行，田舎に滞在することなどによって改善する。

2．2回目のうつ病

(1) 発病年齢・病像

第2回目の「大きな」うつ病が発症するのは45歳と55歳の間である。その前の中間期には，さまざまな種類の心的負荷，罹病，苦難が生じても，気分変調が出現することはない。臨床像に，生気的制止や悲哀が欠如することはなく，そのうえに，複雑ではないが，定型的な観念の世界が構築されるのがつねである。重圧感，不安，単純なメランコリー性の貧困・罪責妄想，自己無価値感，日内変動，胸部圧迫感，便秘などの症状がつねに認められる。ときにヒステリー機構が短期間出現することはあるが，それは予後の悪化を意味しない。また，合併症も，この型のうつ病では経過・予後に大きな悪影響

を及ぼさない。影響があるとすれば，器質的な心疾患やその他の原因で代償不全をきたした血管系の疾患である。

　(2) 経　　過

　この型の病期の長さは平均5～6カ月である。外的要因は，一般的にいって治癒には影響を及ぼさないが，退院までの期間が平均的病期間を数カ月も超過する症例がしばしばある。それは，必ずしも内因によるのではなく，心因によってこのうつ病が先鋭化したためと考えられる。厳密に観察するとこの時期，外面的には，本来の内因症状は姿を消していて，それにかわって，多くの愁訴，過度に抑うつ的な外見，不平，愚痴，願望，家族に向けた絶望的な手紙，偽りのわざとらしい自己非難などがみられるようになる。

　女性の場合の心理的要因は，彼女らの結婚状況のなかにしばしば潜んでいる。彼女らは50歳くらいの年齢に達しており，子どもは成長しているものの，まだ妻としての仕事はたくさん残っている。すなわち，自らの欲求と，仕事重視の夫との間に不調和をきたしている。うつ病に罹患する前はその感情は仕事などで代償されていたし，「強い母親」のなかに昇華されてもいた。しかし，それがうつ病に引きつづく苦悩のなかで人生における損失としてコンプレックス様に体験されるのである。男性の場合では，50歳代の人によくみられる職業上の不全感に陥っていることが多い。

　これらは，うつ病の発病にはほとんど意味をもたないが，場合によっては，病相終結時に病因的な影響を及ぼす。

　(3) 治　　療

　ここでは，適切な時期における理性的，自然かつ率直な対話がとても役に立ち，外見上の内因性うつ病の糸を断ち切ることがある。より本質的と思われるのは，ここでも，気を静め和らげる治療から，元気づけ，刺激を与えるそれへと切り替える適切なタイミングに注目することであろう。早期退院は，本来の疾病経過にはさほどでもないが，治療という最終的な成果にとっては不利に作用する。この種のうつ病の回復は，後述するほかのうつ病型に比べて病院の保護のもとで治療したほうが，在宅の場合よりもずっと早く，また比較的よく安定してくるものである。とりわけ，入院期間をうつ病それ自体

の期間よりも長めにとることは，反応性の後動揺の予防に役立つ．

11. 多周期性うつ病

3回ないしそれ以上の，明確に区別される病相を示し，しかも，それが重篤なものである周期性うつ病は，比較的まれである．また，病相が長期化しながらも，人生経過のなかで，なんらかの形で慢性化しないうつ病はとくにまれである．

1. 第1群

肥満型体型を示した36例．この群のうつ病は10～30歳代に発病し，その後は次第に再発しなくなる．

この群の特徴として，以下の3点が指摘される．
①情緒面の著しい不安定さ
②明らかな抑うつ反応準備性
③個々の病相における内因性の深さが比較的浅い

(1) 気質特徴と発病状況

情緒面の不安定さはあるものの，Schneider の気分不安定精神病質者とはまったく関係はない．むしろ彼らは，特定の型ではあるが，循環気質に属する．彼らは自ら活発かつ陽気であるというよりも，乗せられやすく，自分自身に夢中になり，容易にある種の悲哀感に陥りがちである．彼らの生活感情は，彼ら自身のうちに根ざしているのではなく，環境に強く左右される．もし周囲の人びとが彼らに親切であり，責任を負ったり決定や決断を迫られることがなければ，つまり，面倒であつれきの多い状況がそこになければ，彼らは快活で，悠々としていられるのである．

彼らは悲哀に陥りやすいが，そのうつ病相は，多くの場合，内因性と反応性が入り交じっている．この事実は，予後を考えるうえでとても重要であり，それはまた，この群の周期性うつ病の経過と転帰のみならず，その発病の有無も内因によってのみ規定されているのではないことを示している．

(2) 経過・生活曲線

この型の周期性うつ病，とりわけ，肥満型の症例の経過特徴として，上述のように，40歳以後に病相がみられなくなることがしばしば観察される。それらのケースの個人的な病後歴は，内因によって規定されるところを除くと，注目に値する経過特徴について，いくつかの解釈を可能とする。すなわち，40歳以後にうつ病相が生じなくなることは以下の要因によって相互に規定されているからであると考えられる。

①日常生活が，そのときどきの固有なテンポに次第に適合していくこと
②生気的な面の成熟と安定化
③抑うつ的な反応準備性の減衰

どのようにしてその適合は行われるのであろうか。それは，本質的には，治療的・予防的な可能性として次項で述べるような視点に従って行われていく。それに加えて興味深いのは，患者自身や家族によって証明されるように，歳月を経るなかで，慎ましい，しかし自立的な生活感情が形成されると同時に，抑うつ的な反応準備性が目立たなくなるという観察である。これらのうつ病者では，明らかに，ときとともにより恵まれた全体状況が生じてきている。私見によれば，この全体状況は内因とともにそれ以後のうつ病が生じなくなる一因となっている。なぜなら，40歳以後もうつ病が生じている症例の場合では，このような恵まれた状況布置が成立していないからである。

(3) 生活状況・発病・治療

1）特殊な負荷要因を除去し，生活状況を患者それぞれの平均的な行為能力にあわせること。これは，個々の病相の治療におけるひとつの重要なポイントであり，予防的な意味も有しているところである。その意味を理解するには，これらの周期性うつ病者が属している社会層に注目することが役立つ。つまり，彼らの多くは，下級公務員（機関士，保線係，税務官）と高級公務員（裁判官，教師）であるが，中級公務員は散発的にみられるにすぎない。一方，女性患者は，小さな農家や商店に嫁いでいる。

これらの職業や生活状況のなかには，しばしば特異的な負荷要因

がある。すなわち，毎日のように決定や決断を強いられること，責任，上司・部下・同僚，規則や条令，文書，期限，業務上の危険などがそれである。

2）生活状況の修正と秩序づけ，つまり，生活状況を個々人の行為能力にできるだけ適合させることは，見かけほどつねに困難とはかぎらない。仕事の技術的な問題や同僚との仕事の分担を少し変えること，ほかの権限を引き受けること，そして，上司との話しあいなどでも十分なことがしばしばある。

　最大限の行為能力を発揮してしまうことはとくに避けなければならない。あらかじめ形成されている症状群を発動させるのは，決断を強いられること，仕事と課題の負荷が限界までかかっているという感じをもたされるところにある。

3）話しかけと元気づけ，つまり，われわれは，激励・鼓舞ではなく，意図的に話しかけ，元気づけるのである。むろん，彼らは第一義的には意気消沈しているのではなく，特有な様式の悲嘆・制止の状態に陥っているのである。そうであっても，真心や共感のこもった理解ある話しかけという精神的援助がもはや及ばないまでに抑うつの度合いが深まっている例はきわめてまれなのである。そのことは，はじめにあげた第3の標識，つまり，内因性の深さが比較的浅いという認識にわれわれを導く。それは，反面，ある種の内因性がそこにあるということを示している。ただ，この型の周期性うつ病では，一回性うつ病とは異なり，基本的な「中枢性に統御されている」（Lange）身体的障害が第1にあって，次いで障害が上層にまで到達するというのではなく，むしろ逆に，うつ病は精神的・反応性にはじまり，それが次第に生気的な深層へと下降していく。このようにして，反応性にはじまったうつ病は，いずれも，ある時相で純粋な内因性疾患となる。

4）上述したことから，あらゆる反応性の事象とは無関係に，ある時点から治療は生気障害を目標としなければならないことが明らかとな

る。ただ，一般には，生気障害を重視する時期は短くてすみ，まもなく，刺激と活性化を主とする治療を開始することができる。

2．第2群

肥満型体型を有する周期性うつ病者の第2群では，第1群でうつ病相が生じなくなる年代で初回うつ病が出現してくる。

(1) 気質特徴

彼らは，一回性うつ病者ほどのメリハリはみられないけれども，発病前まではとても元気はつらつとした人たちである。

(2) 発　病

うつ病に前駆する精神的・反応的な要因はなんら証明されないが，焦燥の強い状態が先行し，身体的にも不良で，睡眠，食欲，便通などが障害されている。うつ病それ自体は，「中枢性に統御されている」生気障害の単純な症候を呈するが，制止が高度となってまったくの昏迷状態に陥ることもまれではない。

(3) 経　過

重要なのは，初回のうつ病の治り方である。それは，ほかの要因とともにその後の経過を規定している。すなわち，もはや活力が完全には回復せず，もろくひび割れて不完全な生活感情が残ってしまうために，再発の準備性が高まることがある。生活感情の回復が不完全のまま，患者は年老い，弾力性を失い，疲れやすく，仕事もてきぱきとやれなくなって，自我と外界との確かな統一がとれなくなってしまうこともまれではない。

うつ病相は1～5年の間隔で繰り返し，50歳代までみられることがある。個々の病相の終結はしばしば不明確で，遷延化し，1～2年あるいはそれ以上も持続することがある。

3．第3群

この群の17例の周期性うつ病例は，体型・病前性格・初発時期などにおいて第2群と異なっている。

(1) 体型・性格・家族像

体型をみると，四肢はきゃしゃで細く，長い。性的発達は遅い。性格は，とても内気，静か，無口，控えめ，情にもろい，気が弱い，くよくよする，とても良心的，過度に几帳面，信心深いなどである。家族像は著しく異種性であって，陽気で思いやりのある母親，頑固で独裁的な父親，そして，小心翼々な伯母，10年もの間「とても奔放だった」伯父などからなる。

(2) 発病・経過

初回うつ病は，16～18歳で出現する。多くの場合，その臨床症状は単一的で，あまり生産的ではない。自己無価値感，不安，行為能力喪失，不安夢，内的不穏とその日内変動などである。症状の改善・治癒には約3カ月を要する。その後の経過はさまざまで，一部の例では，何年か経たのち20歳なかば頃に家族の罹病などを契機として2回目の再発がみられ，1～2年後にはもう3回目の再発がみられる。この3回目は2～3年間も持続することがまれでない。ほかの例では，初回に続いて毎年のように，主として秋に発症して，2～3カ月持続する。

この2つのタイプの経過の分岐点は30歳頃であり，その後に再発しなくなるか，慢性の衰弱状態に移行するかのいずれかであり，後者の場合は緊張病の欠陥状態と区別がつきにくくなる。

4．第4群

この群は，予後との関連からとくに注目に値する。13例の女性に認められた。

(1) 体型・性格・家族像

体型は肥満型の要素が顔，頭蓋の形，体幹，手などにみられるもののあまり明確ではなく，さまざまな異質な要素がからんでいるといえる。

性格は，鈍重，くよくよ，まじめなどであり，「気難しい血筋」の出であることが多い。発病までは働き者で，良心的，慎ましい主婦であり，子どもも多い。

(2) 発病・経過

初発は40歳頃。うつ病は，不安の色彩を帯びた自己関係づけや妄想観念ではじまるのがつねである。そして，強い罪責妄想，無関心，強い不活発，ときに不安・興奮の高まりなどが出没する。このようなうつ病が1〜2年では完治せず，数年後にやっと健康になって家庭に戻る。50歳近くになって再発する。強い不安と衝動的な自殺企図を伴う興奮状態の突発などがみられる。この群の病期は長く，2〜3年はめずらしくなく，もっと長期にわたることもある。13例中9例は健康を取り戻した。4例では改善がみられず，妄想形成を伴ううつ病が持続したままである。彼女らの現在の診断は妄想型精神病である。

12. 周期性躁病

1. 第1群

躁病と診断された76人の患者のなかに，その生活曲線からみて，狭義の躁うつ病の意味での真性の周期性躁病とみなされる9例を見いだしえた。

(1) 体型・気質・遺伝

この群の特徴は，①肥満型体型　②素朴，陽気，複雑ではない人柄　③古典的な循環病の遺伝負因を有することである。

(2) 発病・病像・経過

18〜22歳で躁病が初発し，ほんの数週ないし数カ月続く。病像は嵐のような運動性のために，まれならずきわめて激しい。それにもかかわらず，この躁状態は子どもじみた浮かれ騒ぎの範囲内にとどまっている。

第2，第3の，ときには第4回目の躁病相が1〜3年の間隔で現れ，その後30〜35歳頃を最後にみられなくなる。これらの遅く現れる病像は，思春期によって強く病像形成的に影響された第1回目に比べて，さほど重くないことが多い。

2. 第2群

第2群は11例からなる。

(1) 体型・気質
①無力型か細長型で，肥満型はみられない
②気質特徴は，典型的な循環気質であるが，最も重要なのは活動性であり，これは，飛躍的，変化しやすく，軽度の緊張と過度の活動性からなる
(2) 病像・経過
病像は，運動性興奮，観念奔逸，空虚な活動性，談話心迫，滅裂，唐突な笑いと号泣の交替など。病相は頻発する。6年以内に8回の入院をした1例のほか，その他の例でも経過曲線が，病相間歇期が1〜1.5年と長かったために病相頻度はいくらか少なかったものの，まったく同様であった。

3. 第3群
この群に属するのは21例である。
(1) 体型・発病・症状
体型は，著名な肥満型成分をもつ混合型として表現され，40歳以前に発病することはまれである。症状は軽躁的な色彩を帯びた誇大パラフレニーの領域へと向かう移行型を示している。そして，体質論的には周期性緊張病へとつながっている。

13. 躁およびうつ病相をあわせもつ周期型

この群は，躁うつ病周期型のなかでは最も多く，予後は最も悪いものである。

1. 第1群
この型の4群のうちでは最も予後良好であり24例あった。この群の場合，病期と受けとられるのはうつ病期のみである。躁病期のほうは，力と健康感の高揚，生命感情と幸福感の高まりを伴う時期であり快適なものと感じとられている。
(1) 体型・気質
肥満体型で，どちらかといえば中等度の循環気質を示し，気分変動は強く

なく，気分の極期もはっきりしないのが普通である。

(2) 発病・経過・生活曲線

彼らにとって人生の最大のアクセントは病期そのもので示される。最初のうつ病は軽躁性の後動揺を伴って20歳頃に現れる。第2回目は30歳のはじめに，たぶん，上述のような「躁病」として現れ，第3回目は40歳すぎに現れる深い抑うつである。

それぞれの病相の症状と経過は単純かつ明瞭である。間歇期と後半生は健康かつ正常であり，なんら目立つところはない。

職業は，職人，小官吏，店員，営農家，主婦などであり，彼らの堅実でユーモアに富むセンス，親しげな表情などは固有のものである。

2．第2群

肥満体型を有する躁うつ病であるが，第1群とは異なる特徴をもつ24例。

(1) 病型と特徴

　a）病像と経過の点で循環気質（Zyklothymie）に近い点に特徴がある15例。

予後，とりわけ社会的な予後は，外因性および状況因性の要因（アルコール依存症，結婚など）によって影響される。一生を通じて，頻回の軽症うつと躁ないし軽躁の病相が短期間現れる。

　b）a）群に比較して重症な経過を示す9例。肥満体型を有する。躁病相は，意識混濁，誤認，「せん妄」，「錯乱」などの器質性の特徴を示す。しかし，重症にもかかわらず，経過・予後は良好である。個々の病相期間は比較的短く（数週間が多く，ときに数日間），次第に軽症型へ移行していく。

(2) 気質・素因

これらa），b）の2群の患者たちは，病期の間歇期には，やや鈍重でまじめのかたまりのような人で，疲れを知らぬ労働力をもっている。一般に，温情あふれ，人嫌いではなく，周囲の人たちから高く評価されている。まれに危機的な爆発性や無動機の興奮性を示す傾向があり，それは，患者本人に

は自分の性格とは無縁の，なにか身体的な障害と感じとられている。そのような身体的な素質が，この種の躁病の重症型の発来をもたらすこともありうる。

3. 第3群
この群の11例の女性は，病前性格と体型が，すでに躁うつ病性素因から大きくはずれている。

(1) 体型・病前性格

軽い肥満型体型を示してはいるものの，本質的には異質な要因とりわけ無力型・細長型を示しており，加えて神経症的な症候群や発育不全などを伴っている。病前性格は，きわめて不安定，柔和，熱中性，有頂天になりやすい，暗示にかかりやすい，いささか誇張的に煩悶する傾向，迷信家などの傾向をもつ。

(2) 発病・症状

初発は30歳頃がほとんど。病像は，奇矯で興奮しやすい，引きつった笑い，談話心迫，泣きと笑いが絶えず交替するような気分の動揺，好色的な振る舞いなどを示し，「ヒステリー性精神病」，「躁病」などと診断される。

(3) 経過・予後

初発の経過・予後は良好で症状は消退するものの，翌年には再発して病期は1年以上も続く。再び健康を回復するが，今度は前よりも短く，2度目の再発が訪れる。ついで，2～3年に及ぶ比較的長い間歇期が続き，家庭生活での変調を示すこともなく経過するが，40歳に達した頃から，一種のヒステリー性，やや躁気味で，なんとなく欠陥性でもあるといった一種の持続状態に入る。

4. 第4群
この群の17例は，古典的な循環性の症状と，まったく非定型な素質構造とが結合しているために，予後の点できわめて興味深い資料を提供してくれる。この病型は，その予後の点からみて次章（14．慢性うつ病）で述べるものと

(1) 体型・気質

目につくのは、明らかに無力性の、きわめてか細い体型であり、加えて変質性の、きゃしゃで「神経質な」手、青白い肌などの特徴がみられる。また、性器不全、幼児性、発育不全、男性化あるいは女性化などの徴候がちりばめられている。病前の気質は循環気質が唯一の特徴といえばいえるものであり、ほとんどの場合、非定型な色彩が強いので、注意深い観察者であればその異質性は見逃されないほどのものである。

(2) 発病・症状

初発は20歳の直前ないし間もなくであり、症候論的には、純粋のうつ病で3～4カ月の持続期間である。その翌年には典型的な躁病が現れ、それもまた短い抑うつ性後動揺が続くことがあるにせよ、治癒におもむく。それ以前には診断に疑問が生じていても、この時点になれば診断も予後良好であることも明らかとなってくる。病像も次第に躁的色彩が強まって、強い興奮のニュアンスが欠けることはまれである。この点は、この種の患者の一生を通じて特有であって、したがって診断は「興奮躁病」(gereizte Manie) とされることも多い。

第3節. 主として慢性経過をとる内因性感情病

14. 慢性うつ病

この節で論じられるのは、発病当初から、あるいは後になって慢性的な経過をたどった、いわゆる躁うつ病である。これらの症例はそのほとんどが大学病院ではなく精神科病院の患者である。つまり、多数の新鮮例が入院する大学病院の症例は入っていないので、精神科病院のなかでの躁うつ病像が示されることになる。病後歴によれば、精神科病院以外の症例、つまり、家庭、養老院、救護施設などの例では主として抑うつ的な色彩をもつ慢性例が見いだされる。この節では、予後の問題が最も重要である。臨床症状によって、

うつ病型と躁病型に大別して論ずる。

1. 第1群
(1) 体質・気質
躁うつ体質を有する11例。体型は本質的には肥満型で，ときに顔，身長，手の形などに形成不全を示していることがある。性格は小心，抑うつ的，生気に乏しいなどの点が目立ち，男性は保護された地位にあって，なににでも有能な人として勤勉に働いていた。

(2) 発病・経過・予後
明瞭なうつ病は45〜50歳の間に，多くの場合単純な症状をもってはじまる。

疲れ果てた様子，呻吟，周囲に無関心，無気力状態，心気妄想や微小観念，自己告発などが認められる。病棟内では勤勉で静かに仕事に従事するようになるものの，もはや，最終的な回復には至らない。彼らはひとたび以前の環境から引き離されると，そこからの帰路がわからなくなってしまい，精神科病院やホームのなかでの静かな場所以上のものを望まなくなる。

2. 第2群
(1) 体質・気質
無力性更年期メランコリーの12例。彼らの体質は，肥満体型でも循環気質でもなく，その構造はまったく異なっていて，むしろ，最も純粋な型の無力・細長型である。性格は，内向的，ときに神経質・不機嫌，まれならず猜疑的，人嫌いである。

(2) 発病・経過・予後
進行性に発展していく心気・抑うつ・妄想性の持続や身体的な衰弱がみられる。

女性の場合，すでに30歳代後半に更年期の身体的・精神的持続変化が現れることがある。しかし，経過の点を除けば，統合失調症の可能性はない。

3. 第3群

(1) 体質・気質

この群の14例の体型は無力型すなわち形成不全型で，狭義の躁うつ病圏とはほとんど関連がない。気質特徴は，敏感・精神衰弱・強迫神経症性に近い。

(2) 予後・誘発要因

予後は，医学的であるよりは社会的なものである。必ずしも誘発要因が認められなくても抑うつ状態が持続することがあるので，慢性抑うつと判定されることがあるが，より詳細に吟味すると，たいていの症例で実際には抑うつ状態を支えている不幸な外的持続状況があることに気づかされる。

15. 慢性躁病

慢性躁病は，精神科病院の「躁うつ」症例のなかで最も活発な例として目立っている。

しかし，これらの患者は，その外的要因がさまざまであるのと同じく，その経過や症状の成立過程も異なっている。

1. 第1群

(1) 体質・気質

この群の19例は，厳密にいえば慢性軽躁病と名づけられるべきである。Nitsche による特殊な体質（進行性躁病体質など）と近い関係にあるが，肥満型体型が強ければ狭義の躁うつ病的な色彩が強まる。

(2) 病像・経過

慢性軽躁病と名づけられる特徴をもつ。病院生活のなかで彼らは，慢性的なひょうきん者という印象が強いが，その冗談は独創性に欠け，いささか子どもじみており，滅裂で使い古されたものであることが多い。軽躁病としての本質的な特徴はほとんどそなわっているものの，妄想的，好訴的，ヒステリー的，爆発的などの点で異なっている。

(3) 外的要因の影響

一般に，重症の精神病性発作は認められないがアルコール依存症，夫婦生

活の破綻, 経済的不幸, 失職などの外的要因は, 変質性の素質要因とともに, 慢性化をもたらすことがある。

2. 第2群
(1) 体質・気質

この群の31例では, 体型的には躁うつ病の体質の枠からまったくはずれており, 肥満体型は1例も認められず, 非定型的体型がもっぱらである。このような意味で, 体質は急性かあるいは慢性経過をとるかという予後について重要な指針を与える。また, 人格解体のより深いタイプが現れるかどうかについても予後を決定するのは体質である。

(2) 病像・経過

精神病性躁うつ病の末期状態における躁症状は, 思考奔逸を除けば, 常同的・単調・空虚さなどを特徴として, ほとんどつねに, 親切・気立てがよい・多幸的という面を欠いている。それに反し, 非常に怒りっぽい・不平屋・子どもっぽい・爆発的などの傾向が目立つ。ほかの例では, 不安で泣きやすい・怒りっぽい・子どもじみた朗らかさなどが絶えず変化しながら持続的に続く。また, 再三にわたり不規則な間隔で高度の躁的興奮を示し, そのあとに荒れ狂う不穏状態の持続と悪性の体重減少を伴う「悪態をつく躁病」になる例もある。これらの例の経過は, たいてい循環性の病像から発展してきたものであるが, 循環型から慢性経過型への移行の時期は特定できないことが多い。はじめの一連の病相はすでに20歳頃にはじまるので, 30歳を過ぎて間もなくすれば慢性経過型といえることも多い。早期発病の少数例のみが一定期間の周期性経過をとったのち, 40歳ないし50歳に至るまで健康な間歇期を示した。最初の発病が40歳以後に現れたような例では一般に慢性経過も50ないし60歳の間にはじめて明らかになる。このように, この群の循環型が全快するかあるいは終末状態に至るかを判定するには, ほぼ10年の期間を考慮する必要がある。

第4節. 経過を形成する諸要因

16. 肥満・循環型体質

1. 肥満・循環型体質と病型・予後との関係

躁うつ病性の疾患類型において，肥満・循環型体質はその予後判定にどのような意味をもつのだろうか。この体質は，一回性うつ病，周期性うつ病，慢性うつ病などにみられるのが原則であるが，慢性型では非定型的な体質のほうが関与の度が強い。純粋な肥満・循環型体質が顕著な場合，躁・うつ性の疾患類型で，ある特定の統一的色彩がみられる。それは，Kraepelin の意味での狭義の躁・うつ病に相当するものである。肥満・循環型体質者の場合，躁うつ病の治癒は，下に述べるような，柔軟性と快活さの両者の性状と程度とに左右される。

(1) 一回性うつ病

肥満・循環型体質者を一回性うつ病および慢性うつ病と比較してみると，その体質のなかに，予後を考えるうえで本質的と思われる問題点に出くわす。

45～55歳に初発し，病相が明確に区別される一回性うつ病の病前性格においては，素質的均衡のまとまりと深さ，柔軟な共感能力の緊張と弾力性，要素的快活さ，自己と外界との確実かつ自明な統一性などが本質的意味をもっている。

(2) 周期性うつ病

肥満・循環型体質の周期性うつ病者の多くは，平静で強固な生活感情や，前向きでまとまりがある，あるいは個性的な共感能力などといった点では欠けている。むしろ，生活感情は外界に左右されやすく，共感性に乏しく，消極的で一貫性がない。

(3) 慢性うつ病

肥満・循環型体質の慢性うつ病では，病前性格が，気が優しい，親切，高い感受性をもつが，快活さはまったく欠けている。

(4) 躁うつ病

一回性および多発性の，純粋な内因性躁うつ病では ①病前性格で，発揚性および抑うつ性精神病質は比較的まれであり ②健康で目立たない循環性格者の頻度が圧倒的に高い。これは，Schneider, K. や Lange の経験と一致する。

躁うつ病者の場合，予後判定に重要なのは，その本質が彼らに固有な，ある種の単純さを示していることであり，真の（狭義の）躁うつ病者は，その社会階層がどんなに異なっていても，その本質をなす単純性と明快さを一貫して保持している。

しかし，比較的高い社会層にある患者にみられることとして，次第に，より複雑な性格的上部構造が発展してくることがあって，その場合には，ほとんどつねに共感能力，すなわち，根本的な直接性と弾力性という点での自我と外界との自明な統一性が損なわれる。

2．内因性の深さ

内因性障害の深さの程度は，症候学的に次の2つの点で重要である。

①内因性障害がかなり深い場合には，生気的深層での，均一的，要素的，単純な症候が現れる。

②内因性障害があまり深くない場合には，抑うつ観念や反応性の要素が多く現れる。つまり，一回性の重篤なうつ病の単純な臨床像と，より軽症の周期性うつ病や躁うつ病でみられるきわめて多彩な病像がそれである。

内因性障害の予後に対してもつ意味は，内因性の程度が浅いと患者は外界の影響を受けやすくなる点に示される。病相終結時に内因性の深さが減じるとともに，心因性および状況性要因が複雑にからみあってさまざまな予後への影響が及ぶことがある。内因性が浅いと，患者は一見正常な思考と行動が可能となり，そのためにかえって社会的に大きな危険にさらされることがある。さらに，内因性障害が見逃され，時宜を得た入院治療や管理が妨げられることがある。肥満・循環型うつ病の場合は，たとえ反応性の発病が明らかであっても，すべて内因性の背景を考慮に入れておくことは臨床家のなすべ

きことであろう。なぜなら，反応性にはじまった肥満・循環型うつ病のほとんどが，ある一定の時相では内因性疾患であることをわれわれは知っているからである。

3．外因性要因

(1) 身体的要因

われわれの経験によれば，身体的要因は狭義の躁うつ病の予後にとってときに決定的に重要なことがある。とくに，快活さは気質面の指標であると同時に身体的な要因でもある。したがって，身体的活力に影響を及ぼしうる身体的事象はすべて注目に値する。そのなかでとくに害をもたらすのが感冒であることはよく知られている。内因性うつ病が感冒の回復時に発病する場合，あるいは，うつ病相の間に感冒に罹患する場合に，うつ病の経過はまれならず遷延する。感染症と並んでとりわけ好ましくない要因としてあげられるのは，植物神経中枢や循環機能に対する侵襲である。それによって，肥満・循環型体質者の生命感情がおびやかされるからである。われわれはその点を治療に際して考慮することによって，肥満・循環型うつ病の多くが，ほかのうつ病よりもずっと早く治癒するのに気づくようになった。それはとくに，中・高年の肥満型うつ病者に当てはまる。

(2) 状況性および精神・反応性要因

これらの要因は，個々の症例における予後判定にはとても重要なことがある。治癒しにくいうつ病者の場合に，根深い家庭問題，経済的な心配事，夫婦間の不和などに行き当たることがよくあるが，それらは，治癒しつつある彼らにとって健康への歩みを困難とし，抑うつ観念を保続させる条件となっている。われわれは，内因性うつ病相の終了後に退院した肥満・循環型体質者が，まもなく，今度は反応性うつ病となって戻ってくることを幾度となくみてきた。それゆえ，躁うつ病者の場合には，退院前に，患者が帰っていく状況の全体について，はっきりした見通しをもつことがぜひとも必要であるように思われる。ともあれ，われわれの経験によれば，うつ病相終結時の精神療法的接近が，治癒の時期や治癒のしかたにかなりの影響を及ぼす。なぜ

なら，純粋の内因性，肥満・循環型うつ病の多くは，とくに社会的に比較的高い層の患者では，経過が長くなると，もはや単なる内因性疾患ではなくなって，次第に心的上層での心因によって複雑化しているからである。

内因性うつ病が本来の内因性障害の時期を越えて持続したり，病期が遷延したりしないようにすること，それが肥満・循環型体質者のうつ病の精神療法の主たる課題である。

17. 体質の異種性と病像・経過・予後

(1) 非定型体質

うつ病像あるいは躁病像の根底に非定型的な体質がある場合，予後判定には以下の点を考慮することが重要である。

①非定型的な体質が見いだされる場合，肥満・循環型体質の場合よりもずっと疾患の躁うつ性の真偽が問われることになる。その結果，その後の症候学的および経過面の様式がより不確実なものとなる。

②非定型的な体質を基盤として多くの，いわゆる躁うつ性精神病が成立している。その症状論，経過，予後には，それぞれ異なる種類の内因性が関与していると思われる。

③どのような症例であれ，非定型的な体質が見いだされる場合には，統合失調性精神病との鑑別診断がとくに重要となる。

④全体の臨床像と初期の経過から内因性躁うつ病の存在が疑いない場合でも，非定型的体質が見いだされる場合には，最終的予後判断には慎重かつ控えめでなければならない。そのような症例の生活曲線全体を仔細に検討すると，ときによって横断像がいかにあてにならないかが示される。

⑤非定型体質を有するうつ病では，さまざまな深さに根を下ろした心因性障害，発達障害，欲動異常などが本質的な役割を果たしている。

⑥治療は，多くの場合，肥満・循環体質を有する躁うつ病とは異なってくることが多い。誤解を避けるためにいうならば，肥満・循環型体質が欠けていれば循環性障害ではないといっているのではなく，経過の点からみれば，異質な体質が証明される場合には循環性障害という点に関して，ぜひとも検

討を重ねるべきなのである。

　また，ここで重要なことは，生活史の断片ではなく，その全体なのである。無力型あるいは闘士型の循環病者の生活史をみると，彼らは驚くほどの高い頻度で精神科病院に長期入院しているという結果になっている。それにもかかわらず，彼らの病歴には長年にわたり，予後良好の憶測が繰り返し記載されており，熟練の精神科医でさえ躁うつ病の診断を支持して，家族にも良性疾患であることを繰り返し説明している。そこでは，きゃしゃな体型はまったく注目されておらず，また，身体的無力性や発育不全が明瞭であるにもかかわらず，とくに顧慮されてはいないのである。

(2) 無力性体質

　無力性うつ病では，肥満・循環型体質のうつ病に比べて次の2点が異なっている。

　①生物学的な節目の時点（月経，産褥期，退行期，初回の性行為，結婚）がその主な発病時期である。②それらの時点が感情病の誘発要因であるばかりでなく，明らかに原因的要因をも形成している。

　このような内因性要因は，異種性体質者の予後判定に本質的な要因となっている。一方，無力性うつ病の女性の場合，新たな種類の安定性，つまり，一部の「治癒した」統合失調症者にみられるような，「回心」や「再生」によって救済された人格を意味することがある。

　また，中途半端な「健康」に到達したような場合でも，うまくいけば，慣れによって徐々に健康な生活へと修正されていく。

(3) 体質の異種性要素が経過に及ぼす影響

　著しい非定型体質はつねに重要な予後要因のひとつではあるが，個人的な要因によるところが大きい。肥満・循環型体質が主である場合，ほかの要因が多少混入したとしてもただちに予後が複雑になると判定するのは誤りであろう。他種の体質要因が予後に関して実際にどれだけ大きな意味があるかは，個々の症例ごとに決定されうるにすぎない。そのための基準のようなものはない。

補遺と訳注:躁・うつ病の用語について

　ここで Mauz は自らの「情動精神病」概念を Kraepelin の「躁・うつ病」概念と比較し、以下のように解説している。

　Mauz は、Kraepelin が大づかみな表現で躁・うつ病と呼んだもの、つまり、広義の躁うつ病を情動精神病と呼ぶが、この情動精神病の概念は、体質的な基礎や厳密な臨床病型などについてはまったくなにも表現していない。すなわち、これは肥満型・循環気質性および異種性の体質をもついわゆる躁・うつ病のすべてを含む。さらに Mauz は、この情動精神病の下位群を、一般的・非拘束的な表現で「気分高揚性精神病」と「うつ病」と呼ぶ。

　一方、Kraepelin の本来の意味での狭義の躁・うつ病中核群は、古典的な肥満型・循環気質性情動精神病で、すでにその名称のなかに単位的かつ中心的位置を表現しているから、これを Mauz は「循環性精神病」と呼称する。そして、その下位群のみを、躁病、メランコリー、躁・うつ病と呼ぶ。

Mauz による概念	Kraepelin による概念
情動精神病の大きな群 (相性経過のものに相性の語を付す)	広義の躁うつ病
─循環性精神病 　　躁病 　　メランコリー 　　躁うつ病 ─気分高揚性精神病 ─うつ病	─躁・うつ病中核群 　(Mauz：古典的肥満型・循環気質性情動精神病) ─その他の躁うつ病

Mauz と Kraepelin の概念の比較図 (訳者作成)

9. 内因性精神病における精神療法の可能性
―― 個人的回顧ならびに展望 ――

Friedrich Mauz

　第一次大戦前よりはじめられ今日に至っているブルクヘルツリ学派の精神療法症例の症例研究において，また，1956年ローザンヌと1959年チューリッヒで開催された統合失調症の精神療法に関する国際シンポジウムで症例報告および討論が深められた際に，われわれが内因性精神病に対し理論的考察よりも精神療法を実践するうえでの問題や疑問に直面しているのだという確信をもったことは，私にとって思いがけない喜びであった。しかし，大学病院や精神科病院においては精神療法が個々の症例にとどまっているだけでなく，個々の精神療法とその他すべての患者のルーチンの治療が互いに無関係に進められているという印象があって，それが私には憂慮されるのである。Ernstはローザンヌでこのような病棟内の心理的困難について率直に述べているし，Meerweinは薬物療法が主流である古典的形態の大学病院精神科の病棟で，統合失調症患者との精神療法的対応を敢行している精神療法家の苦悩を，より深刻に述べている。われわれにとって抑えようのないもうひとつの懸念は，Müller, M. が繰り返し指摘しているように，精神療法医と身体療法医の立場の相克である。彼が身体療法と精神療法の統合は現代の要請であると考えているのは当然のことなのである。もちろんそれは，了解の手はじめと言えるのであるが，実現にはまだほど遠い。私自身は14年間精神療法だけで内因性精神病の治療をしてきたし，28年前に身体的治療が導入されてからも精神療法を捨てずに両方の道を歩んできた。そこで私は，以下の論述に

Mauz, F. (1965)：Psychotherapeutische Möglichkeiten bei endogenen Psychosen (Ein persönlicher Rückblick und Ausblick). Archiv für Psychiatrie und Zeitschrift f. d. ges. Neurologie 206, 584-598

おいて両者の比較考察を繁用してみようと思う。比較といっても単に精神療法と身体療法の比較にとどまるのではなく，神経症と精神病の，外来治療と入院治療の，また，高度に分化した人，あまり分化していない人，および，単純な構造の人の治療状況のなかでの比較である。

　2,3の問題について，順不同にまったく経験的に態度を表明することをお許し願いたい。私が統合失調症者の精神分析的な治療をはじめたのは次のような理由からであった。私は，それを1922年から1926年にかけて行ったのだが，この神経症は後に古典的な統合失調症に発展したのである。なぜそのとき私がこのような症例を選んだのかはわりあい早く明らかになった。その若い患者たちは，はじめは人に打ち解けないように見えるのだが，私にはすぐ心を開き——当時，私はそれを誇らしく思っていたのだが——私がFreudの著書で知っていたような心のなかにある無意識の心理材料を，ためらうことなくすべて打ち明けたからである。しかし，Gauppが回診の際にしばしばその病歴を仔細に調べては，私にその分析的芸術作品を返し，その患者たちはすべて破瓜病の初期であると落ち着いたまじめな態度で言ったとき，私は呆然としてしまったことをまざまざと思い出す。それにもかかわらず，当時の私は，相変わらずそのような患者を精神分析治療の試みに誘いつづけたのである。なぜなら，これらの患者は実に見事にFreudの象徴解釈に対応するからであった。私はまた，自分の技倆が不十分なためにそうなるのだろうかとも考えていたのである。

　マールブルクでの最初の何年間かに，ウィーンやベルリンで世界的に有名な分析家によって治療されたことのあるかなりの数の統合失調症者がKretschmer, E. の名声を慕ってやってきたとき，大学病院では独自の方法を求めざるをえなかった。Kretschmerは1929年以後の統合失調症の精神療法についての学会報告でそのことを証明している。神経症としてはじまった初期統合失調症と真の神経症とが，人格構造や生活史に基づいてどの点で区別されるかという問題は，私にはいまだ解決されていなかった。幸いにも私はマールブルクで当時の内科主任教授であったSchwenkenbecherの親切なとりはからいで外来やリエゾン医として，器質的にはなんの所見もない内科の患者

をことごとく診察し，そのうちの多くの患者を治療することもできた。以前，チュービンゲンではカルテ上で精神病質者と精神病者との比較ができただけであったが，今度は日常の治療的触れあいのなかで，器官神経症と初期統合失調症の違いがずっとはっきりわかるようになった。今度は器官神経症の患者から「心臓の痛みさえなければまったく健康なのに」と，毎日のように聞かされたのに対して，初期統合失調症者の場合には，課題と葛藤，相反する感情の共存，不本意な孤独，愛や触れあいへの渇望などを数多く経験することになった。

のちに統合失調症になる人は，むしろ私には精神病の顕在化を防御しているように見える明らかな統合失調性病質者とは明確に区別されるようになった。統合失調性病質者たちは極端に内向的なのであって，前精神病者なのではなかった。Kisker は最近，のちに統合失調症になる青年と異常な発達障害との比較研究を行ったが，前統合失調症者の生活史で病因となるような状況は，道徳と罪の問題にひそかに苦悩するという特徴をもつことを確かめて，厳しい道徳心の葛藤について述べている。これこそがまさにこの前統合失調症性神経症において私の注目するところなのである。のちに統合失調症になる人は，混乱した状況下では——つまり，道徳心理学的にとらえられた状況下では——より適切な解決法を見いだすことができないという Kisker の定義を，私もまことに妥当なものと思うのである。

寛解に達した多くの統合失調症者の生活史を長期間展望してみると，年余にわたる期間のうちにしばしば葛藤への傾向を示しはしても，誤って身体的感覚異常を器官神経症とみなしさえしなければ，器官神経症への発展はほとんどないことがいつも私の注意を引いた。したがって，少なくとも統合失調症の特定の群では正常の抑圧能力が早期に変質するのは，それが構造的なものであれ，すでに発病した精神病の結果であれ，想定されることであった。（「早発性痴呆」という呼称がまったく問題にならないような）高度に分化したブロイラー型統合失調症との精神療法的取り組みにおいて，このような見解は，次のような確信にまで強まっていった。すなわち，これらの患者は，すでに早期に「無知の無実」から逸脱していて，最近，とくに Häfner が示

したような，正常者とはまったく違った無気味なものと知りつつ，人間存在の問題と対峙するしかなくなるのだということである。このような構造の悲劇は，彼らの場合，器質神経症といった類の，なんらかの身体的な代替位置をとるものがまったく出現せず，精神病の形をとって克服するより他はないということである。

　私は，1930年にはじめて「内因性精神病の予後学」（本書第8章）のなかで抑圧欠如の問題についてまったく控えめに触れ，1948年と1951年の学会報告では強調して言及したが，——思ったとおり——それについてはなんの反響もなかった。したがって，私はこの見解のためにほとんど孤立していると思っていた。今になって文献を調べてみて次のようなことがわかった。すなわち，ブルクヘルツリ学派にとっては第一次世界大戦前の数年間，統合失調症者の障害された抑圧能力は，もうとっくに徹底的な考察の対象であったのである。自分が孤立していると感じていた見解が，他の人たちによって重要な意味をもっているとして共有されていることを突然発見したときの幸せな気持ちを多くの読者は理解されるであろう。

　今の私にとっては，最近になって入手した『自我心理学と精神病』についてのFedernの著書がそうであった。これはWeitbrechtが「表現は異なるけれども自分の作業仮説に近い」と思えると，Federnの思考過程についての示唆を与えてくれたおかげである。Federnによれば，彼の最初の症例について，感情的な反応が精神病的であるとは評価せずに，無意識の材料が豊富に産出されるのが嬉しくて，いかにそれを促進してしまったかについて述べている。まもなく彼は，患者による「象徴の直観的受け入れと翻訳」および「分析の不気味なほどのよどみのなさ」を精神病の徴候とみなすようになった。彼は，いかに患者が自分自身で分析し，分析医が言いあてるよりももっと多くのものを見いだすかを，いかに患者がその場その場で多くの材料を生みだすかを，そして不意にその材料が患者とともに精神病的なものになってしまうかについてを記述している。精神病者は，根本においては，自我の健康な部分でも病的な部分でも転移を熱望しており，また，転移が抑圧された材料を解放するために利用される神経症者とは逆に，精神病者の場合の転移

は，自由な材料を抑圧された材料にするために利用されるということを確認するのもまた的を射ていることである。精神病の場合の精神分析は，産出した無意識の材料の背後に**現実関係**を見いださねばならず，意識の背後に無意識を見いだすべきではないという逆説性をもっている。彼の認識は，古典的な原則にまで至っている。すなわち，「治療の目的は抑圧の解除ではなくて再抑圧である」と。Freud のいう「エスあるところに自我をあらしめよ」いう有名な指導原理と反対に，われわれは精神病に関して「自我領域に与えられるものはエスに戻されるべきである」と言わなければならない。これ以上含蓄のある言い方はできないであろう。彼の最も重要な結論は，彼自身にもかなり逆説的と思われる次のようなものである。「誘発するな，積極的になりすぎるな，あまり精力的に基本的葛藤を解明しようとするな，君の精神分析的関心と，君の症例を完全に理解しようとする熱望とを抑えよ。過去の精神病的な出来事の来歴を得ようとする君の欲望を後まで延期せよ」。他の箇所で彼は次のことを強調している。「精神病者に対して苦しまぎれの嘘は許されない。なにも知らない子どもを扱うように親しげに頰や肩や背中を叩くのは侮辱的なことである」と。心理学的な理解や態度に関しての精神科病院の良否は，最初の訪問のとき，どれほど医者や職員が健常者の傲慢な笑いを精神病者に示さないかを見ればわかるものである。

　統合失調症治療の方法は感情的な葛藤を減少させること，より慎重に，与える解釈を軽減すること，材料を徹底操作すること，精神病的で不合理な生産物を，基盤にある客観的な葛藤へと戻すことにある。患者を正常にまで連れ戻すように試みるべきか，あるいはむしろ，彼の最も深い欲望や欲求の動きや，葛藤，不安，驚きなどを処理できるように患者の精神病的状態を利用すべきであるかは，そのときどきに決定されるべきである。精神病者の正常な転移は，誠実，友好，理解を通して得られるものである。よい転移を経験することは，精神病者にとって最も重要な正常の現実なのである。転移を守ろうとする者は，非常に注意深くなければならない。患者が落ち着かないと感じているときには決められた時間以外に受診することを許可しなければならない。彼らを待たせることは危険であり，ひとたび定刻を守らないことが

あればそれは破局を意味することになりうる。——これで Federn 自身に語らせることは止めにしたい。精神科医は皆この本を読むべきであろう。この著書には Federn の立派な肖像が添えられているが，彼の印象的な顔は不思議にも Martin Buber に似ている。Buber は出会いについて——また，精神科医のためにも——われわれの専門的論文のなかで数多く触れられているよりももっと決定的なことを語っている。さて私は，統合失調症者の分析療法の問題に長々ととどまりすぎたようだ。しかし，この点に関しては，私が深い感銘を受けた Binswanger の見解にも触れておかなければならない。彼は，Freud の思い出のなかのある箇所で，こう語っている。つまり，Binswanger は精神科病院の患者のうちのある特定の一部のみが分析に向いていることを理解するまでに，苦しい研究と失望の10年を費やしたのであると。そのために彼は，とくに分析の必要条件に達していると予見できた性格的にも知能的にもよい基礎をもっている精神科病院の患者を数え上げたのである。分析をはじめるにあたっては，精神病でも神経症でも，それぞれが適応可能かどうかの見通しがたっていなければならないと私は思う。また，後に彼はなおいっそう古典的な所説を披瀝している。「精神分析についてなにも理解していないものは，私には精神科医とは思われないし，臨床精神医学の科学的な成果や問題に注意を払わないならば，精神分析はゆるぎない科学的な基礎に立っているとは思えない」と。

　これをもって，われわれは Binswanger と彼の現存在分析に到達したのである。われわれの多くは，自覚している以上に，その患者に対して現存在分析的な立場をとっていると私は信じている。私が Gaupp から強烈な印象を受けたのは，偏見がないということであった。彼は患者のどのような表現に対しても，健康な話相手に対するのとまったく同じように偏見なく真剣に受けとめるのであった。だがそれは，現存在分析的な研究の方向にとっては基本的な前提なのである。統合失調症の症状を理解しようとするブルクヘルツリ学派のはじめての試みに対して，現存在分析がどのようにして新しい道を開いたかについては，"Fortschritte" 誌に Bleuler が発表した「統合失調症学説における研究と概念変遷 1941-1950」という報告のなかで納得のいくよ

うに述べられている。「このような初期の試みは，なるほど個々の症状を個々の生活経験ないしは努力と関連させたが，まだ個々の症状や関係を現存在分析のようなひとつの構造，秩序ないしは形態に統合してはいなかった。現存在分析的研究方向は——それは私の言いたいことを代弁してくれているのだが——精神の解体や個々の機能の独立に対して，ある治療的な反応へと導くのである」とBleulerは言っている。症状からその特異的な病因および特異的な治療が推論されうるためには，物理学あるいは系統的な動物学，植物学の手本に従って，精神は単一機能に分解されねばならないということが比較的古い精神病理学には初めから所定のことだったと思われる。そして，人は，思考過程が妄想や幻覚によって障害されるのか，あるいはその逆なのかを研究したがったし，感覚の分裂が思考の分裂に帰せられるのか，あるいはその逆なのかを果てしもなく議論してきた……。現存在分析はわれわれにこの種のあまりにも些末な考察方法の狭さの限界を示している。そしてBleulerが結局，ある自閉的あるいは拒否的な患者との交流のなかで，現存在分析的な態度が自分に突然，適切な瞬間に適切な言葉を見いださせたことを認めるのであれば，私はそれ以上の良いことも，真実であることをもつけ加えることはできないだろう。かつて，Schröderが「Kraepelinもさることながら Wernickeも非常に重要だ」と主張したように，私も次のように言いたいのである。すなわち「Freudもさることながら Binswangerも非常に重要である」と。

　私が態度を決めたいと思う次の問題点は，内因性，自然治癒，可逆性または非可逆性についてである。内因性精神病というものを，ある固定し完成した疾患，つまり，その疾患がすべての症状を引き起こし，いつ病気がはじまりいつ止むか，また病気が人格をなにがしか変えるか否かなどをそれだけで規定してしまうというふうに理解している人は，精神医学に喜びをもつことはできないのである。私は，遅かれ早かれ精神障害の身体的相関が見つかり，身体療法的に影響を及ぼすことはまったく可能なことだと思っている。それにもかかわらず私には，病人の人格や病人の状況とその布置にほとんど関わりあわないでいることは考えられないだろう。人びとはいつも，たぶん発見

されるであろう身体因によって内因性という謎が解けるかのように振る舞っている。われわれはいつも，子どもたちが一方では歩き，跳び，変化し，不意に新しいものをつくり，発達するが，他方ではつねに同じところにとどまっているのを見ている。すべてが生物学的な基礎を有していることをわれわれは知っている。しかし，たとえ生物学がわれわれにいつの日かこのことに対して正確な公式を提供したとしても，われわれは，怠惰に傍観していることはやはりないのではあるまいか？　精神病もまた——Conradを引用しよう——「ひとつの経過であり，ひとつの事件であり，ひとつの変化であり，時間とともに上昇し，頂点に達し，消滅するという形態を自らとれるものであり，ひとつのドラマであり，ひとつの劇的事件の連続であり，火事や洪水のような災害に似た惨事であり，破壊と改造または新生のひとつの過程であり」これらすべてが——私がつけ加えれば——人格に密着し，人格のまっただなかに存在しているのである。たとえ内因性精神病に対するウイルスが発見されたとしても，人格と関連した研究的，治療的議論は今日までとまったく同様にさらなる発展を遂げなければならない。ここまで述べてきたことから，Tellenbachが内因性の問題に対して発展させた思考方法を，私が非常に歓迎していることが推察できよう。それは，内因性を単なる原因不明とのみ考えてよいと認めることではまったくない。経過と可逆性について議論しながら，同時に内因性の問題領域に接近したり遠のいたりしているのである。われわれが人間を純粋な精神的存在であるなどとみなそうとするのでなければ，真の経過現象であれば，そして病的なものであるならば，一定部分と一定の範囲を越えたところでは，まさに，つねに内因性なのである。経過というのは道のようなものであり，長さがあり，行き止まりがあり，十字路があり，分岐点があり，登り下りやでこぼこもある。ただ道端にわれわれにそれを知らせる標識がなにもないだけである。たとえば，疾患とその疾患をもった人格は，よろけたり倒れたり，そして倒れたままでいたり，再び起きあがったり，正しい瞬間や間違った瞬間に横断したり，分岐点で決断したり，立ち往生したりしながらその道を通過していくが，これらすべてが内因性によってあらかじめ決定されているということは不可能である。そして，治癒現

象の可能性に関していえば，赤から緑への変化は，道路がずっと前から空いているのに，その情報をなにも教えてくれないのである。われわれの有機体のなかには確かに一種の転轍装置が存在し，それがすべての経過的出来事を調節し，生命にとって価値が高いか低いかを判断し，やり遂げるか，途中で中止するかを決定することが可能である。内因性および症状精神病において，われわれがまだ解剖学的または生理学的に把握できていないにしても，Conrad の意味での転轍装置に機能的変化が起こっているということはまったくありそうなことである。私は，彼が全体的体験野の「解体的形態変化」と名づけているものの基礎に，基底物質の機能状態の身体的変化が存在すると言っていることにさえも賛成する。しかしこのことがすべてであろうか？ 精神医学は，これまで精神医学が研究し成し遂げてきたすべてのものよりも，血糖や残余窒素の測定，精密な体温測定や胸骨穿刺，体液や排泄物の科学的分析のほうがより高く評価されるときに，はじめて実際に科学となるのであろうか？ われわれは本当に今，二者択一的にひとつを選ばなければならないのであろうか？ 精神医学者が自然科学者であると**同時に**精神科学者でなければならないとしたら，それは，実際にそれほど悪いことなのであろうか？ 各人がこの問題に対して，自ら答えを出さねばならない。

　私はもしわれわれが純粋に身体学者になったとすれば，それは精神医学の終焉だと確信している。私には，「身体科学者か精神科学者か」という問題設定がすでに間違っているように見える。

　さて，経過の問題に戻ろう。われわれは予後の領域に直面するかぎり，ただちに疾患の問題から離れ，人格の問題にますます近づくことになる。この34年間，精神医学における解釈と見解がどれほど変化してきたにせよ，Müller, P., Bleuler, Langfeld，および私によって研究されてきた予後についての原則と要点は不変であり，正当性を保持している。すべての研究者は，予後に関して重要なことはすべて人格のなかに存在するという点で，意見が一致している。どんな症状も症候も予後についてはなにも言い表してはいない。人格の全体性に症候を組み込むことによってはじめて，説得力のある完全な臨床モデルができあがる。病前性格と体格のみでは，人格の全体性を把

握しえない。疾患の存在を除けば，その他すべてが人格の全体性に依存しているのである。その可能性と限界は本質的には分化の程度によっても決定されている。すでに Jaspers は『精神病理学総論』初版のなかで，分化の概念のために特別な一節を捧げている。彼は個々の精神疾患は，それぞれ発病者の精神的発達の程度に応じた現象の表現をとることを詳説している。精神生活の分化の程度は，すべての現象に対し効力を発揮する基本的構成要件である。内容の豊かさのみが関係するのではなく，個々の精神過程の形態面でもまた，精神的現象は一定の水準に達した分化度において，はじめて可能である。人格を理解するためには，その人が分化のどの水準に達しているかを知ることが決定的である。ある人の全体的態度や行動を，個々にその他の人と比較することが可能なのは，両者が同水準にあるという場合のみ可能である。私はつねづね，分化度の問題が精神医学と精神療法の端緒になっていないことを不思議に思ってきた。推察するに，このことがまったく自明のことであるために，かえって科学が遠ざかってしまうのだろう。この人格水準を考慮することは，やはり誰もが「自明のこと」として行っている多次元診断と同じ事情であるのかもしれない。分化度の程度を考慮することは，すでに，各個人が所有し生みだしうる状況の輪郭を描きだすことになる。状況もまた人格の全体に属している。近年，われわれの多くにとって，相互にほとんど独立に状況の概念を取り扱うことが自明なことになったことは興味深いことである。確かにわれわれは状況の本質をまだいくらか異なって理解してはいるが，しかし，われわれは統合失調症の本質についてよりも，状況の本質についてより早くひとつの了解点に達するであろうと私は思っている。

　予後の可能性は本質的にわれわれの**治療**の可能性でもある。このことは精神療法にも，身体療法にも当てはまる。かつて私はインスリン療法が統合失調症的過程の予後を思うままにすることができると信じていた。しかし結果的にはそれは不変のままであった。それでは，治療的悲観主義になるのであろうか？　断じてそうではない。もしわれわれが病める人格としての病者のなかに可能性として存在するすべてのチャンスを，治療的に利用し尽くすならば，多くのことが達成されるであろう。精神病の場合には，病者の人格と

それをとりまく世界のなかに存在するチャンスとしての要素は，それと識別できないほどにまで仮面をかぶせられ，硬化させられているかもしれない。しかし，やはりチャンスとしての要素は存在しているのである。精神療法的努力がこれらのチャンスを認識するために必要不可欠ならば，精神療法的努力は，**すべての患者に**，そして，**すべての病棟で**考慮に入れられうるだろう。そうなれば，一方に精神療法が孤立して存在し，その他すべての日常的医療が他方に存在し，両者が「平行し関連なく行われる」という憂慮すべき事態が消失し，患者にも治療者にも幸いなことになるであろう。精神科病棟の雰囲気は精神療法的でなければならず，そうでなければ，精神科病棟とはいえない。人格を考慮に入れることは診断の際にはじめなければならないし，たとえどのような精神病の変化があろうとも，それを最後まで続けなければならない。われわれが人格についてつねに留意していさえすれば，われわれは症状と経過に対して影響を与えるチャンスを，正しい瞬間に認識することができよう。急性期病棟の病棟医として回診のときだけ患者に接する者は，すぐにそれを放棄することになる。精神療法的な患者との話しあいが，唯一の治療的形態であった時代には，医師の人格はそれにより患者自身が自らの方向を見定める現実の一部でありつづけた。医者は不断の関与のなかで，経過中に起きる出来事のすべての陰影をともに体験し，赤から緑へのあらゆる変化を治療的に利用できた。患者が退院するときには，彼の回復の様式と程度について，そして自らの個人的精神病加工のしかたについて，驚くほど精通していた。退院の適切な時点は，はっきりと**内面からみて**決定された。そして患者は医師との絶え間ない精神療法的交流のなかで，正常化への推移を容易にし，健康維持を可能にする体験をしたのであった。

　薬物学の時代の幕開け以来，これらのすべての可能性は徐々に悪化してきた。薬物療法のもとで精神療法の可能性が困難をきたさないような状態になるのでなければ，私は将来を悲観する。喜ばしいことに，世界の至るところに身体療法と精神療法との結合への萌芽が存在している。Engelmeierと内外の彼と意見を同じくする研究者たちは，精神療法の際にも人格をつねに考慮に入れ，薬物療法と精神療法とが互いに調和するように努力してきた。た

とえばマールブルクにおける Eicke の場合のように薬物療法が顕著な好成績をあげてきたところでは，すべての面で治療的雰囲気が明らかに浸透しており，確実にその成果に本質的関与を果たしている。向精神薬がひとつの利益をもたらしたことに疑問をさしはさむ余地はない。——Schulte の言葉を借りれば——「薬物療法が便利で扱いやすい原則を魅惑的に与えてくれ，その結果，精神療法にとって非常に大切な萌芽を退縮させるか，まったく発芽させなくしてしまう」ことに危険が存在する。あらゆるよりよい影響の可能性を認めるにしても，外面の姿を見れば，がんじがらめにされて動けないという印象をしばしば拭い去ることができない。「今日，精神科病院の病室へ行ってみれば——と Schulte は続けている——もはや不穏が問題なのではなく，硬直化，麻痺，無感覚という，まさに不穏化された鎮静なのである。今日，臨床にとっての大きな困難は，精神病者や内因性うつ病者が数カ月にわたっての向精神薬療法を受けたあとに，治療にやってくることである。初期の精神病患者の場合，患者の顕在性精神病を可能なかぎり外来治療でやり過ごし，うまく正常化させるように努力しようとするかぎりにおいては，私も賛成である。しかしそれは，せいぜい少量の薬物療法の援護のもとでの精神療法によってのみ成功するのである。したがって，精神病的症状をとらわれのない自然な態度で不問にし，健康な部分を活動化させなければならない。しかし，1日に60名もの患者を診る精神科医にとって，そうする時間があるだろうか？　それとは逆に，内因性うつ病者はできるだけ早く入院治療を受けるべきである。統合失調症の領域から生じるすべての疾患とは正反対に，内因性うつ病者にはできるだけ早期に，自分は相当程度の身体疾患にかかっており，肝疾患と同様に非常に厳しい安静が必要であって，薬剤によっての新陳代謝の正常化が必要であることを体得させるべきである。うつ病者は自らを落ちるに任せ，その波のなかに再び運びだされるということを体験しなければならない。数カ月にわたって彼は次のようなことで堂々めぐりして自らを責めてきた。「自分は意志薄弱な弱虫だ」「自分が元気にならないのは自分の責任だ」と。彼はつねに善意の励ましと，意思を奮い起こすようにという非難に満ちた警告とを感じ，聞いている。日々無意味に戦い，自らがますます疲労

困憊していくことにまったく気づかない。夕方に気分が明るくなる特徴と，この人たち肥満者の生き生きした外貌とが，全体の状況をますます悪くする。外に出れば内因性うつ病者は時々刻々かつては彼を喜ばせたものや，彼が活動的に，しかも生き生きと支配し，意のままにしてきた場面に出くわす。すべてが今や静止し，もはや動かないことに，それだけいっそう，彼らは恐ろしさと苦しさとを感じる。そして，かつてはやすやすと乗り越えたものすべてが，彼の前に山のように横たわる。うつ病がそれとして認識され薬物的に治療されるか，それとも，最悪にも神経症と誤認されて精神療法的に扱われるか，周囲の状況が理想的であるか，それとも付随的に疲労困憊させる事態がさらに進み，うつ病という疾患のうえに暗雲のように横たわり，理想と遠くかけ離れた状況となるか。うつ病という病は，首尾一貫して運営された入院状況においては，同じ薬物でしばしば数週間で治癒させることができるのであるから。

　内因性を原則的に肯定することが，おのおのの新たな病相や病勢増悪をただちに内因性ととらえるということであってはならない。私は1930年[訳注1)]にシュープと誤認された心因性と，内因性病相においてよくみられる心因性の一区間についてはじめて言及したが，私はそのような経過は一般に理解されているよりもはるかにしばしば存在していると，今日でも振り返ってみて言える。十分な見通しと，それに相応した家族や職場との接触がなされたならば，避けることができたもっぱら状況因性の代償不全が存在する。――このことは精神病寛解者の場合にもまさに当てはまる。また次のことが非常に重要である。すなわち，慢性化への移行の際，この移行が純粋の慢性経過傾向なのか，それとも内因性の要素がほとんど関与していない慢性傾向なのかを考えることである。**おのおのの慢性経過傾向には，ほとんどすべての場合に部分的には避けうる慢性化傾向が潜んでいる。**このような区別を，その奥に潜んでいる真実を探るために知らなければならない。最も慢性化した症例にもつねに回復の可能性が，どこかにまだ少しあるのである。われわれが脳器

訳注1)　本書の第8章参照。

質疾患と内因性症候群との場合に，回復可能性または不可能性の問題に関して学んできたことを改めて考えるのは精神医学の喜ばしい進歩に属することである。

これをもって結論に入ろう。精神科医の集団の構成は，非常に種々雑多であるから，それぞれの大学病院や精神科病院では，さまざまな観点に立って調査し研究するだろう。しかし，誰も自分の方法論的側面を絶対化し，それによってひとつの世界観をつくりだすべきではない。このことに関して Binswanger が適切で感銘深いことを述べている。この言葉をもって私の結論としたい。「それぞれの学派が他の学派の探究している問題をなにも理解せず安穏としていた場合，彼らは他の方法論でしか判断されえない事態に自分たちの方法論で意見を述べるとすれば，それは干渉の罪を犯したことになる」。大学病院でできるだけ多方面から相互に協力することが可能になれば，われわれの患者にとってよりよいことだ。私にはそれ以上に付け加える言葉はない。

要　約

ブルクヘルツリ学派が最初に着手して以来，最近に至るまでの内因性精神病の領域に関する精神療法の文献を研究する際に生ずる印象を素描し，次のような憂慮の念を述べた。すなわち，大学病院や精神科病院で，個々の症例の精神療法は存在するが，精神療法は孤立しており，その他すべての基本的治療と関連なく併存して進行する」という事態が起こっている（Ernst, Meerwein）。さらに心にしきりと浮かんでくる憂慮は，精神療法家と身体療法家の対立状況である（Müller, M.）。著者は28年前に身体療法が導入されたあとに内因性精神病の精神療法を中断せず，両方の道を歩んできたので，両者を比較しつつ考察した結果，現在の状況から結果として生ずる問題提起が得られた。それはなによりもまず統合失調症者の精神分析的治療であり，Binswanger の現存在分析であり，内因性と回復可能性の問題である。Federn の『自我心理学と精神病』という本の価値を明らかにし，「Freud と並び，彼以上に相当重要な Binswanger」に言及した。Conrad を引用しつつ

精神科医が自然科学者であると同時に精神科学者であらねばならぬとすれば，そのことがそれほど悪いことであるかどうかを論じた。

　最近34年間に精神医学における見解や意見が変化したとしても，予後に関する原則と要点（Müller, M., Bleuler, Langfeld, Mauz）は不変であり，その正当性を保持しつづけている。すべて予後について意味あるものは，人格のなかに存在している。状況もまた，人格の全体性に属する。状況の概念をとり扱うことが自明のこととなったのは喜ばしいことである。精神医学のさらなる進歩は，われわれが脳器質性の精神病症候群および内因性症候群の，回復可能性の問題を改めて考えなおすのを学んだことにある。

　予後可能性は本質的に治療可能性でもある。このことは精神療法にも身体療法にも当てはまる。もし病める人格の全体性のなかに潜在しているすべてのチャンスが治療的に利用され尽くされるならば，多くのことが達成されよう。これらのチャンスを認識するための精神療法的努力が必要不可欠であるならば，**どの患者，どの病棟**においても精神療法的努力が組み入れられうるだろう。患者との精神療法的対話が唯一の治療形態であった時代には，医師の人格は患者がそれによって自ら方向づけることのできる現実の一部分でありつづけた。医師は経過中に起こったすべての陰影を不断の関与のなかでともに体験し，患者が退院する際には，回復の様式と程度について，そして精神病の加工の個人的様式についてしばしば驚くほど通暁していた。そして患者は医師との不断の精神療法的交流のなかで，正常への移行を容易にし，自立保持を可能にする体験をした。薬理学時代の幕開け以来，これらすべての可能性が次第に悪化してきた。薬理学的治療はそのもとで精神療法的可能性が困難をきたさないように形づくられねばならない。内因性を原則的に肯定することによって，おのおのの新しい病相や病勢増悪をただちに内因性ととらえる方向へと導かれることがあってはならない。純粋な慢性経過傾向を，内因性要因がほとんど関与していない慢性化と区別する必要性について言及した。ほとんどすべての慢性経過のなかに，慢性化を避けうる部分が内在しているのである。

文 献

1) Bash, K. W.: Lehrbuch der allgemeinen Psychopathologie. Stuttgart: G. Thieme 1955.
2) Benedetti, G.: Psychotherapie eines Schizophrenen. Psyche (Stuttg.) 9, 51 (1955).
3) Binswanger, L.: Ausgewählte Vorträge und Aufsätze, Bd. II. Bern: Franke 1955.
   — Erinnerungen an Sigmund Freud. Bern: Franke 1956.
   — Der Mensch in der Psychiatrie. Pfullingen: G. Neske 1957.
   — Melancholie und Manie. Pfullingen: G. Neske 1960.
   — Grundformen und Erkenntnis menschlichen Daseins, 2. Aufl. Zürich: M. Niehaus 1953.
   — Schizophrenie. Pfullingen: G. Neske 1957.
4) Bleuler, M.: Krankheitsverlauf, Persönlichkeit und Familienbild Schizophrener. Stuttgart: G. Thieme 1941.
   — Forschungen und Begriffswandlungen in der Schizophrenielehre 1941-1950. Fortschr. Neurol. Psychiat. 19, 385-452 (1951).
5) Bräutigam, W.: Psychotherapie in anthropologischer Sicht. Stuttgart: F. Enke 1961.
   — Die Stellung der Psychotherapie in der Klinik. Z. Psychother. med. Psychol. 11, 222-230 (1961).
   — , u. Chr. Müller: Zur Kritik der Schizophreniediagnose bei psychotherapeutisch behandelten Kranken. Nervenarzt 33, 342 (1962).
6) Conrad, K.: Die beginnende Schizophrenie. Stuttgart: G. Thieme 1958.
   — Die symptomatischen Psychosen. Psychiatrie d. Gegenwart. Bd. II, S. 369. Berlin, Göttingen, Heidelberg: Springer 1960.
7) Engelmeier, M.-P.: Verlaufsgestalten depressiver Erkrankungen unter Pharmakotherapie. Arzneimittel-Forsch. 14, 528-531 (1964).
8) Ernst, K.: Die Prognose der Neurosen. Berlin, Göttingen, Heidelberg: Springer 1959.
9) Federn, P.: Ich-Psychologie und die Psychosen. Bern: H. Huber 1956.
10) Häfner, H.: Prozeß und Entwicklung als Grundbegriffe der Psychopathologie. Fortschr. Neurol. Psychiat. 31, 393-438 (1963).

11) Janzarik, W.: Die Typologie schizophrener Psychosen im Lichte der Verlaufsbetrachtung. Arch. Psychiat. Nervenkr. 202, 140-154 (1961/62).

12) Jaspers, K.: Allgemeine Psychopathologie. Berlin, Göttingen, Heidelberg: Springer, 1. Aufl. 1913 ; 6. Aufl. 1953.

13) Jung, C. G. : Die Schizophrenie. Schweiz. Arch. Neurol. Psychiat. 81, 163-177 (1958).

― Der Inhalt der Psychosen. Leipzig u. Wien: F. Deuticke 1914.

14) Kisker, K. P.: Der Erlebniswandel des Schizophrenen. Berlin, Göttingen, Heidelberg: Springer 1960.

―, u. L. Strötzel: Zur vergleichenden Situationsanalyse beginnender Schizophrenien und erlebnisreaktiver Fehlentwicklungen bei Jugendlichen. Arch. Psychiat. Nervenkr. 202, 1-30(1961/62).

15) Kolle, K.: Psychotherapie. Vorlesungen zur Einführung in das Wesen und die Probleme der seelischen Krankenbehandlung. Basel u. New York: S. Karger 1953.

16) Kranz, H., u. K. Heinrich: Neurolepsie und Schizophrenie. Stuttgart: G. Thieme 1962.

17) Kretschmer, E.: Die mehrdimensionale Struktur der Schizophrenien mit Bezug auf ihre Therapie. Z. Psychother. med. Psychol. 7, 183-191 (1957).

― Psychotherapie der Schizophrenie und ihrer Grenzzustände. Z. ges. Neurol. Psychiat. 121, 211-223 (1929).

18) Kulenkampff, C. : Über den Vergiftungswahn I. Nervenarzt 26, 89-96(1955).

19) Langfeldt, G.: The Prognosis in Schizophrenia and the Factors influencing the Course of the Disease. Acta psychiat. (Kbh.), Suppl. 12-14(1937).

20) Matussek, P.: Exploration und Psychotherapie als Methoden psychopathologischer Forschung. In: Psychopathologie Heute. Stuttgart: G. Thieme 1962.

― Psychotherapie bei Schizophrenen. Hdb. d. Neurosenlehre u. Psychotherapie, Bd. IV. Hrsg. von V. E. Frankl, Wien, V. E. von Gebsattel, Würzburg und J. H. Schultz, Berlin. Urban & Schwarzenberg 1959.

― Psychopathologie II. Psychiatrie der Gegenwart I/2 (1963).

― Zur Frage des Anlasses bei schizophrenen Psychosen. Arch. Psychiat. Nervenkr. 197, 91 (1958).

21) Mauz, F.: Narkoanalyse. Z. Psychother. med. Psychol. 2, 33-41 (1952).

22) Müller, CH.： Die Pioniere der psychoanalytischen Behandlung Schizophrener. Nervenarzt 29, 456-462 (1958).
　　― Über Psychotherapie bei einem chronischen Schizophrenen. Psyche (Stuttg.) 9, 350-369 (1955).
　　― Die Psychotherapie der Psychosen. Fortschr. Neurol. Psychiat. 27, 363 (1959).
23) Müller, M.： Die Therapie der Schizophrenien. Psychiatrie der Gegenwart, Bd. II, S. 27. Berlin, Göttingen, Heidelberg： Springer 1960.
　　― Prognose und Therapie der Geisteskrankheiten. Leipzig： G. Thieme 1936.
24) Pauleikhoff, B.： Über Veränderungen des Situationsgefüges bei paranoid-halluzinatorischen Erscheinungsbildern. Arch Psychiat. Nervenkr. 193, 277-294 (1955).
　　― Über die Bedeutung situativer Einflüsse bei der Auslösung endogener depressiver Phasen. Arch. Psychiat. Nervenkr. 197, 669-685 (1958).
　　― Über die Auslösung endogener depressiver Phasen durch situative Einflüsse. Arch. Psychiat. Nervenkr. 198, 456-470 (1959).
25) Rosen, J. N.： Psychotherapie der Psychosen. Stuttgart： Hippokrates 1964.
26) Schulte, W.： Der chronische Anstaltskranke als Problem für Forschung und Therapie. Schweiz. Arch. Neurol. Psychiat. 91, 190-200 (1963).
27) Schulte, W.： Die Entlastungssituation als Wetterwinkel für Pathogenese und Manifestation neurologischer und psychiatrischer Krankheiten, Nervenarzt 22, 140-149 (1951).
28) Stierlin, H.： Die Schizophreniebehandlung in der Klinik. Psyche (Stuttg.) 11, 459-471 (1957/58).
　　― Somatische und psychotherapeutische Aspekte in der gegenwärtigen Schizophrenieforschung. Psyche (Stuttg.) 11, 881-886 (1957/58).
29) Storch, H.： Beiträge zum Verständnis des schizophrenen Wahnkranken. Nervenarzt 30, 49 (1959).
30) Symposium Internationales über die Psychotherapie der Schizophrenie： Lausanne, Oktober 1956. Hrsg. von C. Benedetti, Basel, und C. Müller, Lausanne-Zürich. Basel： S. Karger 1957.
　　2. Symposium Internationales über die Psychotherapie der Schizophrenie： Zürich 1959. Basel： S. Karger 1960.

31) Tellenbach, H.：Melancholie. Berlin, Göttingen, Heidelberg：Springer 1961.
32) Therapeutische Gespräche deutscher und französischer Psychiater. Sondernummer von Rev. lyon. Méd. September 1960.
33) Wagner, W.：Versuche zu einer geisteswissenschaftlich fundierten Psychiatrie. Berlin, Göttingen, Heidelberg：Springer 1957.
34) Weitbrecht, H. J.：Endogene phasische Psychosen. Symptombilder und Verläufe. Fortschr. Neurol. Psychiat. 29, 129-144 (1961).
 ― Psychiatrie im Grundriß. Berlin, Göttingen, Heidelberg：Springer 1963.
 ― Die Bedeutung der Psychopathologie in der heutigen Psychiatrie. Fortschr. Neurol. Psychiat. 25, 2 (1957).
35) Wiesenhütter, E.：Entwicklung, Reifung und Neurosen. Stuttgart：Enke 1958.
36) Winkler, W. T.：Dynamische Phänomenologie der Schizophrenien als Weg zur gezielten Psychotherapie. Z. Psychother. med. Psychol. 7, 192-204 (1957).
 ― Zum Begriff der "Ich-Anachorese" beim schizophrenen Erleben. Arch. Psychiat. Nervenkr. 192, 234 (1954).
37) Wyrsch, J.：Klinik der Schizophrenie. Psychiatrie der Gegenwart, Bd. II, S. 1. Berlin, Göttingen, Heidelberg：Springer 1960.
 ― Die Person des Schizophrenen. Bern：P. Haupt 1949.
 ― Psychopathologie I. Psychiatrie der Gegenwart, Bd. I/2, S. 1. Berlin, Göttingen, Heidelberg：Springer 1963.
38) Zutt, J.：Diskussion zu Vorträgen auf dem Kongreß Bayerischer Psychiater. Nervenarzt 26, 395-396 (1955).
 ― Über verstehende Anthropologie. Psychiatrie der Gegenwart, Bd. I/2, S. 763. Berlin, Göttingen, Heidelberg：Springer 1963.
 ― Über Daseinsordnungen, ihre Bedeutung für die Psychiatrie. Nervenarzt 24, 177-187 (1953).

10. 患者に傾聴すること
――精神科治療の人間学的視点――

Rainer Tölle

導入　精神医学の人間学的基礎に向けて

　精神医学的人間学は主に以下の3つの源をもっている。第1は現象学で，この概念は哲学と精神医学の間でさまざまに理解されている。第2はBinswanger（1951）による現存在分析で，Husserlの現象学とHeideggerの現存在分析に由来する。第3はWeizsäckerによる心身医学学説で，とくにそのパトス的観点の導入が精神医学には意義深い。

　現存在分析は精神医学に最も大きな影響を与えた。「われわれの多くは，意識している以上に患者に対して現存在分析的な態度をとってきたように思われる」（Mauz, 1965, p. 219）。Bleuler（1948）によれば，現存在分析は「精神が分解され個々の機能が独立に動きだしてしまう事態に対する治癒的な反応」である。

　概念史，思潮やパラダイム，基礎となっている哲学についてここで論じると，それはあまりに広範なものとなろう。理論的考察に立ち入ることはせず，短い導入の後に以下の問いについて論じてみたい。人間学的な基礎づけはどのように日常の診断と治療に対して働いているのだろうか。人間学的方向性は，今日多くの点で変容したわれわれの精神医学において，とりわけ際立っているものであろうか？

　臨床精神医学について人間学的考察が意味するところは，5つのテーゼに要約される。

Tölle, R. (1994)：Auf den Kranken hören：Anthropologische Aspekte der psychiatrischen Behandlung. In, Kockott, G. und Möller, H.-J. (hrsg.)：Sichtweisen der Psychiatrie. Zuckschwerdt, Münster

1．先入観を排すること。個々の患者にはそのあるがままに関わるべきであって，理論や概念の観点を第1にするべきではない。抽象的思考や普遍的知識が重要であるのとはまた別に，患者個々の人間を見失わないようにするべきである。

「精神病の治療ほど厳密な個別化への要求が強いものはない。われわれの治療の対象は疾患ではなくて個々の患者であること，狂気ではなくて狂気に陥った人間であることを意識する必要は，ほかのどのような領域に比べても大きい」(Griesinger, 1867)。

2．病気をみるだけではなく，患者が病んでいるということ自体をみること。症候だけではなく患者の苦悩をも考慮すること（Krauß, 1978）。客観的に診断することと同時に主観的視点を維持しなければならない。

この原則の意義を，Lauter (1984) は次のように基礎づけている。「援助を必要としている他者であり，また，自分へと向けられた特別な出会いを心待ちにしている主体でもある患者は，人格全体としては喪われ，存在領域の部分を客観化する視点のなかで分解してしまう。一方，他者の要請を受けて，まだかろうじて主体存在として関与してきた医師であっても，遠い理性的距離の彼方へと消え去ってしまう。なぜなら，医師は個々の患者と関わっていながら，論理的に抽象化された疾患を治療し，個々の具体的な患者の面倒をみていながら，疫学的に把握され統計的に設定された集団，人口を取り扱っているのであるから」。

3．もっぱら患者の病理に注目するのではなく，患者の健康な面（さらには健康な状態にある患者）にも注目すること。

「一方で，過去の健康であった個人を抑圧し覆っている病的な幻聴や考えは，捨て去られ，遠ざけられるべきである。その一方で，できるかぎり，以前の自我の再構築と強化を進めなければならない。この自我は，長期にわたる狂気のなかで失われてしまったのではなく，単に表面的に抑えられていただけなのである。——このとき患者の健康な面は，以前の自我が強化されることによって，圧迫，崩壊から守られるべきである——」(Griesinger, 1867)。

4．身体と精神の人為的な分離を克服しなければならない。

5．人間は，確かに，生理学的な器官，生化学的あるいは神経内分泌学的システムであるが，単にそれだけのものではない。本能や欲動をもった存在というだけのものでもない。かといってその精神と同一視されるべきものでもない。

「人間の精神といえども，それは，人格とは等置されえず，自己同一性の一側面であるにすぎない。心理学的治療方法といえども，それは，ひとつの技法であって，特定の方法のもとに裁断されており，ものごとを抽象化する性質をもつがゆえに，他者の全体性を必然的に考慮からはずさざるをえない」(Lauter, 1984)。

これらのテーゼから，精神医学的治療に対してどのような帰結が得られるだろうか。それは，治療方針ではまったくなく，むしろ，精神医学的作業の基礎づけが導かれるのである。

人間学的視点のもとでの患者の治療

人間学的に理解される精神病理学

人間学の論述は，われわれに精神病理学がさまざまなレベルで実践されるものであると強く考えさせる。まず第1に，精神病理学は記述的，範疇的である。しかしそれは，記述すること，計測すること，実験することに尽きるべきではない。そこには了解精神病理学がつけ加わらなければならないが，それはすでに，とりわけGaupp (1903)，Jaspers (1913) によって精神医学に導入されている。

力動精神病理学は精神分析的知識と関連して，深層心理学的理解に通じている。類似のものとして，機能的精神病理学，相互作用精神病理学があげられよう。精神病理学がパトス的な方向性をも備えていなければならないことは強調されるべきである。ここで意味されているのは，患者の主観的体験，すなわち，病気のなかでの患者自身の体験に首尾一貫して向かうことである。

人間学的に方向づけられた精神病理学の意義を，いくつかの実例で明らかにしておこう。うつ病者の生成抑止 (Gebsattel, 1928) は，メランコリー者

の一症候としてではなく，メランコリー者（うつ病者）の基礎障害を個々の症状からよりもいっそう明らかにしてくれる概念として理解される。

　Binswangerによれば，メランコリーとは「そもそも，自然な体験の根本条件からの切り離しである」いう言葉で表現される。この視点から出発して精神科医は，メランコリー者の存在のあり方にふさわしい治療的な関わりを見いだすことができる。Kuhs (1990) によるうつ病者の不安の研究もまたここからはじまっている。

　統合失調症患者に対する人間学的・現存在分析的研究は，Binswanger (1923, 1951) と Storch (1925, 1947) にはじまる。例として，Zutt (1957) による「眼差しと声」の研究をあげておこう。聴覚領域の幻覚としての声，すなわち語りかけられる体験に対して視覚領域で対応しているのは，従来の精神病理学で視覚的感覚錯誤とされているものではない。患者の語ることに耳を傾けると，むしろ次のことがわかる。語りかけられることに対応しているのは眼差されることである。患者は眼差しを脅威と感じており，それに受動的にさらされている。患者が幻覚を体験しているとか，産出性症候があるとか述べることには，意味がないといってもよいだろう。妄想を抱いている統合失調症患者がどのように眼差しと声とが自分に向けられていると体験しているかということが，彼らの存在様式を表しているのである。

　妄想は単なる思考や判断の障害ではない。人間学的な観点に立てば，妄想は客観的世界における誤謬というよりは，個人的，共人間的真実における誤謬である（von Baeyer, 1953）。それゆえ，妄想の本質を「世界内存在」の特別な様式として問うときには（Binswanger, 1951），物的現実と人間的現実とを区別しなければならない（Matussek, 1963）。間人間的意味において，妄想は「人間的な出来事（Kisker, 1971）」である。

　これらの研究努力は，患者が病んでいるということをより深い意味において認識しなければならないとしている点で共通している。そのとき，人間学は，臨床精神医学の確固とした基盤から出発し，臨床的問題の解決のために役立たなければならない。「それゆえ，直接的な人間的出会いと対象化した

技法的関与という，医学的精神科的関わりのこの2つの段階は，価値的に同等で，時間的に相互にからみあい，志向的に相互連関する，扶助行為の基本要素となっている」(Lauter, 1984)。

精神病患者とのつきあいについて：躁病の場合

　精神科医は患者と語ることに多くの時間を費やすことをつねとしているが，これは当然ながらいつでも容易だというわけではない。とくに目立つのは，彼らが躁病患者に接した場合に，こらえ性のなくなることである。躁病患者がとても冗舌であれば，治療者はすぐに，必須情報はすでに手にいれたと考える。彼はそこで患者の話を中断しがちである。これは，客観化を志向する方法に合致したやり方である。

　さらに，治療者が接触と会話について躁病患者の主観的要求を顧慮したとしても，彼は，患者が自分の障害に苦しんでいる程度は比較的少ないので，ほかの患者のように多くの時間を医者から必要としてはいないと思うかもしれない。

　しかしこのような態度もまた，表面的で不十分である。われわれが患者と話すにあたっては，本来その患者にふさわしいやり方でそれをすべきであり，彼が目下躁状態であることに限定されるべきではない。治療者がひとたび患者にゆっくりと耳を傾けてみれば，患者はたちまちそれまでと違った態度を示すようになるであろう。

　躁病患者とのこのようなつきあいは，結局のところ，人間学的に基礎づけられたものである。「人格は能力の担い手である。潜在能力は，それがいまだ現実化されないとき，あるいはなんらかの特定の時点でもはや現実化されえないときにあっても，保たれているのである」(Lauter, 1991)。

精神療法の基礎：統合失調症の場合

　個々の精神療法について人間学的視点から議論するのではなく，根本的なものに目を向けてみよう。精神療法的な基礎行動 (Basisverhalten, Ernst, 1985) に，別の言葉で言うならば，精神療法的な基本態度 (Grundeinstellung,

Winkler, 1965) に目を向けてみる。

　この言葉では，ある特別な治療方法が意味されているわけではなく，身体，社会，精神療法のどの方法がとられるかということには関わりなく，精神医学的治療の基礎そのものが意味されている。「精神を病む人にその人個人の取り返しのつかない苦悩について語りかけ，彼らの1回きりの生活史を理解し，彼らの現実化困難な現存在可能性を活気づけ，彼らを，部分的には変化する能力をもっていないという点においても受容すること」(Benedetti, 1964)。

　統合失調症治療においては，以下のような状況があることをわれわれは経験している。急性幻覚妄想状態の場合，症状は神経遮断薬の的確な使用によって驚くほど多大な影響を受ける。このとき，いわゆる産出性症状が消退しても，少なからぬ患者において，彼らがそれによって決定的に救われたとはいえない。彼らはまだ不安に悩んでいる。精神病的不安もまた神経遮断薬が標的とする症状なので，このことを薬物療法的に説明することは困難である。精神療法的あるいは人間的な態度においてはじめて，われわれはこの現象に近づくことができる。

　つまり，心理的負荷と葛藤が先行し，これらが精神病において妄想体験として病理的に変形されて現れたとき，神経遮断薬は，その「秩序化作用」により，幻覚妄想という障害を取り除いて現実連関を回復させることができる。患者はしかし，新たに，多大な重圧のもとで，よるべなく，圧倒的な現実にさらされているかもしれず，場合によっては，その体験は急性精神病を凌ぐものかもしれない。

　精神療法的態度の治療者が患者の内面の状態を理解し，それに見あった対応をしないならば，彼らは孤立したままこのような重圧のもとにおかれることになろう。手助けのできる治療者は，人間学的にみれば，妄想が対人関係の体験に根ざしていることを知っている治療者である。症状が消失するということだけではなく，患者がいかに自分の精神病を克服するかということが重要となる。

薬物治療：パトス的視点のもとでの神経遮断薬の効果

　神経遮断薬には抗精神病作用があるが，その作用は，その発見以前には想像もつかないほど大きなものだった。だが，神経遮断薬が患者の状態と体験に個別にどのように影響を与えるかについては，われわれは，パトス的方法による調査をもってはじめて知ることができる。

　ほとんどの精神病患者は，神経遮断薬の効果を肯定的に受けとめ，精神病の障害が緩和されそれから解放されたことで根本的に救われたと体験している。しかし彼らは，個々の効果について，さらにまた神経遮断薬の不快な作用について，語るべき多くのものを知っている。この後者については，われわれ医師はそれを副作用と呼び，しかもたいていは副次的なものとみなしている。

　たとえば早期のジスキネジアがある。これは容易に発見され，消失させることも容易なので，「客観的に」みるかぎりは大きな問題ではない。しかしそのように客観的にみることができるのは，ある程度の数の患者でしかない。多くの患者は，これを苦痛とし，不安を抱く。パトス的に方向づけられた診察からは，初期ジストニアが，説明できない肉体的苦痛，身体の遊離化，汚点，精神的な病気の肉体への具現化などとして体験され，評価されていることがわかる（Windgassen, 1989）。

　統合失調症患者の身体体験は，そうでなくともしばしば自我機能の解体によって変質しているが，神経遮断薬によってさらにひどく障害されうる。重荷としての身体，苦悩の表れとしての身体，汚点としての身体，身体的に経験される自律性の喪失，疎外された身体。

　神経遮断薬作用に関する患者によるまとまった記載のいくつかには，考えさせられるところが多い。「薬を飲まないと，また病気になる危険が大きい。それで薬を飲むのだが，そうすると生活の強度が褪せて，チーズケースのなかにいるような調子になる。つまり，まわりから遮断されてしまうのだが，私はそれを好まない。自分はほかの人たちとともに生きたい」（Windgassen, 1989）。

　人間学的な視点からは，患者が薬物による治療を肯定しそれを治療者とと

もに行うことも,患者指向的な薬物治療のひとつである。これには,体系だった心理教育的トレーニングが必要となる(Buchkremer et al. 1988, 1989 ; Hornung, 1993)。この手引きは,共同薬物治療にまで達しうる。患者は,自分の状態と,前もって知らされた代償不全の危険に関する知識と,早期の警戒症状に依拠しながら,神経遮断薬の用量を,治療者ととり決めた一定の限界内で変化させることを学ぶのである。このことによってコンプライアンスと効果がいっそう改善し,再発可能性が明らかに低くなる。人間学的視点からは,これは,治療を受ける患者が自ら共同治療者となったことを意味している。患者自らが治療に対する責任を担い,それにより,自分の予後を引き受けるのである。

要　約

このような日常的な精神科治療の実例をあげた後に,改めて以下のような疑問が取り上げられなければならない。人間学的な観点あるいは人間学的な基礎づけというとき,それはなにを意味するのだろうか。重要なのはまさに精神医学の人道化であるとも考えられよう。確かに,理論的人間学のはじまりと人間的な精神医学実践のための努力との間には関係がある(Benedetti, 1964 ; Blankenburg, 1980 ; Hartmann, 1993)。これにはしかし,人間的,友好的な慈しみということ以上のものが意味されている。ここで述べられているのは,医学の根本的に人間学的な方向づけであり,それがなければ,医学は,一面的に実証主義の刻印を受けてしまうであろう。人間学的な視点からは,科学と人間性との間の外見上の矛盾を止揚することができる。「科学的な研究がはじまるところでは人間的な関与は消え去るべきであるなどとは考えないでください」(Griesinger, 1867)。

人間学的という言葉で意味されるところのものは,はからずも倫理的訴えかけのように聞こえるかもしれない。しかしこれは抗議を受けるべきことであろうか。むしろ「精神医学の歴史全体は……倫理的関心の発展としてとらえられる」(Benedetti, 1959)のではないか。人間学的考察が治療者の倫理の問題とつながっていることは疑う余地がない。

いくつかの点では，人間学的ということで実際には精神療法のことが意味されているという印象があるかもしれない。しかしそれはやはり還元主義的な見方であろう。もっとも，生物学的精神医学の研究方向が一方的に優位な時代では，人間学的な観点からは，精神療法の不可欠性が強調されてしかるべきである。

実践的な精神医学の面において，今日，人間学的考察にふさわしいと考えられるのは，なによりも，患者指向的精神医学と呼ばれている態度であると言えよう。

患者指向的精神医学

あらゆる精神科医が，自分は患者指向的に仕事をしていると主張するかもしれない。しかしそうであればこそ，ここでわれわれは，患者指向的精神医学がどの程度にまで達成できているかと，批判的に問わなければならないであろう。

患者に関して

精神科治療が患者指向的であるべきとするならば，治療は，学派の方向，学問的テーマ設定，あるいはどの治療法が利用可能であるかということに一次的に左右されてはならない。当然のことながら，明らかに有効な治療方法があるならば，それは，通電治療であれ断眠療法（うつ病治療のための）であれ，また力動的精神療法であれ行動療法であれ，除外すべきではない。それとともに，補助的な治療手段や外来の治療手段も，部分入院治療や入院治療と同様の密度ときめ細かさをもって提供していかなければならない。

治療を，その効果が科学的基準に依拠した効果検定に耐えるような方法のみに限定しないというのも，患者指向的精神医学の意味するところである。評価になかなかのぼってこない治療，たとえば，生理療法や運動，環境療法，芸術療法なども，患者にとっては助けとなる。

患者の見方を受け入れること

　患者の見方を受け入れることが具体的に何を意味するかということについては，神経遮断薬の効果をパトス的な方向から調査した例において明らかにした。われわれは今度は，全体的な治療構想，ケアの構造について問うてみよう。患者指向的という原則は，今日の組織形態，計画のなかでどこまで考慮されているだろうか。

　われわれは今日ではある程度の楽観主義をもってこれに答えることができる。それというのも，変化が次第にはっきりと現れてきたからである。地域共同体の近くで実践される精神医学は，ますます，患者の近くで実践される精神医学という内実をもつようになっている。精神医学が提供する広いスペクトラム（入院，部分入院，住居でのリハビリテーション，就労可能性，余暇支援など）は，だんだん患者の要求に見あうようになってきている。

　治療とリハビリテーションのきたるべき段階では，患者は，われわれに「世話をされる」のではなく，いわば，個別的観点からみて最も有用な治療，リハビリテーションの機会を，自分で要求することができるようになるであろう（Eikelmann, 1991）。患者が一連の治療手続きや社会的つながりに拘束されることは少なくなろう。むしろ，患者や患者グループの観点からみて，最も早急に必要なのは何であるかということが，つねに新たに問われるべきである。ある患者にとってはケアがより重要であり，別の患者にとっては自立がより重要であろう。

　重症患者，慢性患者であっても，患者がごくわずかな部分でも「正常な」生活を営むように促すことに成功し，そこで彼らが自分の治療に対して共同責任を負うことができるならば，彼らの自立と自己意識は著しく発達する。そうなれば彼らは，治療者やスタッフに対してもそれまでとは異なる振る舞い方をするようになる。デイケアや精神科リハビリセンター，中間施設や自助会社に行くと，患者が，クリニックや総合病院で会うのとは異なった様子で接してくるのをわれわれは経験する。おそらくはわれわれ自身もまた，そこでは「立場に由来する権威」（Lempp, 1969）を求められることが少ないゆえ，これらの患者たちに対して異なった振る舞い方をしているであろう。す

なわち，能力を所持するものとして上位から接することはしなくなっているだろう。

ここに成立する形は，伝統的な治療者患者関係とは本質的に区別されるものである（『パートナー的な治療理解』Böker, 1991による）。このような患者，あるいはかつて患者であった人びとは，自己主張ができ，はっきりものを言うことができ，さらに，たとえば患者の雑誌〔下記を参照〕が示すように，文章によって自己を表現することができる。患者指向的という意味はまた，次に述べるようなことである。

患者に耳を傾けること

これについてはすでに何度も，幻聴のある患者，躁病患者，神経遮断薬による治療を受けている患者で触れてきた。「患者をできるかぎり理解することは，治療に向かううえでの最良の前提である」（Windgassen, 1989）。アメリカの精神医学者 Diamond (1985) は，「患者がわれわれの話を聞く前に，われわれが患者の話に耳を傾けなければならない」と言っている。このことによって，まずは，診断と治療のために患者に耳を傾けるということが意味されている。しかしそれを超えて，われわれは，患者から学ぶために患者に耳を傾けるべきである。

はじめに，患者の自己描出から学ぶことをあげよう。ここで思い起こされるのは，Birnbaum (1920) の『精神病理学ドキュメント』における豊富な集積である。かつての精神病患者の自伝的手記を編纂したものとしては，カナダ人精神科医 Sommer と Osmond (1960/61) によるもの，Urta (1971) の自伝的出版の付録のなかの，Benett と Finzen によるものがある。メランコリー患者の印象深い自己描写を，Lauter (1961) と J. E. ならびに R. Meyer (1984) が報告している。精神医学者が記述した病歴と比べて，このような自己記述は，専門的，精神医学的影響なく成立しているので，真正で，つくりものではないという利点がある。

とりわけ得るところの多いのは，作家や詩人が自己の病気を表現した作品である。これには，真正さという利点に加え，さらに別の，言語表現能力と

いう利点がある。例として，GrillparzerとHansjakobによる，メランコリー体験の記述がある。StrindbergとNervalは，自らの妄想体験を記述している。個人的な体験は，Dostojewskiによる賭博嗜癖の記述や，E. T. A. Hoffmannによる二重生活の形をとった神経症性解離症についてのはじめての記述においても，その基礎に存在している（Tölle, 1994）。

自伝ではない，あるいは自伝とは認めがたい作品，すなわち虚構の世界を描いた作品にもまた，教えられるところはおとらず多い。その例として，Hoffmannの，『隠者セラピオン』における体系的妄想の記述（Tölle, 1992），ならびに『砂男』における統合失調症性破綻の震撼させる記述がある。より時代が下ると，Kafka, Musil, Faulknerの名をあげることができ，またVirginia Woolfは，『ダロウェイ夫人』において，統合失調症患者を描出している（これについてはIrle, 1965を参照）。

精神病理学的な内容をもったこれらの文学は，病気という事態と病人の転帰を，まとまったイメージとして与えているという点で精神科医にとって興味深く，これは，所見をモザイク状に組み立てていくわれわれの診断的努力と対照をなす。

精神科医が引きあいに出すことができるのは，偉大な詩人や著名な作家の作品だけではない。精神科医は繰り返し，患者による文学的な仕事に出会う。古典的な例は，妄想患者であった教頭Wagnerが著述し，Gaupp（1921）が編纂したドラマ作品である。

患者によって著述されたテクストは，自己描写に限定されるものではない。それはますます，精神医学の問題にまで及ぶようになってきている。著名な雑誌である"Schizophrenia Bulletin"は，患者によって著述された記録を'First Person Account'という欄を設けて定期的に掲載している。1986年の"American Journal of Psychiatry"誌には，ある統合失調症患者自身の精神療法についての報告が，「われわれは語ることができるだろうか？」というタイトルで載せられた（匿名氏, 1986）。

「われわれは語ることができるだろうか？」という問いに，Benedettiは，この患者報告のドイツ語版のあとがきでこう答えている。「この記述は驚嘆

すべきものである。患者はしばしば精神療法家と同じように記述し，複雑な事柄を，簡明，直截，単純に，しかしまたきわめて精緻に表現しているという点で多くの精神療法家を凌駕している。――私は，私が統合失調症について書いていることのほとんどを，文字どおり患者から学んだ――」。

今日では患者によって出版される雑誌があり，それには，報告や解説のほかに，メルヘンや詩のような短い文学作品，精神医学書の書評，専門的論文が載っていて，そのどれもが患者によって著述されたものである。ミュンスターの心理社会センターの患者によって書かれ，編集された"Klinke"誌からは，神経遮断薬と言語障害，精神病患者に対する偏見，精神的に別様であることについて，はじめて精神を病んだとき，といった例を拾うことができる。

「弁証法と統合失調症」という論文で，ある患者が書いている。「統合失調症と言われているものは，実際には，普通と違った意識状態のことであり，そこでは，それに関わった人は，人間の根源的な感覚に戻っていく。統合失調症は『意識の分裂』ではなく，逆に，世界の矛盾と神の創造秩序の射程がはじめて正しく意識される状態のことである。だが，この知覚と現れはあまりに激しく，個別の人はほとんどこれをとらえることができない。その一見『正常な』世界との対立は，世界の目からは病気になったと思われるほど法外なものである。

いわゆる統合失調症患者と呼ばれている人たちは，とくに強い感受性，知覚，感情を素質としてもっている人たちである。彼らは苦しみを体験するが，しかし人並みはずれて強い幸福をも味わう。そしてしばしば普通の人間にはもはや理解されず，それどころかもはや，自分を理解できなくなっている。

統合失調症は，世界の弁証法それ自体から理解される現象であり，静穏にただ生きている『善良な市民』の良心に対する警告を表し，この良心を激しく根底から揺さぶるものである！」。

このようにある患者は精神病であることについて記述した。われわれは，われわれに専門的本質を伝える能力を獲得した患者の語ることに耳を傾けるがよい。これらの，またその他のさまざまな体験は，われわれに，「患者に

傾聴すること」というモットーを冒頭にあげた人間学的なテーゼに付け加えるべきであるということを，教えている。

文　献

1) Anonymus (1986) "Can we talk?" Am J Psychiat 143：67-70. Deutsch (1987) „Können wir reden?" Der schizophrene Patient in der Psychotherapie. Prax Psychother Psychosom 32：319-325

2) v Baeyer W (1953) Zur Psychopathologie der endogenen Psychosen. Nervenarzt 24：316

3) Benedetti G (1959) Wandlungen des Menschenbildes in der Psychiatrie. Schweiz Med Wschr 89：751-755

4) Benedetti G (1964) Die Daseinsanalyse aus der Sicht eines Psychiaters. Jahrbuch Psychol Psychother Med Anthropol 11：272-279

5) Benedetti G (1964) Nachwort zu：Anonymus (siehe oben)

6) Binswanger L (1923) Über Phänomenologie. Z Ges Neurol Psychiat 82：10-45

7) Binswanger L (1946) Die daseinsanalytische Forschungsrichtung in der Psychiatrie. Schweiz Arch Neurol 57：209-235

8) Binswanger L (1951) Daseinsanalytik und Psychiatrie. Nervenarzt 22：1-8

9) Binswanger L (1960) Melancholie und Manie. Neske, Pfullingen

10) Birnbaum K (1920) Psychopathologische Dokumente. Springer, Berlin

11) Blankenburg W (1980) Anthropologisch orientierte Psychiatrie. In：Peter UH (ed) Die Psychologie des 20. Jahrhunderts. Bd. X. Kindler, Zürich

12) Bleuler M (1991) Forschungen zur Schizophreniefrage. Wien Z NervHeilk 1：129-148

13) Böker W (1948) Die Entwicklung eines partnerschaftlichen Therapieverständnisses der Schizophrenie als Folge neuer Ätiologiekonzepte und Wandlungen des psychiatrischen Zeitgeistes. Psychiat Prax 18：189-195

14) Buchkremer G. van der Ven M, Schulze-Mönking H (1988) Medikamentenmitbestimmung — ein therapeutisches Ziel bei schizophrenen Patienten. In：Helmchen H, Hippius H. Tölle R (eds) Therapie mit Neuroleptika-Perazin. Thieme, Stuttgart. pp 125-128

15) Buchkremer G. Bruns U. Schmitz-Niehues B (1989) Cognitive and psychoeducational therapeutic approach in schizophrenic patients. In：Stefanis CN, Solda-

tos CR. Rabavilas AD (eds) Psychiatry Today, Accomplechents and Promises. 8th World Congress of Psychiatry. Elsevier. Amsterdam

16) Diamond R (1985) Drugs and the quality of life : The Patients point of view. J Clin Psychiatry 46 : 29-35

17) Eikelmann B (1991) Gemeindenahe Psychiatrie. Urban & Schwarzenberg, München Wien Balitmore

18) Ernst K (1985) Die psychische Behandlung Schizophreniekranker in der Klinik. Schweiz Arch Neurol Psychiat 136 : 67-74

19) Ernst K (1993) Zielgruppenorientierte Versorgung von psychiatrischen Patienten. Krankenhauspsychiatrie (Sonderheft 4) : 6-8

20) Gaupp R (1903) Über die Grenzen psychiatrischer Erkenntnis. Zentbl Nerv-Heilk Psychiat 26 (NF Bd XIV) : 1-14

21) Gaupp R (1921) Die dramatische Dichtung des Paranoikers Wagner über den Wahn. Z Neurol 69 : 182-198

22) v Gebsattel V (1928) Zeitbezogenes Zwangsdenken in der Melancholie. Nervenarzt 1 : 295-287

23) Griesinger W (1867) Die Pathologie und Therapie der psychischen Krankheiten. 2. Aufl. Nachdruck : Bonset, Amsterdam 1964

24) Hartmann L (1993) Menschlichkeit und biopsychosoziale Integration. Fortschr Neurol Psychiat 61 : 183-191

25) Hornung P (1993) Psychoedukative Behandlungsverfahren － vergleichende Übersicht und Bewertung patientenorientierter Methoden. In : Rudolf R (ed) Psychiatrie heute － Aspekte und Perspektiven. Urban & Schwarzenberg, München Wien Baltimore

26) Irle G (1965) Der psychiatrische Roman. Hippokrates, Stuttgart

27) Jaspers K (1913) Allgemeine Psychopathologie. 4. Aufl 1946. Springer, Berlin

28) Kisker KP (1971) Medizin in der Kritik. Abgründe einer Krisen-Wissenschaft. Enke, Stuttgart

29) Krauß P (1978) Das Leiden in der Psychiatrie. Ärzteblatt Baden-Württemberg. (12) : 1-11

30) Kuhs H (1990) Depression und Angst. Psychopathologische Untersuchungen des Angsterlebens melancholischer und neurotischer Kranker. Springer, Berlin Heidelberg New York

31) Lauter H (1961) Selbstschilderung einer Schwermütigen. Confinia psychiatrica 4：45-60

32) Lauter H (1984) Sorgen — zur anthropologischen Struktur psychiatrischer Hilfe. In：Rudolf GAE, Tölle R (eds) Prävention in der Psychiatrie. Springer, Berlin Heidelberg New York

33) Lauter H (1991) Geschichtliche Wandlungen medizinischen Denkens und ihre Bedeutung für die Gerontopsychiatrie. In：Ciompi L, Heimann H (eds) Psychiatrie am Scheideweg. Springer, Berlin Heidelberg New York

34) Lempp R (1969) Die Demokratie in der Familie — Die Familie in der Demokratie. Attempto (Univ Tübingen) 31/32：29-33

35) Matussek P (1963) Wahrnehmung, Halluzination und Wahn. In：Gruhle HW et al (eds) Psychiatrie der Gegenwart. 1. Aufl, Bd. 1/2. Springer, Berlin Göttingen Heidelberg, pp23-76

36) Mauz F (1965) Psychotherapeutische Möglichkeiten bei endogenen Psychosen. Arch Psychiat Zschr ges Neurol 206：584-598

37) Meyer JE, Meyer R (1984) Selbstschilderungen eines Depressiven — Zur Pathobiographie William Cowper's. Fortschr Neurol Psychiat 52：107-112

38) Sommer R, Osmond H (1960) Autobiographies of former mental patients. J Ment Sci 106：648-662

39) Sommer R, Osmond H (1961) Autobiographies of former mental patients. J Ment Sci 107：1030-1032

40) Storch A (1925) Über den psycho-biologischen Aufbau der Schizophrenie. Z Ges Neurol Psychiat 101：748-754

41) Storch A (1947) Die Daseinsfrage der Schizophrenen. Schweiz Arch Neurol Psychiat 59：330-385

42) Tölle R (1992) Über den Umgang mit Wahnkranken, dargestellt am Beispiel einer Erzählung von E. T. A. Hoffmann. Fundamenta Psychiatrika 6：154-156

43) Tölle R (1994) Persönlichkeitsdissoziation (Doppelleben) in der Psychopathologie und in der Dichtung. In：Heinrich K (ed) Psychographie als Beitrag zur Psychopathologie. Im Druck

44) Tölle R (1994) Ohnmacht und Unfreiheit psychisch Kranker. In：Klosinski G. Macht, Machtmißbrauch und Machtverzicht. Huber, Bern

45) Urta U (1971) Wenn Dir ein Ziegel auf den Kopf fällt... Ein Dokument. Werk-

stattschriften zur Sozialpsychiatrie III. hrsg von den sozialen Arbeitskreisen der Studenten an der Universitäts-Nervenklinik Tübingen

46) v Weizsäcker V (1947) Der Gestaltkreis. Stuttgart, Thieme
47) v Weizsäcker V (1956) Pathosophie. Vandenhoeck und Ruprecht, Göttingen
48) Windgassen K (1989) Schizophreniebehandlung aus der Sicht des Patienten. Untersuchungen des Behandlungsverlaufes und der neuroleptischen Therapie unter pathischem Aspekt. Springer, Berlin Heidelberg New York
49) Winkler W Th (1965) Die psychotherapeutische Grundeinstellung des Arztes. Therapiewoche (11) : 531-537
50) Zutt J (1957) Blick und Stimme. Nervenarzt 28 : 350-357

11. 治療と症状改善に対する
うつ病者の体験について

M.-P. Engelmeier

学会長先生
尊敬する教授の方がた
そして，ご出席の皆さま！

　Pinel の，そして，クロールプロマジンについての革命的な発表が初めて行われたことばであるフランス語でこの報告ができればまことに幸いなのですが，お聞きのとおり私のフランス語はまったくひどいものでございます。したがって，私の話が惨憺たる結果に終わらないためには Sigmund Freud や Karl Jaspers が用いた私の母国語に避難してお話しせざるをえません。まず初めに，私のことばの能力不足をお許し願っておきたいと思います。

　ことばの障害に加えて，私たちが関わっている対象に由来する問題がございます。Pallaske さんには最大限の注意をはらって私の報告を翻訳していただきましたが，**それでもまだ**，翻訳の結果を見ると，私たちは重要な精神病理学的および現象学的ニュアンスを翻訳するのは容易なことではないと認めざるをえなかったのです。事実，ことばというものは中立的な形，つまり，完全に置きかえることができるような「ゲシュタルト」ではないのでありますし，また，ことばというものはどれもが個性をもっているのであります。私たちの運命は，われわれの文化のあらゆる領域でことばとその個性が独白的な存在様式を捨てて，真の対話を始めるか否かにかかっているのであります。

　そのような理由から，本日のこの精神医学的対話についての寄与を，私の

Engelmeier, M.-P. (1959)：Zum Erlebnis der Behandlung und der Besserung bei Depressiven Kranken. Therapeutische Gespräche deutscher und französischer Psychiater. Hopital du Vinatier, Lyon

母国語で行うことをお許し願いたいと思います。

1959年5月23日，J. Guyotat 教授と私の親友である J. Perrin はこの学会でメランコリーの化学療法について基本的かつ包括的な報告を行いました。私はその見事な研究発表とそれに続いて行われた討論から多くの教訓と刺激を受けました。私が本日ご報告したい観察は，Guyotat と Perrin 両氏によってその輪郭が示された大きな構想の中の，ささやかで細目的ではありますが医師・患者関係にとっても無視することのできない報告であると私自身が評価することをお許しいただきたいと存じます。まずは2，3の方法論的前置きをさせていただきます。

1．方法論的前置き

薬というものは，どこに，そして，どのように効くのでありましょうか？ これは，その他多くの疑問とともに常に薬理学者の関心を惹く問題でありました。どこにの問題，つまり，薬の作用する場所の問題には動物実験がしばしば価値ある情報を提供してくれましたが，一方，どのように効くのかという問題は常に臨床へと通ずるものであります。セファリン親和性神経薬による精神病治療が発見されて以来，この点は精神科臨床においてもますます問題となってきております。

薬理学者は，どのように薬が効くのかの問題に同じように基本的な関心をもっている討論の相手を精神医学者の中に見出してきました。われわれの理解が正しければ，薬理学とは，「どのように」についての学問なのであります。患者は自分の病気を，そして，その治癒をどのように体験しているのでありましょうか？ 患者にとって世界はどのように変わり，そして患者は世界をどのように変えるのでしょうか？ セファリン親和性薬物は，健康人の，そして，病者の体験能力や体験のゲシュタルトにどのような影響を及ぼすのでしょうか。

精神医学的・現象学的研究の「どのように」に対する解答は，薬理学の「どのように」問題への解答でもあると考えられるかもしれませんが，それ

は誤った結論でありましょう。薬理学の「どのように」の問題と精神医学的現象学の解答との間には，心身の基本的問題の深淵がぽっかりと口を開けているのです。Leibnizによる例を俗化してみましょう。われわれがある産物の質や量を測定するとします。しかし，それは，その物を生産した装置の機能を測定することができたとしても，装置の機能が産物の生産にあずかっているに違いないということ，つまり，装置の機能をまったく間接的に結論づけることができるにすぎないのです。

薬物の投与後に惹起された精神変化を精神病理学的に把握しているのであるとするならば，精神薬理学はわれわれが推定している事象の二次的変化を記載していることになるのであります。われわれは，それがどのように効くのかを不正確にしか知っていない物質をもって，しかも，その実態を推測しているにすぎない病気の治療をしているのであります。

このような事態において，一般化された言い回しで難関を逃れようとすることほど進歩と合意を妨げるものはありますまい。研究者の多くは，薬物の「抗うつ」あるいは「抗精神病」効果とさえ言って，あたかも「抗感染」とか「抗疾病」であるかのようなことば遣いをしています。しかしそれは事実とは異なるのであります。

それに対し，われわれの薬物治療は，そのようなものがあると仮定しての話ですが，精神病の基本事象にではなく，治療のいわゆる「標的症状群」として精神病理学的に理解されている部分要因に効いているのだというFreyhanの認識には妥当な理由があります。それは，そのような（標的）症状群の精緻な記載を不可欠なものとしました。そしてまた，精神医学・薬理学研究においても，**相関関係化が可能**な事態を明らかにし，その時間的関連を，Martiniが1934年に提唱した原則にしたがって，身体的データをもって明らかにすることが重要になったのです。

このような方法論的な基本基準は，以下の4つの理由から，うつ病者の治療成績の判定には不可欠なのであります。

1．いわゆる内因性うつ病のみから始まる場合であっても，病因論的に不明の，異種性の，そして，多形態性の病像がある。

2．ほとんどの病相が自然寛解を示すが，その寛解の時期と性状は，Kinkelin, Lange, Mauz, Max Müller のような研究者の経験を考慮すれば，個別に，大まかには見積もることができるにしても，十分かつ確実に予測することは不可能である。

3．個々の病相の中でも，症状が変動することが稀ではないこと。この変動はうつ病の症状群全体が継時的に消退しつつあることにより生じる。これは，日内変動の場合でも同様である。

一方，うつ症状群の中での構造変化が1つの病相内あるいは周期性にも起こりうる。「激越性メランコリー raptus melancholicus」がその1例である，これはほとんど昏迷様の制止から，不安，焦燥，パニックなどが突然あるいは増大しつつ始まるものである。激しい苦痛と不安を伴う焦燥と，深い制止の交代性の出現がうつ病像を規定するような病像が，とりわけ多く見られる。一方，深い生気的悲哀から焦燥あるいは制止への変化も稀ではない。これらすべてが自然発生的に生じたり，あるいは，なんらかの，その意味が評価しがたい治療的な理由から，あるいはまた，偶然の誘因から生じる。

4．一方，病相全体の終結あるいは改善が，あらゆる非特異的な身・心いずれの要因からももたらされる。その中で比較的多いのは，いわゆる「荷降ろし寛解」である。要請の多い職業や家庭環境からの脱出によって，あるいは，臨床的環境がもっている客観化させる性質や，睡眠の規則化などによって，多くの患者の抑うつ，あるいは，われわれが「内因性うつ状態」と名づけているものが数日のうちに改善してくる。通電療法導入以前の臨床的治療は，Mauz や Lange の研究で読みとれるように，荷降ろし状況や客観化させる状況を強めることに向けられていた。

このような結果から見て，うつ病の治療においては，いったいどのような治療的成果を期待し，それをいかに方法論的に確立できるかが問われなければなりません。

内因性うつ病の大治療（Therapia magna）とは，病相を押さえ込み，そして，同じ対処の方法で，あるいはより理想的には予防的な方法によって再発を押さえ込むことでありましょう。誤解してならないのは，個々の病相を押

さえ込むことに関して言えば，通電療法が多くの患者において大治療と同じ価値をもっていることであります。

小治療（Therapia minor）とは，いずれの場合も病相の薬物治療，あるいは，患者をその苦しみに耐えられるようにすることであります。

病相の緩和には以下のようなものが考えられます。

1）病相は終息していなくても，症状は**低減**されていること。治療が中断されればうつ病は再現する。

2）症状の**消退**。症状は患者にも周囲の人から見ても以前と同様に認められ，患者の内的構造の中でも変化していないものの，客観的に見て症状はあまり支障をきたさなくなっており，主観的にも苦しみは軽減している。

3）症状の**構造変化**。たとえば，制止は除去されたり改善しているものの，焦燥，不安，悲哀などは軽減していないか，むしろ，増強しているといったものである。このような場合の治療効果は臨床的には増悪と評価される場合があろう。

以上のような緩和は，そのいずれもが薬物療法においても認められます。われわれは，患者がこのようなうつ病の変化をどのように体験しているかについて，もう少し明らかにしようと努めました。

このような努力をするに際して，非常に困ったことがあるのがわかりました。それは，未治療のうつ病者がどのようにその病気からの脱出を体験しているかについて信頼するに足る表現を得ることに成功しなかったことであります。われわれは，個々の問題について Mauz や Lange から大変重要な示唆を得ることはあっても，積極的な身体治療の始まる以前の時代には，われわれのこのテーマはなかったように見えるのです。したがって，私が今述べようとしている，たとえば，改善の体験様式，つまり，それが治療によって外面的に顕在化したのか，あるいは，形式的には変わっていない体験様式が治療によって短期間のみ改善したのかなどについては答えられないのです。

通電治療を受けたうつ病者の現象学について，ドイツ語をお読みになる方であれば，Baeyer や Weitbrecht の詳細な専門書に依ることができますが，通電治療を受けた体験様式は，強力な神経遮断剤治療を受けた患者と類似し

ているのです。それはつまり，体験と表出の形態（ゲシュタルト）は，体験に対する人格反応であるよりは，むしろはるかに脳器質損傷の粗大な産物であることのほうが多いということなのです。

さて，健常被験者についてではなく，**イミプラミン**治療を受けたうつ病者の脳器質症状群は比較的少なく，稀にしか現れないので，われわれの問題設定に対する方法としては，この**イミプラミン**治療中のうつ病者の面接が推奨されました。われわれの病院にはこれまでそのような（**イミプラミン**）治療を受けた人は163例であり，その内の57例を私自身が診察しました。これらの患者の治療はすべて製薬会社から提供された注射と経口投与の組み合わせの基準に則って行われました。治療経験の様態は結局4種類に集約されました。

2．幸せと体験された改善

まず第1群は比較的少数の，**改善を幸せ**と述べている群であります。個々の患者には，素因，分化の度合，状況および精神内界の葛藤負荷などに大きな違いがあります。この点は，うつ病者の予後に関連した下位群の分類に対しても当てはまります。Mauz の分類に従えば，そのような幸せ感を体験した改善が見られたのは，「第2回目の大うつ病」，「40歳以降に発病した周期性うつ病」および「退行期うつ病」においてであります。

例外なく40歳から50歳までの間にあったこれらの患者のうつ病は，以下の点で共通しています。すなわち，病感と不全感が全員に強く感じられていた反面，罪責観念がない。また，うつ病群の中では不安や内的焦燥が後退しているのに対し，制止，生気感情および植物神経性リズムの障害は，客観的にも主観的にも常に認められたのです。

他の大多数の患者とは逆に，これらの患者たちが病の改善に対して幸せ感をもって体験した理由については，考えられる限りの仮説を立てることができましょう。例えば，**イミプラミン**が抑うつ性の病的体験や不全体験に対して，健康者の体験能力と似たような効き方をするといったごとくです。Grünthal は「健康者の情動はトフラニールによって遠隔化され，体験に対

して冷静な観察者のごとくである」と記載しています。あるいは，こうも考えられるでしょう。つまり，これらの患者たちによって主観的には常にひどい苦痛と体験される制止が，それを幸せ感に変化させるような仕組みで選択的に撤去されるのかもしれないと。

　これらは，可能性はあるにしても，すべて想像以上のものではありません。それに対して，私に重要と思われるのは，幸せと体験された改善が例外なく治療の第1週目に現れ，その内的構造が荷降ろし寛解のそれと同様であったことであります。

　何人かの患者たちはそれ自体に奇異な感じを抱いたのです。43歳の女性秘書は，「責任からのがれたのが効いたようなのです。（入院して）このベッドに就いたとたんにすべて問題解決となってしまったのですから」と述べています。この患者は，その他にも，これまでのわれわれの観察では唯一，**トフラニール・クール**に引き続いて明らかな軽い躁転を示しました。40歳の主婦は，3日目の回診のときこう言いました。「私は戸惑っているくらいなのです。それほど私は調子が良いのですから」と。

　何がこれらの患者をそれほどまでに幸せと体験させているのかを尋ねてみると，いつも以下のような2つの理由が挙げられました。

　1．生気感情や生気リズムの障害が止まる。「重苦しさが去り」「眠れるようになり」「晴れ晴れした感じ」になる。

　2．環境の煩わしさから隔離してくれる病棟の庇護効果。

以前に病相を経験していて，そのとき通電治療を受けた経験をもつ患者たちは，上記のような幸せ感に加えて，このたびの治療にはそれがなくて済んだことにも喜びを感じていました。

　しかし，このような理由，つまり，生気感情障害が止まり，病棟の中での隔離的庇護，そして，通電治療が行われないことなどは，その改善を幸せとはまったく感じないまま改善した人でも挙げるかもしれません。私見によれば，それを理解するには，時間の要素を導入し，幸せと体験された改善を比較対照現象と考えなければなりません。

　体験としての改善に対しては，どの時点で改善したのかの問題は決してな

いがしろにできないことなのであります。たび重なる動揺の後に，逆にゆっくりとながら晴れ間が見えてきたと感じられるような場合では，治癒した後になってやっと幸福と感謝が喚起されるのです。（その場合の）改善自体が体験構造の中で幸せと感じとられるには，黒から灰色へ，そして白へと，ほとんど気づかれないほどの緩やかさで移行していく途中で，ほんの僅かに現れるものなのであります。Weitbrechtが通電治療に関連して述べた「微速度撮影現象」（クイックモーション撮影現象）は，うつ病の改善がどのように体験されるのかにとって，きわめて有意義な要素と思われます。

単に非特異的な荷降ろし効果のみではないことは，何例かにおいて，イミプラミンの中断が速やかな再燃をもたらしたという事実が物語っています。しかし，付言しておく必要があるのは，Martiniによって正当にも要請されている非特異的治療中の先行観察が行われていないために，これらの幸せ感を体験した患者の第1週のイミプラミン効果を方法論的に確認することが困難な点であります。患者たち自身は，荷降ろし，医師との会話，および，薬の効果がそれぞれあいまって健康化に役立ったと感じていました。

3．客観的に確認された改善

この第2群は，彼らの改善を報告するときの冷静で無感情な特有の態度によって私たちを驚かせました。この群は，そのほとんどが，イミプラミン・クールだけでうつ病から脱出した約40％の中に含まれる患者であります。患者の大多数が26歳から54歳の中年で，診断は，中年に発病した周期性うつ病に属しています。それに加えて少数の初発病相と退行期メランコリーが含まれています。

この群を前述の患者と比較すると，その素因および布置的な因子にはまったく本質的な違いはありません。それに対し，うつ病像の構成上，焦燥や不安が前景に出ている点で違いがありました。また，「生気性悲哀」という情動症状がしばしば顕著に見られました。さらにこの群の患者もその多くは病感と不全感に悩まされておりました。

多いのは，絶望に伴って始まる，あの時間体験のうつ病性変化の出現であ

ります。これについては v. Gebsattel や Saucier と Dumas が注目しております。この2人のフランス人研究者たちは主観的時間体験の障害をすべてのうつ状態の基礎と考えており、この障害の除去とトフラニール・クールの結果との間には相関があると考えております。さらに多くのことが言えるでしょう。例えば、われわれが「生気性制止」と呼んでいるものは、当然、時間的局面を有しており、時間体験のみならず空間体験の歪みはまったくもって二次的な現象そのものなのであります。これらの興味ある観点をここで深化することはできません。

　一方、触れておかなければならないのは、まったく平凡な経過をたどった改善を、特有の冷静さで述べる患者において、個々の妄想内容は何であっても、明白なうつ病性妄想の形式を示すものが常に治療の副産物として現れたことであります。

　これらの患者の改善は、4～6週の間に現れ、完全寛解に至ることもありますが、稀ならず症状が残遺して滞り、そのため身体療法あるいは精神療法を加えることが必要になる場合がありました。病相の終結は、ここでも Weitbrecht のことばを引用する必要に迫られるのでありますが、「波形の回復」の経過をとるのであります。一方では、緩徐ながら漸減していくという経過を示す場合もあります。それまで変わらなかった症状群が、比較的急速に消失することは、この群の患者では認められませんでした。

　このような緩徐な回復の体験を冷静に報告した具体例として、パン屋兼宿屋を営む45歳の女将さんの治療経過を挙げてみましょう。彼女は、31歳で初発、以後6回のうつ病に罹患しました。病像は典型的でありました。すなわち、朝方により強い制止と意欲低下、涙もろく、顕著な病感と不全感の傾向を伴う生気性悲哀などであり、夫は別の女性と結婚するに違いない、店でもベッドでも自分はもう役に立たない、治らない、ということでありました。経過の記録は以下のごとくです。

　第3治療日：同室の患者たちは、彼女が元気になり、周りに関心をもち始めたと見ておりました。「彼女は美容院へ行こうとし、私たちの整髪をしてくれたのです」と。しかし、患者自身は「辛いのは同じです」「変わってい

ません」といっておりました。

　抑うつ気分と態度が変わらないままで，客観的には他人への思いやりや活動性が増した状態は第11治療日まで続きましたが，その日になって，内的焦燥，不安，苦悶が強まり，血圧が前日の95/70から115/90へ上昇しました。患者は苦しく辛いと感じ，夕方でもまだ泣いていました。この動揺は第13治療日まで続きました。

　第14治療日：患者は朝の回診のとき，「頭の中がすっきりしてきたようです」と述べた。

　第16治療日：「今日は落ち着いて寝ていられます」と。

　第19治療日：「確かに良くなっています。回復すると思います。喜べるようになりました」。

　その1週間後：「元どおり元気になりました。このたびのことは奇妙な感じがします」。

　このような経過は，次の点でいささか特徴的であります。

　1．すでに第1週目から活動性や周りへの心配りが現れて，周囲の人に気づかれたこと。患者はそれに気づいていたが，改善とは認めていないこと。

　2．改善したと感じられる前に，時には憂慮される程度に至ったほどの焦燥と煩悶の顕著な増悪が認められたこと。臨床的には増悪しても，それは患者には単に治らない証拠だと受けとられているだけであったこと。

　3．改善したと報告されるのは，幸せ感あるいは多幸感とは異なった微妙な性状であり，女性の患者たちは第11治療日以後になって急速に改善していくのであります。すなわち，はっきりしてくるとか，落ち着いてくる，絶望感の消失，喜びを感じる可能性の回復などであります。このような思考，植物神経および情動面での回復の歩みは，いつも，この順序で進むとは限りませんが，知的な患者であれば，このような改善が3つの領域すべてにわたって感じられることを認めております。これらの患者たちに何が一番心地よいと感じるかと問えば，「落ち着かない気持ちがなくなり」「苦痛が止み」「もうあれこれと心配しなくてもよくなった」などといった答えを聞くでありま

しょう。

　総じてこれらの群の患者は次のような特徴があるように思われます。

　改善を報告するにあたって，冷静で，まったく二次的な情動に彩られることのない態度。

　比較的速やかな活動性の上昇。すなわち，制止が軽減したことを，改善とは認知しないということ。Schilderがこれによって，トフラニール・クールにおける主観的および客観的制止の理解についての，良い証拠資料を集積できたかもしれないこと。

　最後に，内的にも，植物神経的にも，そして思考面でも安定することが，健康の回復の体験に重要な役割を果たしていること。

4．認知されない改善

　医師，同室患者，それに，家族たちが患者の状態や振舞いに明らかな改善の兆候を認めているにもかかわらず，それを体験として自覚しないもう1つの患者群があります。この群の患者において，症状の改善の進み具合を冷静に報告していながら，いわば，改善を自覚しないままの段階で停滞している，すなわち，客観的に生気性制止のみが取り除かれているように見えるとき，**イミプラミン**にはうつ病性制止に対して一種特有の効果があることを理解するには非常に適していると言えるでしょう。

　われわれの観察は，この仮説を支持しませんが，それでもそれに該当する患者が少数ながらおります。つまり，情動的変調がまだ残っているにもかかわらず，明らかな安定を自覚している患者がいるのです。

　3回目のうつ相をきたした38歳の主婦の，第4治療日の記録があります。「明らかに緊張がほぐれて，ほとんど快適そうに見える。ベッドに寝転んで雑誌を読んでいる」。彼女の報告では「注射のあと，手足が温かくなって，眠気がさしてきました。まだまだ不安定で心配です。なぜ通電治療をしてくれないのですか？」。この患者のこれまでの病相は，すべて，強い内的焦燥，落ち着きなさ，衝動性などの特徴を示し，患者は孤立無援であり，勇気を奮って何かをすることなどできないなどと訴えるのでありました。非常に強い

日内変動と，苦しみ・悲嘆にくれる気分の状態を示しました。治療によって不安や焦燥，時には制止も消えてきた一方で，情動性変調は通電治療が行われるまで残りました。患者は，自分の行動が変わり，たとえば，読書をするようになったことは認めたものの，病状が改善したとは**まったく感じていなかった**のです。

　イミプラミン治療では稀ならず生じるこのような現象は，うつ病性症状群のいわゆる一次症状が互いにまったく無関係に分離していることを示しています。Weitbrecht が認めたように，通電治療では抑うつ症状群の全体を巻き込んで改善させるのですが，それは薬物療法には当てはまらないに違いありません。通電治療の場合でも現れるような，ある種の時間的分離が（イミプラミン治療では）普通に見られるように思われます。思うに，改善したことをそれとして体験するか否かは，経過中に情動が相当に活発になって，体験を情動的な「改善」をもって満たすことができるか否かにかかっているのでありましょう。

　私は，内因性うつ病の罪責感が常にこの病気の基本症状であるかどうかには疑いをもっております。この症状の可塑性や互換性が，そうではないことを示しているように思うからであります。しかし，**イミプラミン治療**における観察でも明らかなように，まだ残っている情動性変調が，病感や病いの現実感に固執し，客観的には存在する改善が患者によってそれとして体験されるのを阻害するとき，それをこそ「情動精神病」や「感情精神病」と呼ぶのであります。

　いわば，次のように仮定することができるかもしれません。すなわち，上述のような改善の体験のあり様は，情動的活力や，反応・共振能力の回復の程度を示しているのであると。

　――つまり，改善を幸せと体験する患者においては，増大した情動の不安定性がまったく回復しているか，あるいは，まだそれが残存している状態なのであろうと。

　――改善を冷静に報告する患者では，改善の体験や評価を担っている情動

的基盤が広範囲にわたって安定している，まさにこの安定が，改善体験の母体であり，基盤であるのです。一方，情動が現実評価や現実体験を担うに十分なほど安定しているにもかかわらず，現実評価や現実体験が，人格の二次的態度表明的な情動の動きによって応答されるべきときにも，必要不可欠なあの充実と共振能力が，彼らにはまだ欠如しているのであります。これらの，生き生きとした情緒的充足と応答準備性の量やスタイルは，根本的には人間の本性，特質そして歴史によって決定されていて，人格の最も繊細な構成要素なのであります。精神内的アンガジュマン，苦慮，苦境，疲弊，脳損傷，毒素，疾病などといったものがそれを破壊したり麻痺させたりするのですが，私見によれば，そのような情動的衰弱状態は治療効果のあがったうつ病相を遷延化させてしまう点で，予後的にも治療的にも重要な構成要件でありましょう。

——私見によれば，臨床的には明らかなのに，その改善を認知しないこと，つまり，改善体験が欠如していることは，情動的障害が続いているためである点をすでに証明いたしました。ここで付言しておきたいことは，私どものヴェストファーレン州の患者たちの場合には，「生気的な」という形容詞はそのままに，「悲哀」の代わりに「無愛想」「不機嫌」「気分不安定」「陰うつ」などと呼ばなければならないことが多いようなのであります。

上述のような**イミプラミン**治療下での改善体験の形式が本質的には情動的反射能力のさまざまな回復形態の上にもたらされ得るのかどうかについては，まだ留保しておきたいと思います。しかし，私には，その仮説は慎重に追跡するに値する可能性をもったものであると思えてきました。

5．患者によって苦痛と体験されるイミプラミン治療

最後に，**イミプラミン治療**中に次のような患者がいることを考えてみますと，それは，
1．臨床的な改善がみられない患者
2．治療を苦痛と体験する患者

この2つのタイプに分けられます。

1. 抑うつ症状群の構造変化の結果として苦痛が増加するタイプ

 イミプラミン治療の下で症状群が構造変化をきたすことを経験する重症の内因性うつ病の一群。この種の観察はすでに**トフラニール**が組織的にうつ病治療に用いられるようになってからありました。

このような場合では，同時に突発的に始まり，緩やかに漸増していく内的焦燥や苦痛の増強の下で，制止の軽減が見られることが多いのです。患者は不安の増大，焦燥，苦悶，困惑などとして体験されるような状態の下で，ひどく苦しむのです。われわれは Delay らと同様に，常に治療が必要とされたこの種の合併症治療に対しては Neurocil (Nozinan) [訳注1] を用いて有効であるという経験をしました。

一方，焦燥が，主症状である制止と交代するような構造変化が常に生じるとは限りません。重度の客観的制止の病像を呈し，時にはうつ病性妄想形成をきたして入院させられた患者では，焦燥も制止も双方がイミプラミン治療の下で増強し，一方では思考構造あるいは少なくともその表現形態が次第に崩壊し，最終的にはことばが反復的，常同的に噴出したり，さもなくば，文章が途切れ途切れになりながら残存している状態に至るのです。この段階での全体像は，致死性緊張病あるいは Kleist のいう運動精神病とまったく区別がつきません。われわれがこれまでに観察した3例では，症状は一連の通電治療によってほとんど確実に克服できました。ちなみに，これらの3例は，すべて「第2回目の，大うつ病」であり，全身性および脳の動脈硬化症の兆候を呈しておりました。

 イミプラミンが効を奏して，制止や焦燥が軽減した場合に，生気性の情動障害が主症状の役割を引き継ぐなどといったような，有難い，割のいい現象はこれまでのところ見られませんでした。つまり，制止性うつ病あるいは焦燥，激越性うつ病が，穏やかなメランコリーあるいは不平不満の多い不機嫌

訳注1) レボメプロマジン。

症に構造変化させられるなどといったようなことはないのでありましょう。しかし、われわれの経験した症例は限られておりますし、多くの観察者の関心は同じようにこの問題に向けられておりますから、増加しつつあるトフラニールの文献の中にそのような現象が出ているのをわれわれが見逃してしまっていることもありえましょう。

2．治療固有の状況に対する反応として苦痛が増大するタイプ

上述の患者における臨床的、主観的悪化は、うつ病性症状群の構造変化の結果でありました。これから述べる患者は、それとはまったく違った振舞いを示します。いささか極端な表現をすれば、患者は治療に**よって**悩まされているのではなく、治療を**受ける**ことに苦しんでいるのであります。したがって、彼らの苦痛の増大は、治療に結びついた状況に対する人格の反応であるというべきであります。それでは、状況に対する反応とはどのようなものでありましょうか？

まず、**イミプラミン**によってもたらされる**植物神経系**の興奮であります。これには、口腔乾燥、トフラニール注射の際にわれわれが他の研究者とは逆に、容量依存的な規則性があることを見出した脈圧減少、頻脈、突発性多汗などがあります。少なからぬ患者がこれらの合併症や、治療によってさらに強くなった身体的倦怠感などを１人で苦痛と感じております。他の患者たちはそれを病気の悪化と解釈します：ある患者の訴えは「私は家にいればもう少しできたのに」「今ではまったくだめになってしまい、とても悪くなってしまいました」というものでありました。

イミプラミン治療を受けた約1/3の患者は、うつ病性症状群の波形の動揺それ自体に苦しんでいるのに加えて、薬物によってそれが増大しているのです。ある知的な患者がとても調子がよくなったある日の夕方、こう言いました。「まるで山あり谷ありの登山電車に乗っているようなものです。上にいるときはそのままではないかと不安ですし、下にいればいるで、見るがいいすべてが無意味だ、と自問自答するのです。そして、ついには最後の望みも喪ってしまうのです」と。思うに、これは重要な示唆に富む発言であります。

なぜなら，それでなくとも悲観的な考えに傾くようにされたうつ病者にとって，自覚症状の上がったり下がったりは重圧である**に違いない**と理解されるからです。まだ著しい自然発生的な日内変動があっても，それほど負荷的には働かないということには，あらためて驚かされます。このような重圧のさなかにあっては，この上下する動揺がうつ状態の「波形の改善」の始まりの特徴を示すのはいつなのか，そして，それが治療の停滞の兆候とみなされなければならないのはいつなのかといった点を十分に確認することが，これまでは個々例についてできなかったので，医師は患者に，個別的な援助を欠かすことがないようにするべきでありましょう。いずれにせよ，私たちは病院において，このイミプラミン治療の間，一番多くの時間を患者のために残しておくことができた**医師が**，うつ状態の薬物療法でも明らかに最良の成績を収めたのだという経験をしました。

　最後に申し添えておきたいのは，2人の知的な患者が，**イミプラミン**によって惹起された精神症状群を，彼らの状態が改善したように見えるにもかかわらず，不快なものと感じていたことであります。この2人は，内因性うつ病相に罹患しておりました。そのうちの1人，48歳の心理学の授業をしている研究者に不快な感じを与えた理由は，私には大いに注目すべきことのように思われます。彼の言うところによれば，「私はもはや悲しむことも，心配することもできないのです。それは私にとってまだ唯一の生き生きとしたことだったのです。私は今では冷たく，希望もなく，死んでしまったように感じられるのです」と。

　この表現は，治療に固有の状況への反応として苦しみが増しているすべての患者に見られる現象を示唆しています。つまり，彼らには，そのように反応することが**できる**程度の情動的活力がまだあるのです。事実，このように反応している患者の中には，重大な状況的混乱，性格の硬化，退行などの**因子**によって複雑化したうつ病が認められました。

　私の報告を終わりにしたいと思います。この報告では，多くの点について疑問のまま，示唆のままに留めざるをえませんでした。対象があまりにも難

しすぎ，それに比して私どもの経験は少なすぎます。私は，**イミプラミン**治療の下にあるうつ病者の集団の中には——恐らくは自然寛解の場合でも——次の4群があることを確認いたしました。

 1．病状の改善を幸せと体験する患者群
 2．治療経過を冷静に報告する患者群
 3．臨床的に明らかな改善をそれとして認知しない患者群
 4．そして，最後に，治療中のさまざまな理由から，苦痛と感じる患者群

Jean Delay が，精神病の薬物療法とは「症候学的分析論」であると述べたことについて，その輪郭を描くことに少しでも成功しておりますならば，この研究は，そして，ご静聴くださった皆様方のご寛容は，十分に報われたことになりましょう。

12. 寄生虫妄想
——幻覚の構造と病因論への寄与——

Horst Mester

要　約

(1) 臨床像として境界の確かな寄生虫妄想は，年齢の進むにつれて頻度が高まるけれども，なんらの脳器質的基礎も見いだされない30歳代あるいはもっと若い年齢層にも少なからず出現する。脳疾患の存在は必ずしも必須の前提条件ではないのである（表1）。

(2) この精神疾患の詳細な調査は，妄想形成に関する有用な一般的範例となるであろう。それは，とりわけ症状選択の問題にも当てはまることである。この点に関して，この病像の特殊性として明らかなのは，男性の約3倍の高頻度で女性に発症することである。今後の研究は，この妄想発展の基礎にどのような人格障害があるのかについての手がかりを得るために，自我心理学的な背景に向けて行われる必要があろう。

(3) 少数の無作為抽出からの所見という不正確さはあるものの，以上のような所見は過小評価されるべきではないであろう。すなわち，すでにここで明らかなのは，寄生虫妄想が女性において多発するということだけでなく，その多くは器質的に健康な中年女性に発症するということである（表2）。あるいは，逆にいえば，男性においては，女性の場合と異なって，器質性脳症状群がこの妄想の発症の前提条件になっているのである。

(4) 比較的表面的な調査であっても，この精神病が，個々の症例でどのような情動的葛藤に巻き込まれて発症したかが明らかになる。その場合，葛藤は非特異的であって，その種類には関わりなく，むしろ発症に際しては患者

Mester, H. (1981)：Der Ungezieferwahn — Ein Beitrag über die Ätiologie und den Aufbau dieser Halluzinose. Fortschr. Neurol. Psychiat. 49, 136-144

診断的下位群	n	発症年齢		平均年齢
		50歳前	50歳後	($\bar{x} \pm s\bar{x}$)
微細脳機能不全 あるいは早幼児期重症脳障害	6	6	——	31.2±4.40
脳器質性障害なし	17	5	12	53.6±2.95
(初期) 脳血管性不全 (＝器質性脳症候群)	18	——	18	68.6±1.91
計	41	11	30	56.9±1.40

表1 皮膚寄生虫妄想を有する41例の，脳器質性所見の有無による診断別分類。脳器質性所見の有無と年齢構成は，これまでの観察と比較的よく一致している。(p.270, 図1参照)

器質的診断下位群	男	女	Σ_1
脳障害を有する患者	13	11	24 (＝58.5%)
脳障害が証明されない患者	2	15	17 (＝41.5%)
Σ_2	15 (＝36.6%)	26 (＝63.4%)	41

$\chi^2(00.1)=7.71>6.62 \quad p<0.01$

表2 妄想発展の成因における脳器質的素因（周産期および幼児期の脳障害ないし脳血管性過程）は女性よりも男性に多い。性差には高い有意差がある。

の人格と葛藤とのせめぎあいが問題になるのである。したがって，中核的な問題は，特定の内的葛藤の重圧の下で妄想世界へと逸脱を迫る特徴的な自我障害とはどのようなものなのかということになる。なにゆえに，この自我は，妄想の産生による以外にこの葛藤を克服できないのであろうか？

(5) 妄想形成の根底にある精神力動に関しては，すでに患者の病的な活動性からいくつかの結論が導きだされる。妄想を発展させる葛藤の一部は，その表現された内容を十分に考慮すれば，症状のなかから直接に読みとることができる。患者を理解する観点からいえば，彼らの苦痛はもっぱら肉体的なもの，とりわけ動物的な敵からの侵害や迷惑行為と受けとられている。したがって，揺るぎない確信に固執している患者との間で，心的な問題について話すことは困難である。その「症状選択」のなかに，すでに言語的な表現を回避したいという欲求が表されているのであるから，それを医師は間接的にではあっても無理強いしてはならないのである。

(6) 性格構造的および生活史的関連への理解が必要である。それがなければ，この妄想患者への精神療法的な尽力は早々に失敗に終わるか，はじめからまったく進まないことになろう。一方では現象学的な，他方では精神力動的な妄想への探索があい争うことなく競いあいながら応用される。両者は矛盾することなく成立するものである。

1. 妄想問題について

妄想の問題は依然として解明されていない。いかなる観点から接近してもかまわないという点では，すべての研究者の見解は一致している。精神病に対する現象学的伝統による思考法および精神分析的なそれとの間には，いまだに大きな不一致がある。その見解の一部には，まったく越えがたい溝がある。「とりわけ『現存在 Dasein』の観点からみると，Kurt Schneider とその一派においての，了解可能と了解不能ないし意味連続性と意味連続性欠如とを原則的かつ二者択一的に区別して妄想の存在を語れという Jaspers の定理ドグマは，たとえば妄想知覚において，一見して感情移入不能ないし意味関連性不能が確からしくみえる場合には，精神病理学的妄想研究の解釈学的・

生活史的研究を性急に遮断してしまうという欠点をもっている……」(von Baeyer, 1979)。

　ある問題を批判的に解明するために，一般的な人間の性向に反して希少例の研究に精力的に取り組むよりも，頻度の多い，したがって理解しやすい現象にまずもって取りかかるほうが有意義であることは，一般的に言えるだろう。そのかぎりにおいて，とりわけ小動物妄想のようなきわめてまれな精神病理学的症候群の研究が，妄想形成の構造ないし成因の解明にとって原則的に妥当かどうかは，まさしく疑わしいことである。しかし，多くのことが未解決であるにもかかわらず，特定の病因的関連について基本的に役立つ見解を得るためには，この病像がとくに適しているのである。この病因的関連はきわめて複雑である。この症状群の研究には，多次元診断的な努力が必要であることはまったく明白である（Ungvari u. Pethō, 1980)。それぞれの占める位置の重要性がしばしば誤って評価されている脳器質的要因と精神力動的観点との両者をあわせて概観することが，これまで多くの場合，それぞれが一面的な意見を代表しているために凍結して硬直状態になっている現在の妄想研究の立脚点を再び動かし，相互接近させはじめるのである。妄想の研究においては，生活史的，心理学的および社会的因子が同時的に顧慮されなければ，妄想現象は多くの疑問を残したままにされてしまう。

　寄生虫妄想は，多くの場合，さまざまな種類の脳器質的過程の基礎のうえに現れる症候群であると理解されている。このような理解に反して，さまざまな臨床的データの分析によれば，患者の一部ではその後の経過中にも脳障害の証左はまったく得られないことが示されている。そのような症例をみると，多くの場合，妄想の発展をもたらすような葛藤がいっそう明らかに現れているのである。したがって，まずもって強調されるのは，寄生虫妄想は確認されるかぎりにおいて，まれならず脳器質的健常者にも現れるということである。

2. 患　者

　ミュンスター大学精神科外来および入院において，皮膚および内臓寄生虫

妄想の症例，男15人，女26人が調査された。比較対照的にまとめて記述されている症候論についてはここに再掲する必要はないだろう（Bers u. Conrad, 1954；Mester, 1977；Obermayer, 1955； Skott, 1978；Wieser u. Kayser, 1966）。ここで問題にされるのは，「疾病として生じ，かつ，訂正不能な誤謬」（Bumke, 1948）という定義に従えば，真性妄想ということになる。患者が侵襲されたと感じている小さな，しかし肉眼で見える寄生生物に対して，その外見や生態，とりわけ，知覚された寄生者や厄介者が一挙に増えてゆく過程が詳細にわたって尾ひれをつけて話されることが多い。患者は，身体の特定の場所で，痒いような，むずむずするような，あるいは刺されるような感覚に悩まされている。そして，その感覚はなにか特定の，「むかつくような生きもの」にとりつかれたと説明されることが多い。寄生虫が皮膚や粘膜に感知されたり見えたりするだけでなく，音が聴こえたり臭いがしたりすれば，当然のことながら，この誤った意味づけに固執する確信は強くなる。この幻触や幻視は，ときには幻聴や幻嗅を伴って現れることもある（Mester, 1979, 1980）。このことは，Ekbom (1938) が「まだそのような例は記載されていないが，たとえば幻聴は出現しうる」と述べていることから予想されていたことである。ミュンスターで調査された皮膚寄生虫妄想患者のなかの何例かでみられた幻聴は，たぶん最初の記載例であろう。

病因的な考察に関していえば，病像の自然史の個々の特徴は注目に値するものである。

2-1 性 別 比

性別比は Rachesky (1969) が推定したほど極端ではないが，非常に不均衡である。ほぼ1/4が男性である（きわめてまれな内臓寄生虫妄想の場合はまったくそれとは異なった比率が示されている）。報告されている性差は，本質的にはすべての年齢層で共通している。年齢が進むにつれて女性の比率が高まるという傾向は統計的に確実ではない（図1）。

触覚は，個体発生的に言えば最も初期の，そして母子関係のなかではじめて最も重要な意味をもつようになる認識特性である。（発達段階の）「皮膚接

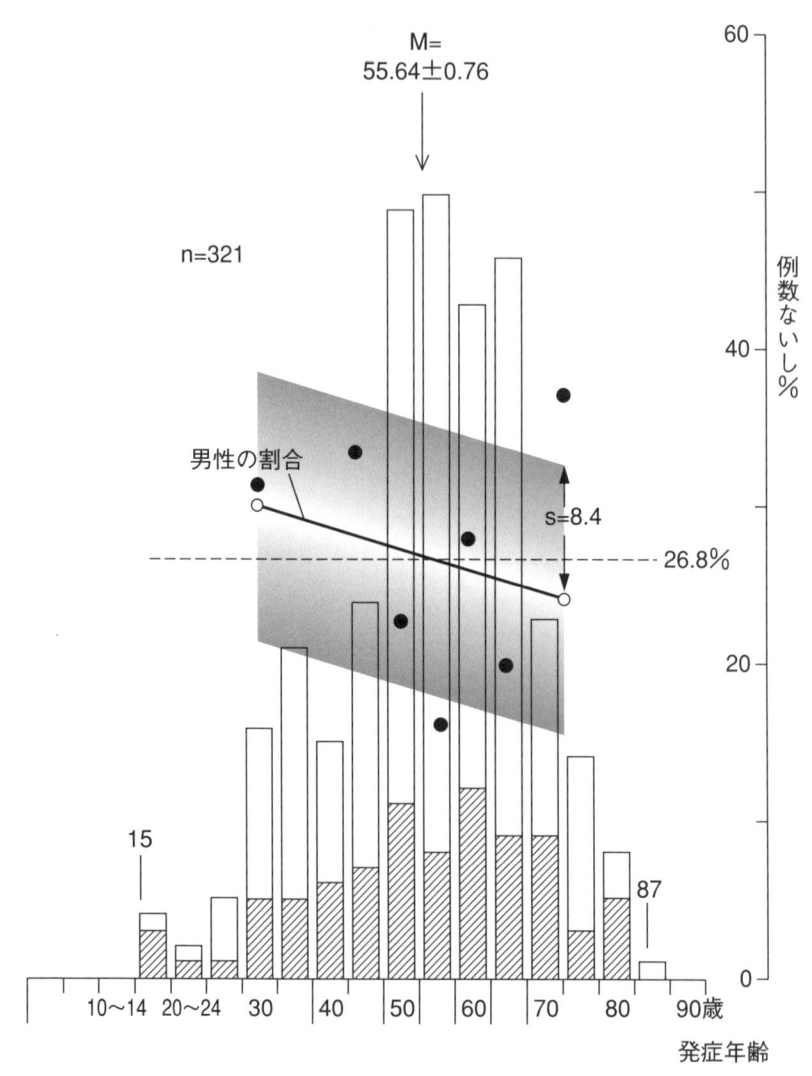

図1 発症年齢。寄生虫妄想321例（文献例280例と自験例41例の合計）。各年齢層での男女比（ほぼ同じ例数の年齢層7群とその回帰直線：$\bar{X}=55.6$歳；$\bar{V}=26.8\%$；$b=-0.140$）最小，最高年齢15歳から87歳。

触期」にある乳児の欲求を充足するために，将来母となる女性は，生涯の間，男性に比べ，触覚刺激に対してより強く反応するようにみえる。そして，「女性は性欲の発達に際しても本質的に，視覚的に決定される刺激よりも接触感覚に左右されるようにみえる。この差異は少なくともその一部は発達史的に（決定されるように）みえる……」（Montagu, 1974）。

2－2　年齢分布

青年期から老年期まで分布する。したがって，老年期ないし「初老期皮膚寄生虫妄想」（Ekbom, 1938）といった名称は，この妄想の基礎に生物学的老化現象の存在を示唆している名称であれば，なおさら誤解を招きやすいことになる。決してそのようなことはないからである。むしろ，発病年齢は二相に分かれていて（Mester, 1977），50歳代にピークがある。この妄想主題の場合も，ほかの妄想精神病とまったく同様に35歳から40歳の年齢層と結びついているのである。そのような発病頻度の増加は女性の場合にのみみられる（図1）。この所見は，「30歳代に発病するのは，一般に妄想発展の特徴である」（Tölle, 1972）ようにみえるのであるから，それほど驚くべきことではない。

平均発病年齢は，男女に有意差はなかった（$\bar{X}=54.9〜55.9$；$n=85$および236；$t=0.57<1.97=t$；平均値の均質性に対してはo-仮説を採用）。男女あわせた平均年齢は55.6歳（図1）である。

2－3

「接触欠如妄想症」（Janzarik, 1973）との精神力動的一致が認められる。すなわち，両者ともに，妄想の獲得に際しては，対人関係の関与が消え去ったときに，敵対する「代理パートナー」が創りだされるようにみえるからである。しかし，投影の過程では両者に違いがあるだけでなく多様な方向に向かっている。寄生虫妄想は接触欠如妄想症に比べてやや若い年齢層の疾患である。しかし，客観的にみると，この寄生虫妄想では発病前野において対人関係の著しい希薄化が生じていることが多い。あるいはまた，対人接触可能

性は内的制止によって著しく制限されている。それは，既婚者の場合にさらに顕著であり，夫婦関係が特有の性状を帯びている。このことから皮膚寄生虫妄想では夫婦精神病の頻度がきわめて高いことの説明がつく。それは配偶者によって皮膚寄生虫妄想が受け継がれるからである。このこと自体がまたひとつの研究テーマとなる（Evans u. Merskey, 1972 ; Mester, 1975 ; Skott, 1978）。

3．臨床所見

Conrad（1955）は，寄生虫妄想を「症状学的にはきわめて単一な疾患であるものの，その疾病学的位置づけに関してはいまだ不明である」と述べた。症例の大半は身体に基礎づけられる精神病に分類されることは明白である（Huber, 1964）。しかし，患者の比較的多くにおいて，その妄想は血管性，変質性あるいは腫瘍性などのような脳器質過程によることは否定されている。ミュンスター大学精神神経科で調査された41例の患者は，脳器質性障害の有無とその性状によって，診断的には3下位群に分けられる（p. 266，表1）。それらの下位群は，発病平均年齢順に並べると，よく似た特徴を示している。個々の症例には，精神力動的にみて意味のある特有の葛藤が認められる。それは，いってみればこの妄想形成の基礎にある共通点である。むしろ基本的な違いは病前性格にあるのみである。

3-1

最も少数であったのは，精神病理学的および付加的検査によって，胎生期ないし先天性の，あるいは早期幼児期の後天的脳障害が証明された群である。4例においては，微細な脳機能障害のみが認められ，2例には重症の脳機能障害が認められた（下記参照）。気脳写においては，とくに第3脳室の拡大と視床領域の萎縮の徴候が認められた。

ここにあげた症例のなかで最高齢者は41歳男性の精神遅滞者である。彼は離婚した母と同居していたが，母は彼が「一日中，女の子とつきあいたいと

いう話ばかりしている」ことに悩まされていた。28歳の女教師の寄生虫妄想は，ある休暇中の性的誘惑状況のなかで発症していた。はじめはにきびが増えたと言っていたが，その後まもなく「しらみ，のみ，だに」あるいは「むかつくような微小な生き物」に苦しめられる感じがしてきた。彼女は6人の皮膚科医を訪れたが，「誰も助けてくれることができなかった」という。8歳のとき感冒性脳炎に罹病して以来，てんかん発作が生じていた。交通事故を経験して以来，顔が強くゆがむようになったため，彼女は退職して農業を営む両親のもとに帰郷した。このような症例では，どうしても妄想を機能・目的性に解釈したくなってくる（Mester, 1980）。一次的および二次的な疾病利得が密接にからみあっているのである。今や患者は，体中ばかりか，まもなく部屋いっぱいに増殖してきたこのむかつく寄生虫を避けて，ホテルからホテルへと逃げまわっていた。その際，彼女はいつも「とても興味深い人」と知りあいになるのであった。多次元指向性の治療，とりわけ精神療法的治療の間に妄想は消退していった。退院後のちょうど3年間，この妄想に関してはまったく症状は再燃していない。

　これらの患者における，精神病にかかりやすい自我・発達の障害は器質性の核を有している。知能は必ずしも関係ない。むしろ，特定の領域の機能的な自我・能力はよく発達していることが多い。

3－2
　頻度からいえば，脳器質障害のない群が次にくる。全例中で最も印象深いこの経過像の診断学的境界と疾病学的分類は，最も疑問の多いところである。とはいえ，この群は多くの特徴をもっている。ここに記載されたサンプルのなかで，この種の症例の比率が全症例の1/3を超えているが，その理由の一部は次の事実に帰せられるであろう。つまり，寄生虫妄想を有するすべての患者は記載されている幻覚症からの人格変化は生じていなかったとしても，長期間にわたって大学病院皮膚科クリニック（主任：Macher教授）から精神科と共同で治療するために送られてきたということである。

　この群の患者の寄生虫妄想が，器質性に基礎づけられる精神病の典型例に

比べて多様であり，しかも，病因的に重要な精神的因子の存在が見逃されているという点で，きわめて示唆に富んでいる。ここに属する症例では，妄想性の意味づけが基礎にある掻痒刺激は，ほとんどつねにもっぱら心因性の症状なのである。この皮膚感覚の表現は，奇妙で自己愛的な性状のゆえに，心気愁訴にとてもよく一致するものである。これらは「末梢に端を発する日常的な感覚の誇張ないしは誤った解釈のようである。あるいはまた，精神病に特徴的な精神的欠陥を示すような，その個人における転換症状にすぎないということもありえよう」(Engel, 1970)。

確かに上述の点は，すでに以前にも皮膚寄生虫妄想に発展したことのある患者にはよく当てはまる。Bergret (1974) の分類によれば，この患者の基本性格は多くの場合，神経症的であるよりは精神病的な特徴をもっている。しかし，その精神的な耐性ないし脆弱性にはきわめて大きな差異がある。多くの場合，彼らは外的な生活環境には機能的によく適応できているが，緊密な対人関係を結ぶには例外なく困難をきたしやすい。彼らはすべて大きな自己愛的な問題と闘っていた。したがって，彼らの配偶関係はその早期から重大な対象関係の障害へと発展していて，不和であり，不満足なものとなっていた。その結果，すべての親しい人間的出会いにおいて，相手が多かれ少なかれ非現実的に認識されてしまうことに生涯悩むようになる。これらの患者たちは，妄想精神病患者と同じく，人間関係が特定の境界線より近くなると耐えられなくなるという特徴を有する。すなわち，自我自立性の欠乏と自己概念の欠如とがあいまって，他者を危険なものとする狭隘化した関係に陥ってしまう。なぜなら，彼らの人間関係のもち方は性急であるばかりでなく，過剰な意味づけをもって認識され，自己への脅威的な影響を及ぼすものとして感じとるからである。

例外なく認められる性的葛藤は，前述のような自己愛的な障害によるものである。羞恥感情は不断に防衛されなければならない。それと関連して，耐えることができないと感じられる対象喪失への不安がつねに生じている。

KayserとStrasser (1975) は，「性的・生殖的に満足している成熟女性の『寄生虫妄想』の症例報告」は1例も見いだされておらず，記載もされてい

ないという点に賛同している。男性患者では，性的な問題はほとんどの場合，もっとあらわである。小さな生き物の幻覚は，衝動対象や意識がそれを容認できないものについての表象の象徴として生じているのである。

3-3

このグループの患者は比率からいえば大脳萎縮のはじまりの徴候を有する50歳以降の男性が多い。これらの症例では，慢性体感幻覚の典型的症状が器質的本態変化とともに生じてきている。その原因としては，潜行性に生じてきた脳血管性不全が最も多い。自生的な脳変質性過程はまれである。進行した痴呆性人格解体の場合では，妄想の内容はグロテスクな形を示すことが多い。

特異的なこととして，次の点が明らかである。すなわち，寄生虫妄想が脳萎縮病の初期（あるいは，周産期ないし早期幼児期の脳障害の基礎があって）に現れるような経過をもつ病像の比率は，女性に比べ男性に有意に多い（p. 266，表2）。このような結果から，全体的にみれば，女性患者が明らかに多いことが確かめられている点が重要である。これとは別のテーマをもった妄想発展患者の場合も，脳器質疾患の有無にかかわらず，性別の不均衡がみられることはTölle（1972）によって証明されている（n＝36；p＜0.001）。慢性体感幻覚は，男性の場合，多くの前提条件が重なりあったときにのみ例外的に現れるが，その際の脳器質的基礎のうえに生じた人格変化はほとんど不可欠の部分病因である。これに対して女性の場合は，特定の葛藤の圧迫だけでも生じることが多い。つまり，この症状が選択されるには，そこに生じているそのつどの葛藤の組みあわせあるいは葛藤の処理や対決のしかたなどによって説明される。この点は十分に確認されており，誘発的葛藤として特徴的である。

41例の妄想患者のうち6例が高度な視力障害あるいは完全に失明しており，さらに2例は高度の聴力障害であった。これらの症例（＝19.5％）では，重度の現実認知障害によってすでに自我の行為能力が制限されていた。失明のために，刺激への強い防御低下がもたらされ，二次的な自己愛の強化が生じ

ている。それが心気症的自己観察の基礎をなしているのである。視力の低下は触覚認知能力の高まりをもたらすとともに，その結果としての全体的な身体図式体験の変化ももたらすことになる (Wiesenhütter, 1959)。距離感とりわけ視力の遠距離感覚の欠落によって，近距離感覚が鋭敏になる。

脳器質性に基礎づけられた症例でも精神病は意味をもたないどころか，しばしば妄想の必要性がひときわ拡大する (Mester, 1980)。老化の強い，心身ともに障害された人は，一方では精神内界で自らの衰弱や欠陥に抗い，他方では自らの将来性の喪失を顕著に反映するがゆえに，耐えがたい生活状況の所与と格闘しなければならない。これらの群では，妄想の発現は現実に生じた対象喪失と関連していることが多い（2～3項参照）。ときには，彼らの惨めでやりきれない環境世界のなかで失ってしまった刺激を，患者自ら妄想の形成によって獲得しているような印象を受けることがある。生活に関連したすべてのものが希薄化することによって状況が悪化する。精神病はきわめて脅威的な敗北感と挫折への不安，まさしく死の接近への直接的なおそれへの防衛と克服に役立っているのである (Sizaret u. Simon, 1976)。不吉な運命に対して自我は受動的でなにもせずにじっとしているのではなく，妄想の助けを借りて自らの没落の認識から護られるのである。

その際，妄想発展の初期における強い掻痒刺激の発来は，系統発生的に前もって形成された反応の原型に一致している。つまり，刺激の希薄な「退屈で」逃げ場のない状況にさらされるや否や，さまざまな吸血虫が引っ掻き，こすりはじめ，次第に増強してくるのである。パートナーに向けられた衝動の高まりは，孤独のなかでは自らの身体において充足されなければならない。一方で，人は強い内的緊張におかれたとき，一種の転位行動に従って，自分では気づかずに体のどこかをこすったり掻いたりしはじめるのである。

4．症例報告と解釈

このような妄想発展へと進行する道程に関して，深層心理学的に基礎づけられた概念が，もっぱら理論的説明に用いられるのであれば，それに一致す

る病因的概念は，容易に了解不能や否認に直面することになる。個別的な症例は，つねに本質的な精神力動的関連の部分的印象を伝えるにすぎないであろう。そうであっても，なんらかの無意識の葛藤の布置がどの症例にもいかに繰り返し認められるか，そして，それぞれに共通する生活史的誘発状況の共通点はいかなるものであるかを示すためには，可能なかぎりの多数の短い症例を並べたてるのではなく，たった1例の病歴が詳細にわたって根本的に描写されるほうが，妄想の成立する前提条件への理解に貢献するであろう。

症状群。一般身体的，脳神経的に健康で，口数の多い41歳女性の症状は，1年前の地中海での休暇の終わり頃からはじまった。それ以来，彼女はうちひしがれ，疲れ果てた状態となった。すなわち，多汗，胃腸障害，口のなかの「痛む感じ」などが昼夜を問わず苦痛として訴えられるようになった。下顎角部分の有痛性のリンパ節腫脹のため広範囲抗生物質が処方された。その後，すべての歯の持続性疼痛が現れた。患者は自分の口から悪臭が出ていると信じており，そのことを非常に恥じていた。その後，唇や顎のなかから粘膜の小片がいっぱい排出されると言うようになった。「食道や腸管が全部傷ついてしまい，膣のなかの皮膚も剥げ落ちている。ほとんどすべての抗生物質や抗真菌剤で治療を試みたけれど，外陰部も強い炎症を起こしているので，性行為がまったくできなくなってしまいました。でも夫は，私がどんな病気かをよく知っているからその点ではまったく問題はないんです。私たちは，今や互いに避けあっているのです。病気は腸管や子宮を越えて口から陰部へと達してしまいました」と。数週間後，治療はなにもしなかったにもかかわらず，腰と股関節の強い痛みは消え，鼠径部の引っ張られるような・刺すような痛みもよくなってきた。

患者は，からだ中の，とくに四肢と顔の激しい痒みは，小さな虫の感染が原因であり，筋肉も全部この小さな寄生虫に侵されているのだろうと考えるようになった。頻繁に鏡の前で点検して，額や顎のしわをこの謎に満ちた小動物の痕跡だというのである。「小じわは皮膚の表面を虫が食った跡のようにみえるのです。お腹のうえにもなにかがしきりに動いている感じがしま

す！　何気なく座っているときでも突然からだにブヨがはいずりまわっている感じがしてきます。病気のために疲れ果て，なんの役にも立たなくなってしまいました。妻としての役割を果たせなくなってしまいました。膣の炎症はおさまっても，いやな色に変色し，粘膜が剝げ落ちているのです。虫が毛根や骨の近くまで入り込んでいる感じがします。こんな苦しみが続くのですっかり気落ちしてしまいました。この伝染性の徴候がなければ精神科の治療は数年で終えていたでしょうに。病気のために私はまったく希望を失ってしまいました！　病気でなかったら私の人生はこれまでとはまったく違っていたでしょう」。

　印象深いことに，患者はこれほど深刻な苦しみを述べているにもかかわらずほとんど**葛藤の意識に欠けていた**。しかも，すでに早い時期から，自らのこれまでの運命がいかに不満足なものであったかということや，重圧に感じているこのときの状況から逃れる可能性があるのかどうかという疑問にも悩まされなくなっていた。しかも，患者はなにか深刻な葛藤があるかということを自分のほうから否認し，医師は厚かましくも彼女に「ヨーロッパ中で有名な」病院の心身医学の訓練を受けた医師との面接を診断のために勧めたのだという。彼女は憤慨してそこへ行き，自分の病気に精神的な原因が関与していることは容認できないとし，「これは明らかに感染性のものである」という主たる反証を述べたててきた。夫だけでなく，2人のうえの息子たちも彼女に感染させられた。さらに，母親と同じように息子たちも疲労や頭痛，そして眼の粘膜の「異物感」を訴えている。「その下にきっと虫がいるので，そこは数ミリほど盛り上がっていました。弟のほうは口のなかでピチッという音がして，歯肉のなかに虫が食ったような丸い穴があいていました」。そして，この病気の伝染性が疑いないにもかかわらず，何人かの医者が「心身症性妄想だと言いました」。

　このような表現のなかで，重要な葛藤材料に触れることに対していかに過敏に反応するかが次第に明らかになってきた。同時に，多数の有名な皮膚科医や熱帯病専門医その他の医師たちが，これらの症状に対してどうやら困惑し，なすすべもなくされてしまい，二次的な疾病利得がそこから得られると

いう結果となったことも明らかになってきた。ほとんどすべての寄生虫妄想患者と同じく，この婦人も，この病気が自分のために確立されたようにみえるというまったく並はずれた出来事に明らかに満足していた。しかも，特別に経験を積んだ専門家を探して遠い道のりを歩んだが，すでに患者は自分自身で治療のやり方を厳密に確定することによって，治療を有効なものとするためのチャンスをつかんだことになる。

　疾病誘発状況について。この点については，いかにも典型的なことだが，医師が検査を終了しようとしたときにはじめて少しわかってきた。休暇中，前述のような身体症状がはじまったのだが，その数日後，彼女は離れた土地に夫と年上の子どもたちを先に送りだした。彼女は自分よりずっと年下の地元の男性に夢中になっており，出発までの間，親密な関係をもったが，この関係が後で面倒の種にならないように，さまざまな「自己保護手段」を講じていた。彼女は，「後になっても決して彼に連絡をとることができないように」恋人の名前も住所もまったく尋ねることをしなかった。前述のように，次第に彼女を結婚生活から破綻させはじめていた理由には，この聡明な女性はまったく思い至らなかった。はじめからまったく許容されないとわかっていた「関係」に彼女自身が深入りすることになってしまったのである。きわめて寛大で善良な夫と彼女の世話を必要としている子どもたちを見捨てることなど，どだい彼女にははじめからできることではなかったのである。しかも，その出自が彼女よりはるかに下層の，ずっと年下の外国人への愛が「まったくのお笑い草」になるおそれのために，この相手に対して感じていた好意を告白することが妨げられたのである。この愛の関係はあまりにも低俗なお話にふさわしいものであったのだ。一方では，彼女はこの外国人によって，たぶん彼が一風変わっていたために，結婚生活ではいつも得られなかった性的満足感が充足されたのである。それに加えて，この男性は彼女に以下の点で大いに役立ったのである。それは，自分が女であることがわかったことであり，男女同権運動をちょっと試みたことであり，間接的なプロテストをして，配偶者の陰から抜けだしたことなどである。配偶者の非常に忍耐強く，寛容な思いやりは，庇護とも圧迫とも体験されていたのである。

けれども，この抵抗と性的冒険の快楽は無条件の禁止事項と判定され，同時にきわめて強い罪責感をもって応じられることになった。この罪責感は，妄想の精神力動のなかで際立った役割を果たしていた。それはただちに（転換症状の場合と同じく）主観的に罪深いものとなった身体部分とりわけ口と陰部への処罰という結果をもたらした。それらが痛みはじめたのである。

症状は葛藤の解決のための妥協をもたらし，患者にとっての最終的な意味ももっている。それは，もし症状がなければ彼女はまったく違った人生をはじめていたという彼女の表現からも明らかである。つまり，これまで保たれてきた規範や慣習のなかでは進展しないものなのであろう。そのかぎりでは，この病気は暴走や自己実現の性向に対する防壁をなすものでもあり，患者はそのようなことの実行には，周囲の人よりももっとためらうものなのである。「われわれが患者の良心の葛藤に注目しないならば，寄生虫妄想，心気妄想のいずれも理解されえないであろう」(Kuiper, 1967)。

「痛みというものは，たいていは，失われた人への両価性と結びついている罪責因子が少なからず認められる場合に，とりわけその象徴として選ばれる」のである（Engel, 1970）。歯と口のなか全体の痛みの状態が自己処罰の意味があることについては，これ以上の説明は不要であろう。この痛みが現れる場所は，犯された過ちの種類によって決定される。なぜなら，償いは自らが罪の責任を負った身体の場所が引き受けなければならないからである。この苦痛が梅毒によるものだというはじめの自己解釈は，そのおそれが特定の罪悪感に由来するものであることを証明している。つまり，幻想のなかに現れた処罰は，犯された過ちにふさわしいものなのである。妄想への移行は，身体に痒みやむずむず感がはじまったときに現れている。

皮膚はもっぱら接触と愛の器官である。満たされない愛の渇きを充足し，これまでの狭隘な生活の持続から解放されるという禁断の望みを実現してくれた相手との別離ののちに，皮膚における知覚誤認が現れている。それはあたかも，この皮膚の感覚によって，失われた愛人との接触が，いわば保たれつづけているかのようである。皮膚と，とりわけ身体の開口部が「燃えてい

る」のである。葛藤を防衛するという構成要因は，許されない願望の表象に対する処罰として痛みを担うことを要求している。それが，最終的には妄想と結びつくに至った身体感覚のなかに交じりあっている。痒み刺激は，はじめのうちは，害虫によって生じていると嫌悪の念をもって述べられるように，もっぱらネガティヴに表現されただけではなかった。強い感覚異常がなんらかの主観的な説明を要求し，それが，寄生虫被害への疑いとすぐに結びついたのである。次には表象の小道具としての寄生虫の容認が生じ，病いの具体的な原因を発見したという確信によって，すでに患者の体験には明らかな免責が生まれている。病気であることが，今や筋の通ったこととなり，病と具体的な取り引きをしつつ戦うという可能性を受け入れやすいものとした。危険な衝動は，その形象化されない本性のゆえに強い不安をもたらす。自我を脅かす力が具体化されたことによって，それは大いに緩和されたのである。自我にとっては寄生虫は比較的に害の少ないものであり，妄想がはじまるとともに自我はもはや最前線に直面することはなくなったのである。一方では驚き当惑しながらも，自分を悩ますものと対峙し，一方では終始熱心にそれと取り組んだ有様は異様なほどである。確かに，この種の人の人生にとっては妄想の形成もまた一種の利得となっているに違いない。

　すでに数年前，彼女は夫を離婚に応じさせようと試みていた。彼女は過去の一時的な情事を引きあいにだして夫を挑発した。しかし彼は，あからさまになったこの挑戦を赦してしまった。その後の「あとから生まれた子」の出産によって和解が固まったようにみえたが，底流には自分の人生の状況に対する強い不満が残っていた。また，彼女はもっと勉強をして「最初からやりなおす」という希望を表明していた。そしてこのたびの休暇で新たな不倫を犯したのだが，これは夫への挑発の「目的をもった手段として」であるばかりでなく，相手に対する本当ののめり込みから生じたものであった。たくさんの出来事が起こったが，それは，患者の望んでいたものもあったけれども，望んでいなかったこともあった。このようにして引き起こされた情動の障害は，わずかに精神病のなかにおいて解消され，完全な絶望に終わってはいな

いようである。注目すべきことは，夫にも寄生していると信じられていた妄想の手先である不思議な寄生者が，同時に数年前のあのときと同じ役割をもっていちばん下の子にも受け継がれたことである。それらに熱心に関わりつづけることが夫婦を堅く結びつけることになった。夫婦は互いに，いわば困難を運んできた具体的な敵と戦う必要を分かちあったのである。「厄介者」によって引き起こされた共通する面倒なことから，互いに配慮しあうという余剰が生じた（Mester, 1975）。その際，今や共通のものとなった症状のなかには復讐の要因が入り込んでいることがみてとれる。

5．精神力動的観点

患者が示した振る舞いのなかには，すでに妄想の発展の初期において生じた葛藤を暗示するものが多く認められる。患者の具体的な言動には，いくつかの解決されない，退行を余儀なくさせるような体験が認められる。すなわち，それは，衝動がはじまる初期の段階から葛藤との闘いに着手しようとする試みである。

5 − 1

まずはじめに目立ったのは，患者がいかに詳細に，ときにはほとんど「愛情こめて」この「厄介者」について語ったかということである。表現の性状には，それが持ち込んできた煩わしさにもかかわらず，まるでそれにかかずらうことによって明らかな喜びが得られるかのような印象があった。患者はまるでその寄生虫を，彼女が訪ねた数多くの医師たちの誰もがうまく扱うすべを知らない珍しいものででもあるかのように言いたてることもまれではなかった。

いかにも難解に聞こえる症状は自己愛的な効果をさらに高めるのに役立つのであった。それは，「医学と寄生虫学にいまだまったく知られていない害虫」の自然科学的認知を得るために強力かつ多大なエネルギーを費やして格闘する患者においてとりわけ顕著であった。患者は害虫をまるで動物学の標本陳列室のなかにあるもののように表現する。証明のためには得られるかぎ

りの権威者が求められ，その際に派手なジェスチャーをする傾向が特異的である（Mester, 1980）。そして，病像はいわば発明妄想へと経過していく。精神病は，いわば地下の堅い岩盤のなかで震撼された自己価値感を再び強固なものとするための代償の試みとして理解されるようである。

それは，これらの患者の大部分が決して医者の治療を求めず，害虫駆除屋や寄生虫学者あるいは獣医などにこの苦訴の解決を依頼することと関係があるだろう。寄生虫妄想は，むしろ，彼らにとってのほうが臨床家にとってよりも実際には大問題となっているのである。病識は間接的に成立しているにすぎず，したがって患者をして家庭医を訪ねる気にさせるには大変な困難を伴う（Mellink, 1976）。患者は家庭医を苦痛と闘う同盟者とは決して認めない。その苦痛は内的な過程ではなく，身体の表面と動物の世界に投影された脅威として感じとられている。

そのような自己愛的な問題は，しばしば老人の妄想患者にみられる。彼らは次第に強く感知されるようになった自らの衰弱や孤独と闘わなければならなくなっている。これらの症例では，「新発見」にまつわる誇大幻想と，感知された寄生虫に没頭することとが，うつ病の防御に役立っている。自分の病気が類を絶するものであると思うことが自己愛的な利得をもたらすだけでなく，同時に妄想とともにもたらされた活動性が，彼らを少しは孤独から救いだすのである。

5－2

脳器質的障害をもつ老人の場合には，明らかに進行性の身体変化によって，欲望とその充足感の初期段階においてすでに退行が現れる。この退行は，器質的には健康な若い年代の場合とは違って，耐えがたい体験によってはじめて引き起こされるものではない。特定の葛藤の重圧のもとに妄想形成を余儀なくされる自我障害は，本質的には二次的なものなのである。この場合は，身体的に障害されていなかった患者の場合に比べて，本来は成熟し比較的安定した人格構造であったのである。病的となった脳は，いわば自らの弱体化と折りあいをつける必要が生じてくる。発病によってもたらされる脅威を，

患者は明らかに認識しているが，自我に利用できる回避・適応・加工などの能力は，すでにさまざまな部分で強く障害されてしまっている。子どもに去られてしまって孤独を感じている老婦人は，「小さな虫」が無数に身体の開口部から抜けだして体中をはいまわっていると語り，矛盾した感情の状態でありながらも，総じていえば現実の子どもを授かったときと似た情熱をこめてそれを語るのであった。また，これらの女性は妄想に没頭し，まるで「出産」が心労や重荷であるだけではなくひとつの充実でもあるのと同じように振る舞うのであった。つまり，彼女たちは耐えがたく惨めになった現実に命を吹き込んだのである。「必要は発明の母である！」。「小さな厄介者」に一生懸命かかずらうことが，単調で退屈な毎日を再び充実したものにしたのであった。「小さなだだっ子たち」に忙しくかかずらうことによって，単調でつまらなくなった日常を再び充足させているのである。

　ある例では，妄想の産物との対決はむしろ知的レベルでの結果をもたらすことになった。たぶん，そのようなケースは男性に多いであろうが，その場合，患者はこの未知の害虫の発見を，いわば偉大な「知的所産」として公表することに熱心かつ執拗に努力する。その結果，この例では，小さな生き物の認知それ自体が積極的な代替満足を形成するという意味で本質的な妄想利得が成立しているようにみえる。皮膚は外界に対する身体の境界面であるだけでなく，最も早期の，そして最も大きな愛の器官でもある。老年期にはしばしば訪れる愛の対象の突然の喪失は，同時に，潜在的にあった不全感と劣等感を強めることになる。自らの無価値感や挫折感が増大すると，妄想が起こる。

5－3
　若い妄想患者では，この精神病が特定の誘惑状況ないし挫折状況のなかではじまったことが，すでに最初の診察のときに明らかになる場合が多い。強い不全感や罪責感は，本来獲得されていた自己概念が弱体であればあるほど容易に喚起される。とりわけ自信欠乏は自らの性的同一化との関連から生じてくる。特定の生活史的状況のなかで誘発された危険な性状を帯びた強い衝

動の高まりは，弱い（あるいは脳器質疾患によって弱められた）自我によって広範囲に侵食され分裂させられるに違いなく，その結果，積極的な（衝動の）駆除が行われやすくなる。このような防衛過程の目的は「気になる内的衝動を処分し，それを外界に投影することにあり，それによって，衝動を外に向かって置き換え，客観化するのである」(Engel, 1970)。したがって，強く脅威にさらされた自我が採用する標準的な防衛過程は，否認，接収，投影，身体化，客観化，そして微小化への入れ替えなどである。

6．要約的問題提起

6－1

さて，妄想に即して何が説明可能であり，「もっぱら」了解されるものは何であろうか。この点においては，まずもって Allers (1925) とともに，基本的には次のように問わなければならない。すなわち，特定の現象や事態に対してもっぱら説明が成り立つかどうか，つまり，直接の因果関係が成立するかどうか，それに対して，そのほかの領域においてはただ単に了解的な関係のみが証明されるものであるかどうか。「あるいは，その両者ともが同じく成り立つ関係にあると考えられるかどうかである」。「もっぱら，あれかこれか，いずれかの行為のみが可能となるような」客観的領域があることは明白であろう。われわれがそれに気づかない，あるいは認識しないならば，少しの了解もすることなく，数多くの説明をしてしまう危険を冒すことになる。「つまり，生活史的妄想研究によって，妄想精神病の『様態 Sosein』およびそれと結びついた『現存在 Dasein』の了解的解釈という防衛の主題に，了解の問題を限定してしまうことは，それが論駁できないものであったにしても，……疑わしいものである」と v. Baeyer (1979) が示唆したことはきわめて的を射ている。「了解とは，もっぱら精神的および精神病的事実を理解し，その関係を認識する方法なのである」から (Pauleikhoff と Mester, 1973)。

皮膚寄生虫妄想症候群の原因を直接に特定の病理・解剖学的基礎に関係づ

けようとする試み（Liebaldt u. Klages, 1961；Sone, 1979）は失敗するに相違ない。そのような説明からはじめることは，これをもっぱら「純粋に心理学的な」病像である（Strandberg, 1925）とした古い時代の研究者たちの考え方と対比される。「初老期皮膚寄生虫妄想」（Ekbom, 1938）という表現は，疾患の基盤に脳器質的変化が次第にはじまりつつあるというのではなく，加齢に従ってまったく一般的に「妄想の成立にとって好都合な条件」がつくられていくということを示唆しているのである。Ekbom は，彼が検査した患者には身体的な病理学的意味での異常所見はまったくみられなかったことを強調している。すなわち，患者たちは「健康にみえ，老化が早期に訪れたという印象もなかった」と述べている。妄想形成の脳器質的背景ないし基礎については，それらの所見が自我の特定の機能をどのように障害し，その能力をいかに侵害しているのかという疑問が提出される。個々の能力の障害とその自我機構の解体による全体経過への影響は正確に把握する価値がある。ここには妄想問題への幅広い入口が開けている。この点に関するわれわれの知識はまだわずかなものでしかない。

6 − 2

自我を厳しい苦境に陥れてしまう葛藤の様態に関しては，まずさしあたり比較的若い患者の生活史が情報を提供してくれる。彼らの体験にとって妄想形成がどのような意味をもっているかについては，もっぱら彼らの振る舞いがそれを暗示している。誤認された害虫にとりつかれることは患者に嫌悪や反感を引き起こすのみではない。対象喪失の後に，あるいは，侮辱を受けて深く震撼された自己価値感を，象徴的な価値を有する妄想形成によって再調整する強い欲望がひそかに追求される。いわば，妄想においては代償関係が構築されるのである。患者たちが病的現象の非日常性を自慢し，「自分の」寄生虫がいかに稀少であるかを強調するとき，彼らはその幻覚としての寄生虫に熱心に没頭することによって，傷ついた自己愛の補給を受けているのである。この利得が大であるため，患者たちは妄想の生き物から離れることを嫌がる。つまり，その虫たちが非常に重荷であると同時に，灰色の，単調で

惨めになった日常生活の究極の「充実」であると表現する。数年ないし十数年の経過ののち，病像は次第に不平不満の趣きを増してくる。

6－3

いずれの症例においても，幻覚その他の精神病症状は病者にとって意味をもっている。妄想病は絶望の芸術作品として理解される（Klaesi）。そのようには思えない場合には，それに伴う非了解性は「了解することも，されることもなく，麻痺し，遅滞し，まったく感情移入不能であると説明された患者との治療的交流が諦めのなかで終わってしまうという実際的な不利益」へとつながっている（v. Baeyer, 1979）。

文　献

1) *Allers, R.* : Begriff und Methodik der Deutung；in：O. Schwarz（Hrsg.）：Psychogenese und Psychotherapie körperlicher Symptome, 86-128. Springer, Wien 1925
2) *Baeyer, W. von* : Wähnen und Wahn. Ausgewählte Aufsätze. Enke, Stuttgart 1979
3) *Bergeret, J.* : La personnalité normale et pathologique, les structures mentales, le charactère, les symptômes. Dunod, Paris 1974
4) *Bers, N., K. Conrad* : Die chronische taktile Halluzinose. Fortschr. Neurol. Psychiat. 22（1954）254-270
5) *Bumke, O.* : Lehrbuch der Geisteskrankheiten（7. Aufl.）. Bergmann München 1948
6) *Conrad, K.* : Zum Problem der chronischen taktilen Halluzinose. Bemerkungen zu einer Arbeit von U. Fleck. Arch. Psychiat. Nervenkr. 193（1955）601-606
7) *Conrad, K.* : Die symptomatischen Psychosen；in：Psychiatrie der Gegenwart, Bd II, 369-436. Springer, Berlin-Göttingen-Heidelberg 1960
8) *Diebold, K.* : Theoretische und klinische Aspekte der Erb- und Umweltbedingtheit endogener Psychosen. Fortschr. Neurol. Psychiat. 41（1973）559-575
9) *Engel, G. L.* : Psychisches Verhalten in Gesundheit und Krankheit. Huber, Bern-Stuttgart-Wien 1970
10) *Ekbom, K. A.* : Präseniler Dermatozoenwahn. Acta Psychiat. Neurol. 13.（1938）

227-259

11) *Evans, P., H. Merskey* : Shared beliefs of dermal parasitosis : folie partagée. Brit. J. med. Psychol. 45 (1972) 19-26

12) *Huber, G.* : Wahn (1954-1963). Fortschr. Neurol Psychiat. 32 (1964) 430-489

13) *Janzarik, W.* : Über das Kontaktmangelparanoid des höheren Alters und den Syndromcharakter schizophrenen Krankseins. Nervenarzt 44 (1973) 515-526

14) *Kayser, H., F. Strasser* : Zur Psychodynamik der Wahnbildung bei wahnhaftem Parasitenbefall. Z. psychosom. Med. Psychoanal. 21 (1975) 16-38

15) *Klaesi, J.* : Mündl. Überlieferung

16) *Kleu, G., E. Christophers* : Dermatozoensyndrom („Dermatozoenwahn"). Dermatol. Monatsschr. 155 (1969) 977-983

17) *Kuiper, P. C.* : Tiefenpsychologische Betrachtungen über Wahnformung. Studium Generale 20 (1967) 660-668

18) *Kutzer, E.* : Zum Syndrom des wahnhaften Ungezieferbefalles. V. Internat. Kongreß Infektionskrankh., 269-272. Wien 1970

19) *Ladee* : Hypochondriacal Syndromes. Elsevier, Amsterdam-New York 1966

20) *Liebaldt, G., W. Klages* : Morphologische Befunde bei einer isolierten chronischen taktilen Dermatozoenhalluzinose. Nervenarzt 32 (1961) 157-171

21) *Mellink, J. J.* : De rol van de entomoloog bij geleedpotigenvrees en geleedpotigenwaan. Entomol. Berichten 36 (1976) 177-181

22) *Mester, H.* : Induzierter „Dermatozoenwahn". Psychiatr. Clin. 8 (1975) 339-348

23) *Mester, H.* : Das Syndrom des wahnhaften Ungezieferbefalls. Angew. Parasitol. 18 (1977) 70-84

24) *Mester, H.* : Dermatozoenwahn. Dtsch. med. Wochenschr. 104 (1979) 1695

25) *Mester, H.* : Der Dermatozoenwahn : Ein hautärztliches und psychiatrisches Problem. Extracta dermatol. 4 (1980) 205-222

26) *Montagu, A.* : Körperkontakt. Die Bedeutung der Haut für die Entwicklung des Menschen. Klett, Stuttgart 1974

27) *Obermayer, M. E.* : Psychocutaneous Medicine. Thomas, Springfield 1955

28) *Pauleikhoff, B., H. Mester* : Verstehen ; in : Lexikon der Psychiatrie, 556-557. Springer, Berlin-Heidelberg-New York 1973

29) *Paulson, M. J., E. P. Petrus* : Delusions of parasitosis : A psychological stuby. Psychosomatics 10 (1969) 111-120

30) *Peters, U. H.* : Das exogene paranoid-halluzinatorische Syndrom. Karger, Basel 1967

31) *Rachesky, S.* : Entomophobia. Pest Control 37 (1969) 30-32

32) *Schrut, A. H., W. G. Waldron* : Psychiatric and entomological aspects of delusory parasitosis. J. Amer. med. Assoc. 186 (1963) 429-430

33) *Sizaret, P., J. P. Simon* : Les délires à ectoparasites de l'âge avancé. (Syndrome d'Ekbom) Encéphale II (1976) 167-175

34) *Skott, A.* : Delusions of Infestation. Dermatozoenwahn — Ekbom's Syndrome. Rep. Psychiat. Res. Centre, Univ. Göteborg 1978

35) *Sone, K.* : Über vier Fälle von sog. "Dermato- und Enterozoenwahn" — Psychopathologische und neuropsychologische Überprüfungen (japan.). Seishin igaku 21 (1979) 1069-1078

36) *Strandberg, J.* : Psyche und Hautkrankheiten ; in : O. Schwarz (Hrsg.) : Psychogenese und Psychotherapie körperlicher Symptome, 258-272. Springer, Wien 1925

37) *Tölle, R.* : Wahnentwicklung bei organischer Hirnschädigung ; in : W. Schulte und R. Tölle : Wahn, 70-81. Thieme, Stuttgart 1972

38) *Tullet, G.* : Delusions of parasitosis. Brit. J. Dermatol. 77 (1965) 448-455

39) *Ungvàri, G., B. Petho* : Zur Pathogenese des Dermatozoenwahns. Psychiat. Neurol. med. Psychol. 32 (1980) 353-358

40) *Wiesenhütter, E.* : Neurosen der Körper- und Sinnesbehinderten. Der ärztliche Aspekt ; in : Handbuch der Neurosenlehre, Bd. 2, 639-663. Urban u. Schwarzenberg, München-Berlin 1959

41) *Wieser, S, H. Kayser* : Die Psychiatrie des wahnhaften Parasitenbefalls. Fortschr. Neurol. Psychiat. 34 (1966) 257-275

Ⅲ部

人と業績

13. Wilhelm Griesinger (1817-1868)
―― 科学的精神医学の150年 ――

Rainer Tölle

Wilhelm Griesinger の人と生い立ち

　Griesinger は1817年7月29日，シュトゥットガルトに生まれた。幼少時よりすでに並はずれた知的能力を示した。彼は8歳でギムナジウムに入学を許され，そのときにはもうフランス語を上手に話すことができた。その頃からの学友であった Roser（やがては大学の級友となり，さらには同僚の医師ともなった人物）は，彼について次のように記している。「私がまだロビンソン・クルーソーを読んでいるというのに，Griesinger はもう Goethe の作品を知っていた。彼は，同級生のうちで，誰よりも若かったし才能にも恵まれ，しかも早熟だった（とびぬけて勤勉とはいえないにせよ）」。17歳のとき，Griesinger は大学入学資格の試験に合格した。

　Griesinger の伝記についてはあまり知られていないし，とりわけ青少年期についてはほとんどわかっていない。彼は自伝といえるものはほとんど書き残していない。しかしながら，彼が精神疾患の患者たちとかなり幼少の頃から親密に接触していたであろうことは想像にかたくない。それというのも，彼の父はシュトゥットガルトの市民病院に財団の管理職員として勤めていたからである。その市民病院は一般の病院であったが，19世紀初頭から王室の命令により精神疾患の患者の診療も行っていた。当時は病院職員（そして家族も）と患者たちはごく近隣で生活するのが普通だったので，Griesinger はここで精神疾患の患者たちと接する最初の経験をしたものと考えられる。

Tölle, R. (1997): 150 Jahre wissenschaftliche Psychiatrie: Die Konzeption Wilhelm Griesingers (1845).

彼はチュービンゲンで医学の勉強をはじめたが、講義を聴いてみて古びた医学に失望し立腹した。なぜかといえば、大多数の教授たちは新しい自然科学的な基礎に根ざした医学への方向転換を、いまだ成し遂げていなかったのである (1834)。このことは哲学と医学のさまざまな領域とともに精神医学も講義していた Adolf Karl August Eschenmayer 教授についても例外ではなかった。

Griesinger は、チュービンゲンの美術館の階段から「偉大で唯一の、強大で自由なドイツ国家よ」と万歳を唱えた後に退学勧告を受けるに至り、チュービンゲンを去った (Roser の著書『ドイツ共和国』より引用)。

彼はチューリッヒで勉強を続けた。国家試験はチュービンゲンで受験してわずか21歳で合格した。それから彼はパリへ行った (1838)。1839年にはドイツの都市フリードリッヒスハーフェンで開業医となった。1840年から1842年までシュトゥットガルト近郊のヴィンネンデンにあるヴィンネンタール病院で2年間、精神科病院の助手を務めた。ここで彼は決定的な精神医学の経験をすることとなり、病院長であった Zeller 博士から強い影響を受けた。この Zeller 博士は当時の著名な精神科医のひとりで、なかんずく単一精神病概念によって知られていた人である。

1842年彼はシュトゥットガルトで開業した。1843年には友人の Wunderlich によりチュービンゲン大学の内科に招かれ、6年間をここで過ごした。彼は私講師ならびに員外教授となった (1847)。

Griesinger は友人である Wunderlich と Roser とともに当時の医学の改革者となった。共同で編集した "Archiv für physiologische Heilkunde" 誌において彼と同僚たちは経験的かつ自然科学的に基礎づけられた医学を支持し、成果をおさめた。Griesinger は (1843年から論文を書きはじめた)、「脳の生理学と病理学への新たな寄与」についての論文を書き、それが上述の雑誌に発表され (1844)、精神疾患の身体的な基礎についての緻密な理解が知られるようになった。

その後すぐに、彼の精神医学の主著である『精神疾患の病理と治療』が出版された (1845)。

Griesingerの精神医学

150年が経過した現在，われわれがGriesingerの時代を振り返ることには，過ぎ去ったものを追想するためというよりもむしろ過去から派生した現在を省察するという意味がより強くこめられている。その際，学問の発展するいろいろな時代において繰り返し脚光を浴びるような精神医学の基本問題がとくに重要なのである。

1. Griesingerの精神医学は生物学的な精神医学であったか？

Griesingerが述べたとされる有名な文章がある。これは，「精神病は脳病である」というものである。これによってGriesingerは今日の生物学的精神医学の開祖ともみなされている。しかしながらこの文は，彼の著作にはどこにも記されておらず，彼の緻密な精神医学概念を示すものでもない。Griesingerが実際に述べたことを詳しく考察してみよう（とくに記載のないかぎり1845年の第1版からの引用である）。

この本のはじめの章では次のことを述べている。「生理学的および病理学的な事実が，当該の器官は脳でしかありえないことを示しているので，とりわけ精神病をみるたびにいつでも脳の病気にかかっているということを認識すべきである」(p. 1)[訳注1]。

そして2ページ先でももう一度こう述べている。「病理学的事実は生理学的事実と同様に，正常であれ病気であれ脳だけが精神機能の存在する場所であることを示している」(p. 3)。

これらの文章によってGriesingerは，当時優勢な考え方であった身体因論——精神障害はいろいろな内臓に起こった病気に基づくものであるかまたは病的な体液の混合の結果であるという考え方——と一線を画した。Griesingerが明白に述べた，次のような目標があった。「狂気そのものに対応する解剖学的変化，つまり生きている間に精神の異常を引き起こす解剖学的変

訳注1) 以下（ ）内の数字はGriesingerの著書『精神疾患の病理と治療』からの引用ページ。

化は，当然のことながら頭部，しかも脳およびそれを被覆する部位に求めざるをえない」(p. 292)。

Griesinger は身体的な，脳の病因を唯一のものと主張したわけではなかった。確かにまた，第1章においてこのようなことも書いている。「想像したり欲するときに内部で起こっていることは，感じるときと同じように，脳という有機体についての知識から理解しようとしてもほとんどできない」(p. 2)。これはきわめて慎重な定式化といえる。

Griesinger は当時の学問的意味においては唯物論者ではなかった。「精神過程は物質還元可能か不可能かという論争が起こっても，われわれの目下の知識からは決着がつかない」(p. 6)。後に（第3版，1867）彼はこう付け加えた。「月並みで浅薄な唯物論とは，人間の知識において最も普遍的かつ価値の高い真実を捨ててしまうものだといわねばならない。なぜならそのような真実は脳のなかで手でつかめるようなものではないからである」(p. 6～7)。

生物学的精神医学の限界を Griesinger は明確に認識していた (1867)。「精神疾患を，それに対応する解剖学的変化を根拠にして，すべて脳の障害として包括しようとしたこれまでの研究は失敗であり，時期尚早で無理な企てであるとわかった」(p. 10)。このように Griesinger は Pinel をもあてこすったのである。

脳病理学の視点を強調して Griesinger は当時のいわゆる精神論者とも対立した。「詩的で道徳的な見方は不要であり理論的に誤っているだけでなく，実際上も有害である (1867, p. 11)」。そして別のところではこう述べている。「古く，排他的に心理主義や道徳主義をとなえる学派が，精神疾患の解剖学的理解，解剖学的視点に対立して主張したような粗雑な誤解には，今日ではもはや反駁する必要すらない（次の文章で Griesinger は，形態学に力点をおいた精神医学の限界をもう一度指摘している）。今や，むしろ病理学的・解剖学的な考え方そのもののうちにある誤解と一面性を遠ざけておくべきなのである。頭蓋腔の内部に見いだされる変化のなかにあれこれの特定の精神異常や妄想形成の直接的原因を探したり，障害された精神生活の個々の

現象を解剖所見から直接に導きだそうとすることは，まったくできない」(1867, p. 419)。

Griesinger の緻密な病因論はまた「遺伝性」をも考慮に入れている。「統計学的手法は，素人と医師の一般的な見解，すなわち多数の症例において，精神異常には先天性の素質が基礎にあるということを決定的に裏づけた」(p. 112) のである。

今日の純生物学的な精神医学はそれゆえ Griesinger を引きあいにはだしていない。そのことは以下においても明白である。

2．Griesinger における精神力動と自我心理学

Griesinger の教科書で最も驚くべきことは，25項以下（1845年第1版，より詳細には1867年第3版28〜30項）に述べられている。ここに詳述されていることは（言い方は少し違うが），今日の精神病の自我心理学——とりわけ Federn (1956) によって実に100年も後になって主張されることになる——に近い。Binswanger (1955), Bally (1963) らはこれについて，これらの源泉はまだほとんど汲み尽されていないと指摘している。

この部分は読み返さなければならないところであるが，ここではごくわずかのみ引用しておこう。すなわち，「別の場合には，それぞれが自己を代表しようとする相互不一致な表象の塊が形成されるようにみえ，それによって人格の統合がまったく失われてしまうことがある」(p. 40)。「精神病を正しく理解するためには患者の精神状態に入り込んで考えなければならない」(p. 51)。

Griesinger は，児童期の発達が後年の精神病に対してもつ意味を明らかに知っていた (p. 116)。「親が子どもに対し過度に厳格であったり，冷たく拒否的な態度で接するとか，絶え間なく心を傷つけたり，屈従させたり，気持ちを汲んでやらないような場合は，子どもに自然な親しみを伴った感情が発達するのを妨げてしまう。それで外界との痛ましい葛藤が子ども自身に生ずる」(p. 116)。さらに，もっとはっきりと「われわれは精神的な原因が最も精神病を起こしやすく，数の多い原因だと考える。それは主として病気を直

接引き起こすのに関係するとともに，病気の準備状態とも関係している」(p. 126) とも述べている。

だがこれが Griesinger のすべてということにはならない。というのは彼を精神主義者であるとみなすことや純精神分析的精神医学者であると主張することはできないためである。それに対応したことは今日の精神医学の別の傾向にも当てはまる。

還元主義的な社会精神医学にこだわる一派は，「市立の保護施設」をつくろうとした Griesinger を彼らの開祖であるとたたえた。確かにそれは地域精神医学の最初の発想といえよう。もっとも Griesinger は単なる社会精神医学者であるにとどまらなかった。

Griesinger はまた現象学的視点の基本的な事柄を理解して書き残したが，そのために彼は理論家や哲学者として非難されることもあった。その非難は，当時の生物学的見解を主張していた生物学的精神科医から述べられたのだが，とりわけ彼のベルリンでの同僚でやがて後継者となった Westphal も彼を非難した。

3. Griesinger の精神疾患の多次元病因論

Griesinger はすでに1845年にある病因モデルを考えていたが，それは多次元的としか表現しようのないものであったといえる（この言葉はおよそ75年後に Kretschmer (1919) によってはじめて取り入れられたとされているにしてもである）。それについての彼の言説はほとんど注意をひかなかった。Griesinger の受容は，その時代時代の精神医学的見解の一面性を彼の言葉で修飾するために Griesinger の個々の陳述を取りだすことに汲々としていた。

Griesinger 自身は非常に緻密な見解を主張した。「既往歴は病気の直前に先行するきわだった身体や精神の出来事だけで満足せず，現在の病気の状態はそれ以前にあった生活状態すべての最終的な結果として現れているという見方をしなければならない」(p. 96〜97)。「狂気の病因をより詳細に追究するとただちに次のことが明らかになる。すなわち，非常に多数の症例においてひとつの原因でなく，より多くの，あるいは非常にさまざま，かつ，込み

入った有害な要因の複合があり，その影響の下で最終的に病気になる。(ひとつの要因により引き起こされるよりも）多数の，多様な心理的体験と身体の障害が，次々に起こって作用したり，不運に併発したりして病気が成立することのほうがはるかに多く，病気はこれらの諸作用のひとつにではなくこの全体に帰因されるべきなのである」(p. 98)。

Griesingerは次の陳述を重要視し，繰り返し述べている。「多くの症例で精神疾患が多数の，一部では非常に多くの不運な状態が作用しあって起こるとしても，通常これらの要因のうちのいくつかがとくに重要で作用が大きいと思われる。それを特別な原因として詳しく記載するべきである」(p. 121)。これは実用的で診断的な視点である。

以下の文章はほとんど今日の脆弱性理論を想起させる。「はるかに多くの場合，神経質の体質は素因をつくるにすぎず，さらにまた別の，実際的な原因が，その他の身体的な病気であれ，心理的要因であれ，加わる必要がある。それによってより軽い障害されやすさが実際の障害に，中程度の精神的逸脱がより重篤な病気，本当の脳病になるのである」(p. 120)。この文章の最後の驚くべき言葉には興味深い仮説が含まれている (Heimann 1988, p. 127はこの視点を取り上げているが，Griesingerの著作に基づいて詳細に裏づけてはいない)。

そして再び述べている。「精神異常は一方では多くの症例において純粋に身体的な原因から起こりうるが，他方では身体的な原因との協働作用のもとで，むしろ精神的な要因が精神病の発生に主たる役割を担っている。先天的ないしは後天的な素因もしばしば考えられるけれども，これはいつも証明されるものではない」(p. 134)。

この点は，Griesingerに関してまったく見落としてはいけないことなのであるが，それまではほとんど注意を払われてこなかった。Heimann (1988) はこのテーマを示唆しているが，そこではGriesingerの見解 (p. 127) は釣りあいがとれていることを述べると同時にGriesingerによる心身問題についての把握のしかた (p. 126, 128) を記載している。

4. Griesingerの緻密な「多次元的」治療

　Griesingerは彼の病因論の概念と診断の進め方に対応して多面的な、いってみれば多次元的な治療の進め方を提唱した。すなわち、「まず第1に経験的に確かめられた成果といえる事実から出発すべきであり、その成果においては精神的および身体的な治療法それぞれに対し完全に同じ価値づけがなされるべきである」(p. 342)。「この視点に立つと、本当に個人的な、人間の身体と精神の性質を同時に把握するような治療を語ることに意味がでてくる」(p. 343)。

　Griesingerは治療について非常に詳しく書いており、項目としては以下のものがある。すなわち、われわれのことばで言えば、それは、環境療法、基礎療法、個々の患者へと向けられた交流(療法)、教育的な要素、情報提供、音楽療法などである。彼は一方においては病気の現象と闘うのに適当なものと、他方では健康な自我を再び強くすることに役立つものとを分類しようとした (p. 363ff)。

　Griesingerの目標は人道的精神医学であった。すなわち「神経精神医学全体がある原則のもとに統一された。昔の粗野なやり方とは反対の、病気の治療における人間性の原則である……人道主義精神をもったより多くの医師がわれわれの実践に熟達するようになるなら、われわれはまず経験的な成果によってわれわれの当初の、かつ唯一の目標であるところの病気の治療を達成することができる」(p. 343)。

現代精神医学の創始者 Griesinger

　上述のような引用文は、まだまだあげられるものであるが、Griesingerが今日の精神医学をも動かしているほとんどすべての基礎的な問題に言及したことを物語っている。彼がすでに見いだし定式化しておいたものには、2世代ないし4世代後になってはじめてやっと精神医学において不完全ながらも実現されたものが多くある。Griesingerは疑いなく科学的精神医学の創始者であり、包括的な、今日なお妥当な意味においてそうなのである（フランスの精神医学では、われわれの科の科学的発展はすでに19世紀前半におい

て Pinel と Esquirol をもってはじまったとしている。だが，それが正しくないことは Esquirol と Griesinger の著書を比較してみれば簡単にわかることである)。

Binswanger は Griesinger の1845年の著作を「精神医学のマグナカルタ」と呼んだ (1955, p. 89)。

Griesinger はまさに天才的な学者であった (これは，対応する意味においてはおそらく Freud についてしか言うことができないだろう)。彼はその当時あまりに時代を先取りしていたために，支持されるどころかほとんど誤解されることが多かった。彼の没年に出版された追悼文をみてもこのことが示されており，とりわけ前出の Westphal の追悼の辞に明らかである。今日まで Griesinger は包括的な意味においては理解されていないが，現代精神医学には有効に生かされている。(「Griesinger の誤解あるいは誤用」はこの論文の表題にもなりうるものであろう)。

Griesinger の精神医学上の業績

Griesinger の1845年の著書は今日的視野からみて科学的(臨床的)精神医学のはじまりである。けれども，Griesinger の医学者としての科学的業績のなかで精神医学はもう一度遠い背景に退いてしまった。

1849年に Griesinger はキールで一時，正教授 (内科) をしていた。1850年から1852年までエジプトのカイロで勤めていたが副王 (ふつうはそう呼ばれていた) の侍医をしていただけでなく，衛生評議会の長もしていた。ここで彼は内科医として感染症について広い範囲の経験を得て，その経験を単行本で出版したところ，その本は長年にわたって教科書とされた。1854年彼は内科の正教授としてチュービンゲンに戻った。そして1860年にはチューリッヒに招かれたが，そこでは内科に所属していたばかりではなく，精神科の病院の管理も任された。1861年に教科書の第2版を出版したが，そのときにはかなり増補したものの基本的な内容は実質的には変わらなかった。

1865年，Griesinger は48歳のときにベルリンに招かれ，精神医学ならびに神経学の講座を担当したが，これで精神医学が最終的に彼の職務となった。

それから彼の死までの3年半は改革の努力と闘いによって特徴づけられるものであった。

彼は精神科の患者をできるだけ自由に扱うことを支持し，非拘束的治療システムを導入した。より柔軟な援助制度を要求し（『精神科病院とそのさらなる発展について』），とりわけ市立の保護施設をつくることを望んだ。そのうえさらに，彼は司法精神医学的研究に力を入れ，鑑定人が患者を個人的に診察することを要求した。

1867年にはほとんど手を加えられずに教科書の第3版が出版され，これが長年精神医学の基準となる著作となった（1871年版は彼の死後にそのまま版を重ねた）。

同じく1867年 Griesinger は "Archiv für Psychiatrie und Nervenheilkunde" 誌を創刊した（117年間，学問的に指導的地位にあった精神医学のドイツ語雑誌である）。同年彼は「ベルリン医学心理学会」を発足させたが，これは「ベルリン精神・神経学会」として今日まで存続している。

こうした晩年には，もちろんいろいろな観点で強く敵視する向きもあった。たとえば，精神科病院の医師たちは彼の近代的な援助の考え方に対し反論した。「身体論者」にとっては彼は十分に身体的ではなかった。（彼の後継者である）Westphal は彼の考えが思弁的，哲学的に過ぎるとして彼を非難した。

Griesinger は，精神障害は単に随伴現象であるにすぎないとする（Jacobi による）見解には反論し，（Thiele のいうような）独立した疾患だと主張した。

彼は精神障害の現象学的側面をも重視した。彼は「月並みで浅薄な唯物論」とは相容れなかった（上記参照）。

Griesinger は1868年原因不明の感染症に罹患し，その合併症を5カ月以上も患った後，1868年10月26日，わずか51歳でこの世を去った。

1868年5月1日に行われた彼の最後の講演は，ベルリン大学精神科の開院に際して行われたものだが，以下の言葉を含んでいる。

「もう1点，皆さんが患者のかたわらにあってはじめて抱く感情について

お話しさせてください。そして，科学的視点のほかに，もうひとつの人間的な視点があることを皆さんに深くご理解いただきたいのです。そのことが科学的な見方と対立するなどとは思わないでください」。講演は次の言葉で終わっている。「われわれが病気という運命の謎を目の前にしているとき，われわれを襲う精神の動きを押さえつけないでください。科学的な研究がはじまるところでは人間的な関与は消え去るべきであるなどとは考えないでください」。

14. Robert Gaupp
(1870-1953)

Friedrich Mauz

　Robert Gaupp は1870年10月3日，（ヴュルテムベルク州）ノイエンビュルクにおいて，シュヴァーベン公国の上級官吏で，のちに参事官となった父のもとに生まれた。Gaupp 家はシュヴァーベンの旧家であるが，そのなかにあってこの父の職業は心のうちなるものへと同じく，自然や世界に対しても開かれたまなざしを向ける必要のある仕事の代表的なものであった。人格の自由性に，国家のための奉仕と心服するに足る全体に対して義務を果たす気構えとが結びついているシュヴァーベンの公務員気質という出自に，彼は生涯かけて忠実であった。国に奉仕する者への彼の尊敬の念は，国鉄の改札口を通るとき，いつも改札係に帽子を脱いで挨拶したという微笑ましいエピソードに表れている。シュトゥットガルトの文科系ギムナジウムを卒業後，1888年チュービンゲンで医学の勉強を開始，臨床学期の一部をジュネーブとシュトラスブルクで行い，1894年，国家資格および学位を得た。ギムナジウムおよび大学時代にすでに，彼の関心の比重は自然科学とともに哲学におかれていた。

　1894年，彼の友人 Bonhoeffer の勧めを受けてブレスラウ大学神経科の Wernicke のもとに助手として入ったとき，そこには後に高名になった若い助手たちのグループ（Bonhoeffer のほか Heilbronner, Mann, 少し遅れて Liepmann や Foerster ら）があった。Wernicke は助手たちにきわめて高い要求を課したため，どのようなことでもこまごまと心配りをしなければならなかった。当時のブレスラウは貧しい町であり，住民の大多数はきわめて低い生活水準にあった。その暮らし向きのなかで強い酒を嗜むことが，悲惨な

Mauz, F. (1959)：Robert Gaupp (1870-1953). Grosse Nervenarzte 2. Thieme, Stuttgart

結果をもたらすことになっていたのである。「当時のブレスラウでのような重症のアルコール症（女性の場合も含めて）を私はそれ以後，みたことがない。街中を通り抜けて，北のはずれにある大学病院へ行く途中の通りには，多数の低級な居酒屋の看板がみられた。40ペニヒほどで1リッターの火酒が買え，居酒屋はまさに夜昼なく満員の盛況であった」とGauppは述べている。大学病院には，さまざまな病型と経過を示す進行麻痺，数多くの脊髄癆や多発性硬化症，脊髄空洞症，男女を問わずきわめて多数のアルコール精神病や多発神経炎，そして多くのてんかんやテタニーなどもみられた。のちに彼は「ブレスラウ時代ほど重症のバセドウ氏病や急性感染性舞踏病をほかに経験したことはない。患者のなかにはユダヤ人が多く，市場の開かれる日に遠くからやってくるが，彼らのなかには器質性神経疾患（黒内障性白痴，慢性進行性舞踏病やアテトーゼ，リトル病など），多数の重症ヒステリー，非定型精神病がみられた」と述懐している。

　その当時，Wernickeは彼の新しい精神医学を実行に移すことを表明しはじめていた。Wernickeによって開発されたきわめて基礎的な検査法を用いて，ブレスラウ神経科は臨床体系と形態学の確立に着手していたのである。それは，Gaupp自身の言葉を借りれば，「精神病者に関するこれまでみたこともないほど内容の濃い病歴の記載」からなるものなのであった。50年を経たのちに，Bonhoefferの75歳の誕生日を記念した「回顧と展望」と題する公開書簡のなかでGauppは，Wernickeの認識論的・心理学的直観についてBonhoefferとの間で交わした議論を目のあたりにみるように生き生きと回想している。「Wernickeが最も基本的な手段で見事な手本を示してくれた臨床像の診察とその解釈を行うときの君の先達としての経験は，いつもWernickeの目で物を見，彼の認識に従って経験されたものの意味づけを行うように私を触発してくれた」。Gauppは，Wernickeの精神医学において，その精神病的現象に対する観察の鋭さや，観察したものを表現する際の明快さ，そしてなによりも患者を診察するときの倦むところを知らない徹底性などに比べれば，精神病を失語症の図式から説明し，多様な意識領域と機能障害を伴う連合器官の疾患としてみる理論には，あまり心惹かれていないことを告

白しているようである。「私は，彼の心理学的な直感と解釈には認識論的にも心理学的にも賛成できないように思えたので，内心では抵抗を感じることがしばしばであった。そのようなとき，君の思慮深さによって，本質的なものの価値を正しく評価することを教えられた。私は，君の態度のとり方から，どうすれば師匠の名人芸を完璧に認めつつも，なおかつ自らの固有の意見を保持しつつそれを発展させることができるかを知ったのだ」。

ヴュルテムベルク州にいてほしいという父の希望に従い，彼は1897年4月1日，ヴュルテムベルク州のツヴィーファルテン療養所の医長に就任した。そこで彼は南ドイツの療養所の症例が，シュレジア地方の大都会のそれとはいかに異なっているかという印象深い経験をしたのである。28年後，彼は「疾患単位と混合精神病」に関する合同の報告講演で，そこで経験したことがあまりにもはじめてのことばかりであったため，まったく困惑してしまったと告白している。「私は，大都会の新鮮初発例に対する Wernicke 流の症状理解と症状分析をもってしては精神医学的知識のほんの一面にしか触れていないこと，そして，眼前に新しく現れる事実に対しては Kraepelin の早発性痴呆や躁うつ病に関する学説（Wernicke はこの概念を90年代には重視していなかった）を用いればことがうまく運ぶということを思い知らされたのである」と。

ツヴィーファルテンでの仕事に不満足であったため彼はわずか3カ月後にブレスラウに戻り，その2年後，神経科医としてブレスラウで開業した。その頃，Gaupp の心のなかには葛藤が生じていたといってもよいかもしれない。それは，Wernicke を，そして後には Kleist をも駆り立てたような，彼自身の言葉を借りれば「魅惑的で，われわれを有頂天にさせる解剖・生理学的な考察」と，Kraepelin 流の臨床・精神医学的な研究の必要性への洞察との間に生じた対立である。その頃の彼は，「精神医学に従事する者であれば，Kraepelin を厳密に学ぶことを避けたり，消極的な抵抗だけで我慢することはできなくなるだろう」と言っていたのである。

1900年4月1日，Gaupp は "Zentralblatt für Nervenheilkunde und Psychiatrie" の編集者となり，Kurella の引退後はそれをひとりで受け継ぐこと

になった。以来，半世紀以上にわたって，まったく彼一流の実際的な批判をもって精神医学の道案内をするという類いまれな資質が花開くことになった。それは，Jaspersをして，直接目にみえる以上の大きな影響力を及ぼしている，と言わしめたものである。29歳の若き神経科医が，なぜそれが臨床精神医学にとってよくないのかといったことを，きわめてささいな例についても指摘してはばからなかったのである。たとえば，1898年3月14日から1899年1月9日までの期間に開催された7回のベルリン精神・神経学会で発表された31の講演や供覧について，彼の編集した雑誌のなかで「観察」と題して報告しているが，その31演題のすべてが精神医学的主題としては内容のないものであったと述べているのである。彼は，「注釈が過剰である」という簡潔な査定をもってその報告を締めくくっている。彼は，先陣争いにうつつを抜かす「つまらない学問的虚栄心」を嫌い，「完璧という亡霊」を追い求める者は"Zentralblatt"に満足しないだろうと述べている。そして，重要なことや新しいことを知ろうとする人や，ささいなことは気にしない人には好ましいであろうし，まじめで簡潔な批評を承認する人はこの雑誌がこれからも役に立つかどうか見てみようとするだろうと書いている。

　この時代の，こういった論文や批評はKraepelinの注目をひき，1900年12月1日，Kraepelinは彼をハイデルベルク大学に招聘して教授資格をとるよう勧めた。1901年8月1日，Gauppは「渇酒症」に関するモノグラフをもって教授資格を得た。彼の教授資格講演はパラノイア問題についてであったが，これは生涯彼を虜にしたテーマとなった。ここにおいて，研究に関する一般的な前提条件や基本的なものの考え方にとっても，そして自分が得意とする方法論にとっても，つねに，初期の修業時代と最初の成果が最も大切であること，そしてまた，助手の時代と優れた師匠の影響とがあいまって自分の研究の構造が本質的に決定づけられるのだという，後のGauppの信条が形成されたと思われる。KraepelinはWernickeを第一級の臨床的観察者で，右顧左眄せず，粘り強い研究者として評価していたので，Kraepelinがなぜ Wernickeの弟子である自分を呼び寄せたのかをGauppは承知していた。Bonhoefferへの回顧のなかでGauppは「Wernickeの弟子として自らの資質

から新しいものを生みだした者にとっては，最も大切なものに対するセンスは決して失われることはない。つまりそれは，慎重かつ倦むことなく研究に励み，正しく物を見，厳密に観察し，賢明な疑問をもち，そのような感情移入が必要なところでは忍耐強く感情移入し，根本的で明確化された経験のみを自らの一般的理念の基礎とするということなのである」と語っている。

医学研究者の理想像についても，この年，1902年5月28日，80歳で死去した偉大な内科医 Kußmaul への追悼の辞のなかで，すでに次のように表現している。「真の偉大な医学者がそうであるように，彼はいずれの専門主義者とも距離をおいていた。彼は，それなくしては医学の領域で重要な科学的業績をあげることが不可能である秘訣を理解していた。つまり，ときに応じて個々の疑問を深化し，全般的な学問の進め方や進路への批判的展望を交えつつ，自然と世界のなかでの重要な問題に対して，開かれたまなざしをもっていた」と。

Gaupp が31歳にして，かくも率直かつ誠実に偉大な医学者の像を心中に成長させていたことは驚きである。Jaspers をして「まだ伝統の担い手でありながらも，あらゆる可能性に対する偏見なく公明正大な態度によってとりわけ現代的である」と言わしめた Bonhoeffer, Nißl, Alzheimer らとの交友や，彼らとの共同研究によって培われた力がそこにあずかって力があったのであろう。彼は外的な人生行路においてもまた幸せな発展を遂げた。1901年，ブレスラウ大学解剖学正教授の息女 Octavia Hasse との結婚と，1904年恩師 Kraepelin に従って医長としてミュンヘンに移籍したのち，教授資格取得5年後の，齢わずか36歳にも満たずに彼はチュービンゲン大学への招聘を受けたのである。

個別的な問題の根本的な深化と，精神医学全体の歩みと進路に対する批判的な展望という両者をあわせもつ姿勢が彼の研究業績全体を貫いている。進行麻痺に対する彼の最初の批判的展望は，進行麻痺の脊髄症状に関する詳細な組織学的研究において，瞳孔反射欠如を示す進行麻痺のすべての例が脊髄の後索も変性過程に陥っているという結論を示すことになった。その数年後，彼はバーデンにおいて，進行麻痺の予後に関する明快な展望を行い，ミュン

ヘンでは Alzheimer と共同で停止性麻痺（stationäre Paralyse）に関する見事な報告を行った。いわゆる機能性精神病に関する Nißl の講演に対する「器質性」と「機能性」についての批判的論評に続いて，緊張病症状の予後的意味，合併精神病に関する問題，そして，高齢者の抑うつ状態などに関する業績が生まれた。その間，皮質性盲，先天性部分性筋強直症，レイノー氏病などの1例報告や，コルサコフ精神病の2例などといった詳細な症例報告が発表されている。この若き経験主義的研究者の最初の方法論的業績は，1902年にシュトゥットガルトで行われた精神医学の認識の限界をテーマとする講演[訳注1]であった。この論文を読んでみれば，すでに後の彼の個性的な全体像が目前に浮かぶのである。虚心坦懐な公明さをもって彼は次のように述べている。精神医学にとって，解剖学的および化学的研究の能力には限界があり，局在学的な仮説や理論，つまり，精神医学の解剖・生理学的学問体系はわれわれになんら真の認識を与えてくれるものではない，と。直接的な内的体験，すなわち，自分自身および他者によって行われる観察こそが，あらゆる心理学的認識の根本的な基礎であるということが彼にとっては確信となっている。われわれの患者の精神生活の真の理解や，彼らの精神的表現の法則性に関する認識はいまだほとんど成功していないのであって，それは，「通例となっている心理学への蔑視」に責を帰せられるという。「われわれが古い思弁的な心理学に別れを告げ，自然科学的医学に帰属することに喜びを見いだしたとき，はじめて心理学一般への要求が漸減していき，解剖・生理学的な思考法が芽生え，未来への唯一の希望を病理解剖学に見いだすことになる」と。いかにそのような認識が，彼の最も内的な本性に一致しているかは，その4年後，「精神医学研究の道と目標」と題して行ったチュービンゲンでの就任講演のなかで，さらにその思想が発展していることからも明らかである。個別的な問題を深化する努力は，周期的な出現をてんかん性等価として理解し，精神病質的な気分不安定とは区別した「渇酒症」に関する臨床的研究と，それに続いて，社会的，生物学的，心理学的問題としての自殺に

訳注1）本書の第4章に所収。

関する興味深い進展，さらには，多数の版を重ね児童心理学という新しい学問分野の拡充に大いに寄与することになった『子どもの心理学』となって結実した。当然とはいえ，彼自らの子の母に捧げられたこの小冊子を読むことは，今日でもなお価値のあることである。自然な条件のもとでの息の長い観察がこの若い学問の最良の，そして最も豊かな源泉になるという彼の確信から発して，彼は自分の子の子ども部屋での経験を研究の出発点とした。それが，知らず知らずのうちにこの本に魅力的な個人的色彩を与えることとなった。

　チュービンゲンでの彼が担当していた患者の構成はまったく特異的であり，その数もきわめて多く，しかも Gaupp がその家族のこともよく知っている複雑な精神状態の患者が多かったために，彼は疾病の形態と経過とに関する病前人格の問題に接近することになった。彼はブレスラウとハイデルベルクでは，患者を病院へもたらすことになる疾病過程と病前人格との間に深い関連があることに十分に注意を払っていなかったことに気づいた。「その当時であっても，われわれは入念な既往歴をとらなかったわけではないにもかかわらず，精神病においては，それまで健康であった脳のなかに単なる疾患過程があるとみるのではなく，まず第1にこれまでのものと新たなものとの関連，つまり疾病を人生航路全体の1区間として認識しようとする，という総合的な姿勢をもっていなかったのだ」。すでにブレスラウの若き助手時代に精神病者の生涯を記述する決意をしていたこのチュービンゲンの少壮主任教授にとって，彼が43歳のとき，教頭 Ernst Wagner が鑑定のために送致されてきたことは，いろいろな意味で心を揺さぶられる出来事であったろう。そのときまで前科のなかった39歳の Wagner は，1913年9月4日早暁，妻と4人の子どもを殺害したのち，数年前に教師として勤務していたミュールハウゼン村におもむいた。彼はそこで放火を企て，彼自身が取り押さえられるまでの間，路上で邪魔だてする者すべてを情け容赦なく射ち倒した。von Gudden にとって，彼が医師として仕えるとともに鑑定をしていた精神の病の王，バイエルンの Ludwig Ⅱ世が悲劇的な運命をたどったのに対して，Gaupp にとって精神疾患の大量殺人者 Wagner との出会いからは，4分の1

世紀以上にわたって続いたすばらしい創造の泉がわきでたのである。Wagner が数年来の心境と感情を長文の（一部は日記形式での）自伝に吐露し，犯行に至るまでの数々のドラマ——その大部分は彼の復讐と破滅計画実行への無力と逡巡の感情の自己描写と激情的な反応以外の何物でもないが——を書き記したという事態は，この希有な症例にあっては，精神科医であれば誰でものめり込まされることになっていたかもしれない。Gaupp にとっては，症例 Wagner によって精神病者を内部から了解し，その生活表現の精神的法則性を追究するという，まさに彼特有の探求者的な欲求が点火されたのである。「症例 Wagner」について改めてここで述べる余裕はないが，Gaupp の手になるこの自伝的観照の傑出例については，誰でも1914, 1920/21, 1926, 1938年のいずれの文献においても再読することができる。さらに，比較的年長の同僚諸氏であれば，1932年秋，チュービンゲンで開催された第55回南西ドイツ精神医学会において，Gaupp が患者本人を会員に紹介して，2時間にわたって，多岐にわたる話題，そして妄想へと拡大した思想についても語らせたことを思いだされるであろう。Gaupp の記述になる「症例 Wagner」は，精神医学研究の歴史においてつねに第一級の位置を占めつづけるであろう。Gaupp の精神鑑定に基づく裁判手続きの採用に失望した民衆の憤激について，あるいは，報道の介入や匿名の罵倒についてもここは触れる場所ではない。Gaupp 自身は「間抜け野郎，精神医学」といった言葉だけが書かれている無記名のはがきを，長い間保管していた。

　その後まもなくはじまった第一次世界大戦は，Gaupp をして新たな「現物の山」の前に立たせることになった。チュービンゲンとベルリンの間の空間的距離にもかかわらず，すでに1914年とそれに続く数年間に提出された驚愕神経症・精神病，榴弾による挫傷，戦争神経症の症状群と予後におけるヒステリー性要因，戦地におけるてんかん，精神病理学的状態の成立歴における原因因子としての疲労と情動などに関する見解は，Bonhoeffer のそれと本質的に一致していた。1916年に Oppenheim, Nonne および Gaupp が「戦争損傷後の神経症ないしは外傷神経症」について報告した，ミュンヘンで開催されたドイツ神経学会の戦争会議は，Gaupp およびすべての出席者にと

って学問的な頂点となったのである。25年以上の間有効であったOppenheimによる「外傷神経症」の学説，つまり，神経系の機械的な振盪によって生じた「分子的」「微小構造的」変化であるとする学説が，戦争損傷による神経症の病因論を考慮して新たに定義しなおされ，戦争神経学者たちの活発な活動を喚起することとなった。反対側の見解を代表して「外傷神経症」の概念を拒否したNonneとGauppによる報告（すでにGauppは1906年にそうしていたのだが）は，客観性と概念的明証性の模範であった。これに引きつづく発言においても，さまざまな見解が冷静な客観性のもとに議論されたのである。しかもそれは戦争のさなかであった。その点からもこの学会は学問的に最高水準の模範的な範例となったと，戦後もGauppは幾度となく述懐したものである。

　私が大戦後はじめてGauppと個人的に直接お会いしたときの最初の強い印象は，その開放的な態度であった。それは，彼のいかつく額の広い顔，なごやかな，しかし，むしろまじめで厳格な，ひきしまった顔にあたたかさと打ち解けた開放的な魅力とを付与していた。好意と冷静な内面性のないまぜが，快い信頼を寄せ，患者や弟子たちを勇気づけ幸せな気持ちにさせる彼の個性的な姿に特徴を与えていた。彼の整ったいつも血色のよい褐色の顔からは，思慮深い生まじめさ，ときにはまた冷静な懐疑をそなえ，いつも軽く頭を傾げながら落ち着いて問いかけるように人をみる目がみつめていた。この印象は，私が若い学生の身で彼を訪ねて，病前人格と精神病の経過に関する研究計画を無心に提案する勇気を与えてくれた，まさにそのものであったであろう。Gauppが若い学生の言うことを静かに，当然のこととして傾聴してくれたことは私にとって忘れられない思い出である。彼はインフレのさなかでの医者の息子であるという私の経済的な状況をいち早く見抜き，大学病院の開放病棟での研究助手としての有給の仕事を提供してくれるような，現実的かつ善意の人でもあった。第一次世界大戦後のこの頃，チュービンゲン大学病院でGauppのもとで学び，研究することを許された者はすばらしいときを経験した。外来を指導していたのはきわめて事理をわきまえたReißであった。彼の著書『体質的気分変化と躁うつ病』はすでに大戦前に出版さ

れていたし，その当時は預言者 Häusser を例にとった「環境変化の結果としての人格の形式的変遷」という研究に没頭していた。彼とともに患者を検査し，慎重かつ精緻な診察に立ち合いを許されることを光栄に感じたものである。Kretschmer はすでに『敏感関係妄想』と『体格と性格』を公けにしており，その後まもなく『医学的心理学』と『ヒステリーについて』の著書が続き，彼は臨床にとどまらず，研究の世界にあっても注目の的になっていた。この頃，私は Gaupp がどれほどの無私をもってこの若い弟子の名声を喜び，彼自身も抱いていた多くの「異論」にもかかわらず，あらゆる攻撃に対し庇護かつ防護したことにいつも敬服していた。そこには愛すべき Storch もいた。彼が完全に運動途絶の状態にあった緊張病の患者を忍耐強く診察して，再三にわたってその途絶を打ち破り，患者の豊かな内面と蒼古的・原始的な思考のありさまをわれわれに説明することができたとき，彼の目は輝いていたものである。それとはまったく異質であったのは，すでに「内因性精神病の子孫」や「人間における個人的な発達曲線」などの研究で知られていた Hoffmann である。彼は毎朝開かれる会議での，もっぱら陽気でのんきな要素の体現者であった。クリニックからわずか離れたところには，Villinger の精力的でひたむきな指導のもとにあって，Gaupp お気にいりの児童病棟が花開いていた。脳解剖学研究室は，Brodmann の後継者となった Scholz が指導していた。彼は観察病棟の最終回診が終わった後の夜更けでも，しばしば研究室で1杯のコーヒーをそばにして脳やその切片を供覧してくれたものである。この当時の広くて心地よい図書室には，くる日もくる日も，頑固な Lange-Eichbaum のどっしりした姿が座っていた。彼は，有名になった著書『天才，狂気，名声』に手を入れていたのである。それに加えてまもなく，人情味があり繊細な精神の持ち主であった Heidenhain がやってきた。彼はすでに有名になっていた Storch の筆になる Strindberg の病跡が出版されたあと，Rousseau と Jonathan Swift の病跡学的研究に取りかかっていた。彼はのちに当時のチュービンゲンの解剖学者であった著名な父の足跡を受け継ぎ，Scholz の後を襲って解剖学研究室を継承することになった。Max および Hedwig Eyrich の2人は，児童病棟の指導者として Villinger の後の継承

者の仲間入りをするだけに成長したし，Kant は構造分析的，衝動心理学的な観点から妄想研究に貢献する仕事をしていた。同時に師でもあり弟子でもあるといったような，本質的にまったく異なる業績をあげた研究者たちの輪のまんなかで——その輪のことを知らなければ Gaupp の像は不完全なものとなるだろう——彼は自然な威厳と公正さをそなえた物腰で振る舞っていた。心酔する者や学派をつくろうなどという権力欲とは無縁に，彼は弟子たちに自立的な道を歩ませた。再び Jaspers の言葉を借りれば，信頼に足る彼の批判は「その時代の不変の良心のように，つまり，科学性や経験との結びつきを奨励しながらも，自ら考え探求することを鼓舞する」という力を発揮したのである。彼は研究と教育が臨床の治療的な雰囲気や医師としての責務を侵害しないよう厳しく配慮していた。彼自身は，毎日，病床のかたわらで鮮やかな診断をしてみせ，あらゆる独断的な硬直を警告し，急性精神病像を脳生理学のみで理解するような間違った意味づけをする可能性を指摘するなどの点で，驚くべき術を身につけていた。

　戦後のこの頃が，Gaupp にとって個人的にも頂点であったかもしれない。12歳のクリスマスのとき母を喪い，2人の兄弟とともに家政婦の保護のもとに厳しく育てられた彼にとっては，妻と3人の娘，2人の息子に囲まれた家庭生活は最高の幸せであった。彼にとっては若者たちに囲まれ，静かにほほ笑みながら彼らの愉快なユーモアにつきあうことがいちばん喜ばしいことなのであった。私や私の友人の多くにとって（われわれは彼のいちばん年上の子どもに比べてもそれほど年上ではなかった），Gaupp 家で過ごした時間は印象に残る体験であった。彼のほうはまた（老 Rockefeller と知己を得た）二度にわたるアメリカ旅行やアフリカ，ロシア，スウェーデン，イタリアなどでの旅の話を生き生きと語ってきかせてくれるのであった。彼はルネサンス時代のイタリア絵画を大変好んでおり，お気に入りの歌は彼の子どもたちがお祭りの夕べの終わりによく歌ってきかせた「月が昇った」であった。国家に忠実であるという彼の心情とあいまって人格の自由性に対する彼の尊敬の念のため，戦後しばしば彼の客となった Theodor Heuss とまったく同じく，彼はすでに早くから Naumann を囲む集まりに参加していた。したがって彼

が戦後シュヴァーベン民主党に参加したことは驚くにあたらないことである。民衆と国家への強い責任感に担われて，彼は当時あらゆる学部からの多数の聴衆を集めていた講義のなかで，自然と世界の重要なあらゆる問題に関して精神医学者の立場から，そしてまた若い頃からすでに彼の念頭にあったことを披瀝した。

広範な医師としての活動を，医療相談においても，外来診察においても，彼自身が担当していた大きな病院においても展開し，彼のすべての流儀や態度をあますことなく表出していた。彼は何十年にもわたって，多くの家族にとって信頼のおける親しい友人であり助言者でありつづけた。医師であることと科長としての使命とが彼に課している責任を，彼は決してやすやすと果たしていたのではない。しばしば，とりわけ緊張のときが過ぎたあと，彼の顔を深刻な表情が覆うことがあった。そのために若い者たちが無邪気に彼のまわりに集まってきて示す朗らかさに対して，彼はいっそう感謝するようになるのであった。

もちろんほかに悟らせることはなかったが，彼をいたく失望させたのは，以前から彼自身も望んでいた Kraepelin の後継者としてミュンヘンに招聘されなかったことである。チューリッヒの Bleuler の後継者となることも喜んだかもしれない。Bleuler の任期が終了したとき，後になって彼自身は笑い話にしてしまったものの，高価な失策をしてしまったのである。彼は，Bleuler 宛てにだすつもりの葉書にあの踊るような字体で宛名を書いたことがあった。「チューリッヒ，ブルクヘルツリ，医学博士 Gaupp 教授殿」と。

驚くべきは彼の友人関係の才能であった。人との交流の発展を喜び，他人の，しかも意見を異にする人であっても，その精神的資質に対して偏見なく感嘆し，耳を傾けることができ，私欲を示さないという能力は，世にもまれな精神の自由性と結びついて，この才能を最大限に発揮させることになった。彼は友人たちや多くの親密な同僚たちよりも長生きをしたので，たくさんの追悼文を書くことになった。それは，偉大な研究者たちの業績や人柄についての最も優れた読み物となっている。私は，この伝記を書くにあたって，彼の友人や同僚の略伝について彼が起草したものほど私を感動させ，彼のすば

らしい姿をもう一度目の前に浮かべたものはなかったことを告白しなければならない。自伝の記述をするにあたっての科学と人間性を結びつけ人の能力を時代の精神科学・自然科学的状況の広い枠のなかにおいてみるという才能は模範とすべきものである。紙幅の関係から，ここでは彼によって起草された追悼文と人物像を浮彫にした評伝を数え上げるにとどめておきたい。Alzheimer (1915), Nißl (1919), Johannes Lange (1938), Eugen Bleuler (1939), Konrad Rieger (1939), Robert Wollenberg (1942), Otfrid Foerster (1943に記述), Alfred Erich Hoche (1943), August Bostroem (1944), Hermann Hoffmann (1944), Aschaffenburg (1947), そして Bonhoeffer (1948) の業績と人柄については，75歳の誕生日を記念して書かれた，先に引用した「回顧と展望」のなかで評している。Julius L. A. Koch, Hermann Adalbert Wildermuth および Ferdinand Autenrieth の評伝は1924年に出版された『ドイツの精神科医』2巻に収載されている。Zeller の伝記はシュヴァーベン人の評伝1942年のなかに収録されている。

　Gaupp の手によって総括的な精神医学史が書かれることがいかに望まれていたことであろうか。しかし Gaupp は，定年に達して引退した1936年以後も机上の仕事にとどまることはなかった。彼はまず，1938年，ケルンで，Schröder が行ったすばらしい講演「今日の精神医学における Wernicke 学派の意義」に引きつづき，「今日の精神医学における Kraepelin 学派の意義」という大部の報告を行った。彼らによって精神医学に新たな精神的変動がはじまり，しかも，Gaupp の人生を決定した Wernicke と Kraepelin という2人の傑人の姿がここで再び対比されることになったのである。

　Gaupp のなかにあってこの2人の巨人の相克はいまだ終わることはなかったのである。Wernicke の弟子は Kraepelin の臨床研究について次のように言うであろう。そこには，あまりにも脳や器官への視点が欠けているので，その機能から精神病の臨床像を理解しようとしても，完全な科学的満足が得られないと。「私自身が長年 Wernicke の弟子であったので，このような批判を自分でも痛感していた。しかし，厳密に吟味してみると，私はそのような批判は的を射ていないものとして否定しなければならなかった。なぜなら，

Wernicke の精神の息吹を感じたことのあるものであれば誰しもが自らの内部に感知している『理解しようとする意思』は，基本的な認識論的・理論的検討をしてみれば，すでに1902年に私が指摘していることであるが，その当時考えられていたようには成就していなかったのであるから」。Gauppの報告の最後には，もう一度，全盛時の，ハイデルベルクとミュンヘン時代の若きKraepelinがよみがえる。「Kraepelinが新しい構想で頭をあふれさせ，新たな解決は近いと信じていたとしても，そして，Nißl，Alzheimer，あるいは私が執拗な懐疑をあの当時に対して抱くとしても，NißlがKraepelinのソファーに座りバイエルンふうの率直さで，あるいは，だんだん強くなる低い声での不平のつぶやきで自分の構想を開陳したとしても，われわれの抵抗でKraepelinの学問の火はもっと燃え盛ることになる。われわれすべてがついに頭にきたとして，いや，いつもそうだったのだが，そこにはなんら感情を害するものもなく，自惚れたあるいは不遜な学者に傷がつくといったものでもなく，あるのはただ，まじめな，あらゆる角度から議論して問題を解明しようとする苦闘と共同作業だけなのである」。だが私は「Kraepelinと同時に，もっともっとWernickeを」というSchröderの要請にGauppが同意していたことを知っている。

　デガーロッホの快適な自宅で暮らしていたシュトゥットガルト時代のGauppは，10数年来続けていた"Zeitschrift für die gesamte Neurologie und Psychiatrie"の編集のかたわら，医師と鑑定の仕事を活発にこなしていた。彼が1945年，75歳でシュトゥットガルト市の福祉・保健局の委員会の仕事を引き受け，それを1948年まで続けたことは，勤勉で，国のために仕事をしなければならないと感じているGauppの流儀にふさわしいものであった。

　72歳のGauppに，またもや，センセーショナルな殺人を犯した国民学校教師が司法鑑定に回されてきたことは，偶然がそれを望んだからである。Gauppによって詳細に記載された「症例Hager」が，純粋に心理学的な影響のもとに，12年以上も続いた妄想から治癒したのを彼は目撃したのである。

　いまや，パラノイアの系統的な分類についてのどのような問題にもまして彼に重要なのは，基本的な精神病理学的問題の設定であった。それは，多く

の場合，長く暗い緘黙ののちではあるにせよ，われわれが患者の心理に立ち入ることができるような心理的に分化を遂げた人の慢性妄想疾患の症例から明らかになるものなのである。その場合，心理学的には把握できない固有の法則を有する脳過程を認めるのでなく，性格構造とその発展の分析および環境の影響から，あるいは，1回または繰り返された個人的体験の特殊性から，あるいはまた患者の身体の健康状態から妄想病の成立を説明することが，可能なのか，そして正しいのかということがつねに問題の中心になるだろう。その際，単に精神病質者の病理学的反応について，あるいは，ひとつのまとまった精神病についてのみ語ろうとするのかどうかは，精神病の概念をもっぱら身体的にのみ把握可能な脳過程と不可分に結びつけるかどうかにかかっている。もちろん，そのような概念的境界設定の必要性はない。「どのような概念的整理や分類の試みよりも重要なのは，眼前にある事実の完全な記録と解明なのである。精神病に関して，いかなる心理学的な分析も信用せず，あらゆる科学的な進歩の成就を身体的なものによってのみ期待する精神医学は，おそらく不正な心理学化の危険を回避するであろう。しかし，それはまた，重要かつ興味深い知識の泉に過剰な懐疑主義を持ち込むことになろうし，純粋に肉体的なものからのみでは，病的な心的事象の豊饒さの全体を知ることができないという点を，見落としてしまうのである」。

　Gauppは，1953年8月30日，彼の父の命日に死去した。彼の妻は，その1年前，長きにわたった重篤な病の後にこの世を去っていた。

15. Ernst Kretschmer
(1888-1964)

Friedrich Mauz

多くの皆さまがすでにご覧になったことがおありと思いますが，Ernst Kretschmer 晩年の，見事な写真があります。ここには，内へと向かう落ち着きはらった静謐と，繊細でほとんど痛々しいほどの瞑想の姿とが表現されています。普段お会いしているときに，彼がなにを感じているかをその表情や動作から読みとることは難しいので，この写真にはとくに感謝しなければなりません。人間同士の触れあいをあれほどまでに容易にする，心地よい魅力と運動反応のすばやさは，わずかな幸運の瞬間にかぎって現れるのでした。彼が小さな座談の席での説明や，同行の聞き手の前で講義をするにあたって，丸く円を描くように手を動かしながら，「まるでその部屋にその人がいるかのように描写する」ときには，ますます魅力的になるのでした。あるいは，お得意の問題について話そうとするときの，ほのめかすような微笑を浮かべながら，すでに表情にその先触れが現れるときなどもそうでした。しかし，循環気質の人が目の前にいるのかと思うまもなく，ほとんど話も終わらぬうちに，なんのつなぎ目もなく，手はまださよならを言うために差し伸べたばかりなのに，突然，ほとんど臆病ともいえる印象を与えるような人柄が，定かならぬ表情とともに現れるのに直面させられるのでした。このような外面的な精神運動性の抑制と，きわめて積極的な内面の精神生活とのコントラストを，雰囲気に対する感性と魅力にあふれていたこの人は痛いほど感じていたに違いありません。彼がこの性向を和らげられなかったことは，このコントラストがいかに彼の人格の基本的な中核に属するものであったかを如実に

Mauz, F.(1965)：Ernst Kretschmer — von innen gesehen. Zeitschrift für Psychotherapie und medizinische Psychologie 15, 60-64

示しているのです。もう一度この写真に目を移し，彼の広く充実した研究成果と関連づけて眺めてみるならば，彼は彼の先達 Bengel の処世訓「つねに平静な内的静謐のもとで，人生のさなかに外へと向かって立ち，影響を及ぼすこと」を自らのものとした，と言ってよいのかもしれません。もちろん，最初からそのような豊かな理想像が存在したのではありません。はじめに準備されていたものは，若い Kretschmer にとってまったく特別なものではなく，観察と熟考，そして，考えたことや感じたものを紙に書き写すというありきたりのことであったのです。才気煥発，天賦の才は自明のことでありました。彼がよく引用していた学生クラブの先輩の「慎み深く，才気あふれて！」という表現は彼の青春時代の色あいをかなり正確に再現しているといってよいかもしれません。彼は活発で学生らしい明るさや，繊細で洗練されたセンスあるユーモアを好みました。彼が引用したシュヴァーベンの学生クラブに対する歴史家 Haller による評価にならえば，「みずみずしい，知的なひたむきさ，まさに，詩人と芸術家的才能の，紛れもない競争心があふれていた」のであります。そして，Haller がその頃のチュービンゲンの学生たちを「かくもみずみずしく，朗らかで，かくも活発で健やかで，かくも飾り気のない」と表現したとき，きっと Kretschmer 自身も自らを例外ではないと思っていたでありましょう。そうでなければ，思い出の記のなかで自らの青春時代の描写に Haller の見解をこれほど適切に引用することはなかったでしょうから。その後，朝の回診で，「勇敢に，活発に，さわやかに」といった言葉が患者への激励の呼びかけとして彼の口から発せられるのを聞いたとき，それは繊細で傷つきやすい心の強力性過代償なのだろうと私は感じたものでした。

　このように恵まれた学生時代が終わった2年目には，すでに Kretschmer は『敏感関係妄想』の執筆に取りかかっているのです。どのようにしてそんなことが可能だったのでありましょうか？　精神医学の経験を彼はまさに1年しか経ていなかったのであり，症例の病歴はほんの一部分しか書いたことがなく，わずか2例を詳細に分析しただけであったといった有様なのですから。同じ頃，すでに彼はヴィンネンタール精神科病院の医学実習での数カ月

間に,「思索のなかの視覚的中軸部分」として,まさに「精神科病院陳旧性統合失調症者の2,3の戯画的プロフィール」,なかでも,ずんぐりして,どちらかといえば肥満体で,手足の短い体つきについてのイメージを持ち帰っていたのです。それは,『体格と性格』の構想を予告するものであります。われわれはわずかに,神学学校学生としての14歳から20歳までに獲得された自伝的,歴史的,芸術的な内的表象についての豊かな資質をもって,得られた研究材料がどのように統合されていったのかを推測してみることができるにすぎません。

執筆がまだ軌道に乗らぬうちに第一次世界大戦が勃発しました。困難な状況であったにもかかわらず,研究は進められ,それどころか,戦争神経病棟を受け持っているうちに,1916年にはまったく新しい構想が触発されることになるのです。彼は敏感関係妄想と並行して,純心理学的なものに厳しく対抗し,首尾一貫して脳生理学的,筋・知覚生理学的な思考法の方向を明示しているヒステリー理論を執筆しているのです。さらに,終戦の前に,外傷性脳衰弱と妄想形成のため野戦病院に入院した1兵士について,あっという間に「多次元診断」の古典的形式を発展させてしまったのです[訳注1]。研究者 Kretschmer の誕生です。その間,1915年に結婚,1918年夏には Gaupp の勧めに従って野戦病院から教授資格を得ています。これらすべてがアカデミックな場所からではなく,第一次世界大戦の混乱のさなかにあって,しかもなお静かで,野心のない,しかし,観察に,考察に,そして記述へと向かう驚くべき情熱のなかから生まれたのであります。

私見によれば,彼のその後の全人生を決定づけた1919年がやってきました。この年,彼の業績に対する最初の批評とそれに対する態度表明が行われることになります。自由な創造の静けさから,突如として「数多くの毀誉褒貶の目にさらされ」て,彼ははじめて「繊細な人にとって成功はメランコリーをもたらす」ものであることを身をもって体験することになるのです。野心に富んだ若い私講師であれば誰でも,大きな反響は幸せ以上のものであったで

訳注1) 本書の第6章に所収。

もありましょうが，それは彼を喜ばせるどころか愕然とさせてしまったのです。批評はどのようなものであったでしょうか？ Jaspers は『敏感関係妄想』について詳述し，次のような言葉で締めくくっています。すなわち，「この本には思わず最も高い基準をあてることになる。なぜならこれは，きわめて独創的で生き生きとしているからである。しかし，最高の基準をあてたとしても，たぶん人はこう言うであろう。内容からすればこれは古典的な著作であるかもしれない，だが，今のところそうではない。古典的であるとするには，二義的なもののない円満さと明晰さとに欠けているからである。読者が皆そのように思うということは，著者にとっては手はじめの仕事なのかもしれないが，特異な本としての印象を与えつづけることを示しているのだ」と。Bleuler, E. の意見はこうであります。Kretschmer は，彼のいう「意思」から発する反射の強化と短絡性の関与とをもって，ヒステリー機序の説明に多大な貢献をした。際立っているのは，まさにその自明性のゆえに独創的な業績であるということである。Bleuler は，敏感関係妄想の場合と同じくこの反射強化の仕事に対しても注目するよう彼の同僚医師たちに熱心に勧めました。Bleuler が Kretschmer の論文「無意識についての批判」を無批判には通過させなかったのは，この業績をきわめて肯定的に評価しているためですから，私はその言葉をここで再録しておきたいのです。「なぜなら，この論文は申し分なく書かれており，資料的にはその本質に沿って鋭く，正当な理解のうえに築かれていて，（十分に慎重でありさえすれば）次の時代においてわれわれの分野での先駆者となる天賦の才を賦与されているようにみえる Kretschmer に由来するがゆえに，反論なしのままにすませるわけにはいかないのである」と。それに続く1919年の末に，Kretschmer 自身の言葉を借りれば，「Kraepelin と彼のミュンヘン研究所による強烈な攻撃」が行われました。批判の中心は，Kretschmer があまりにも生物学的なところから離れすぎてしまっているという非難でありました。「われわれの分野は」——とミュンヘンからの声は鳴り響いてきたのです——「事実の土台のうえに築かれる自然科学的なものである。そして，その特性はいかなる思弁的な方法によっても危機にさらされ，精神主義者の時代にわれわれの分野が

そこにとどまっていたような発達段階に再び引き戻されてしまう」と。うつ病者が，その不品行な人生のゆえに自ら招いた罪をその病のなかで購うと考えたという Heinroth に近い思弁に再び近づいてはならない。この研究方法はすべて，経験による修正に欠けているがゆえに，必然的に，自然科学なかんずく医学的研究の分野から詩的模倣作品に逸脱してしまっている，などというものでありました。

　Kretschmer になにが起こったでありましょうか？ 彼自身はわずかにその回顧録のなかで，この攻撃が人脈的にも研究面にも確固とした地位がない若い私講師にすぎない彼にとっては，実存の危機を意味したと述べているだけであります。われわれがそれで満足するのであれば，彼の業績を低く評価していることになるでありましょう。彼の，今日でも読むに値する著作のなかの，ミュンヘン・クリニックからの批判に対する反論の最後の部分には，次のような誇り高い一文がみられるのです。すなわち，「この精神病理学は生物学と臨床経験の土台のうえに確立されている。これには，解剖学や生理学などの研究分野との矛盾はまったくないばかりか，むしろ，それらの新しい成果に対して喜んで挨拶を送り，協力しあうにすぎないのである。……その努力は精神生理学的現象の，一貫して生物学的で大規模な総合的全体理解に向かうものであり，したがって，非独断的な解剖学者や神経科医の場合とまったく同じなのである」と。そして，彼の反論の第 2 の部分は「厳密に自然科学的で，認識批判的に明晰な思考法」を高らかに謳い上げた最高の歌であるということができます。それに先立つ 2 年前，彼は『敏感関係妄想』を次のような文章で結んでいます。「われわれが敏感性格の反応の研究をもって突き進んできた精神医学的性格学の分野は，ほのかな一条の光によって照らされて，はじめて薄明のもとで私たちの前にあることがわかる。そこには，心をそそる目的地に通じるように見える小道が錯綜している。医学的心理学がはじめて市民権を獲得しなければならない人間的な地平に広がっている問題に向かって，（私によって明らかにされた）芸術的な直感と研究の深化という目標の前に，それはひらけているのである」と。目標についての，このようにもろく，未決定な表現をわれわれはその後二度と聞くことはないであ

りましょう。その後は，彼の心的エネルギーの本質的な部分は，それまでにはじめられていた仕事，つまり，実験と統計学をもって問題の数学的な解決が可能となるような仕事へと駆り立てるひとつの焦点へと収斂していきました。そこでは，体質研究の生理学的，生化学的側面と，身体的形態と人格の精神的本質研究とがあいまって円環が閉じられるのです。しかもなお73歳の彼にとっては，（その言葉を引用すると）「精神運動の精密分析は，脳波の性質に沿ったきわめて鋭敏な電気誘導機のための記録ペンの技術的な革新によって，生理学的・性格学的問題の未知の新大陸へと向かう扉」となるのです。繰り返し明らかにされるのは，「自然科学的な意味での典型（Typus）は，厳密に経験的なものであり，概念的に明らかで，しかも一目瞭然のものなのである……それは決してどこかあるところで恣意的にのぞき見られたり，持ち込まれたり，暗示されてできるものではない」ということであります。「芸術的直感」については，もはや，まったく触れられておりません。そして，晩年の彼に，彼を愛しているわれわれにとって最もすばらしいものであるあの著作についての意見を問うても，痛々しいばかりにそっけなく，わずかに「ええ，ええ，敏感関係妄想ですね」と答えるだけなのでした。

　回顧録のなかでKretschmerは自らの経歴を振り返り，はじめの10年間は本当によかったのかどうか自問し，それに対して一般的な確信をもってこう答えています。「多くの生産的な研究者においては，このような長年にわたる重大試練は，神経と生気的な気分に重圧をかける結果，初心者の成功や情熱では必ずしもそれを排除しきれないかもしれない」と。内からみたときの神経への負担はどのように表現すればよいでしょうか？　内からの理解に役立つのは，彼の純朴な人生設計を知ることであります。彼自身の言葉によれば，「医師として辺鄙な療養所や，美しい田舎の古い城や，修道院に住みつくこと，そこで仕事のかたわら庭を耕し，自由な自然のなかで過ごし，ついでにミューズの神に忠誠を誓うこと」が彼の思いであったのです。以前から彼の近くにいた者であれば，ここには，いわば有名になった男がその名声への野心をロマンチックに隠しているのではなく，彼の本質の真実の側面が表れていることを知っているのです。本来的に渇望された静謐と瞑想の安全地

帯とは逆に，突然大きく取り上げられる存在になってしまったことは，すでにそれ自体きわめて神経を痛めつけられることであったのです。しかし，本当の傷はまったく違ったところからもたらされたのです。つまり，彼が『敏感関係妄想』をもって，生物学的なものからあまりにも離れすぎ，すべての手順が自然科学的研究の領域から詩的な拙い模倣へと逸脱しているという非難が，彼を深く傷つけたに違いないのです。しかし，この1918年から1919年までの間に，彼の素質の自然科学的・精神科学的側面が生産的な業績のなかでまとまって，研究者 Kretschmer の姿を獲得するという，まさに幸運な経験をしたことになるのです。打撃がきたときに，Kretschmer 特有の研究の形がまさに生まれたのは，ミュンヘンからの批判が決定的な結果を招来したからなのです。もう少し深く探ってみると，私たちは，われわれを傷つけるあらゆることのなかに隠されている真実の小さな核を発見します。それは前述したように，内的なイメージの豊かな宝をもって経験的な資料がどれほどまで統合されたのかについては，わずかに推測できるだけなのです。この点においてわれわれはまさに創造的能力の最後の秘密の前に立つことになります。不利な瞬間において皮肉や軽視にかきまわされれば，単なる敏感者であれば，容易に意気消沈するでありましょう。しかし，十分な強力性の要素があれば，強力・無力の両極が第一級の力動的因子となるのです。そのことを Kretschmer はわれわれに教えてくれ，そのように彼は彼自身の生命法則に従ってわれわれに範を示したのです。

16. Friedrich Mauz
(1900-1979)

Gustav W. Schimmelpenning

　Friedrich Mauz は1979年7月7日に亡くなりました。
　Mauz のあふれる生気の輝き,魅惑的な心遣い,そして特に医学の実際の発展に先んじた彼の思想と直観力を知る者は──Mauz 自身 Ernst Kretschmer を「静けさを内面にたたえた」人と評しているのですが──彼についてはそのような独特の「老人のイメージ」を決して抱くことはないでしょう。
　p.354に Mauz の大学における晩年の写真があります。それは Mauz 自身が本当に「よく撮れている」と考えていた写真です。まなざしは緊張をはらみ油断なく周囲に向けられています。それは彼が容易に見つけることを心得ていた対人的接触のためのまなざしと言うより,むしろ防御のまなざしです。素朴に満足することができるような性向のまったくうかがえない姿です。

　Mauz が53歳のとき,学生の前に見せた輝かんばかりの若々しい姿に驚嘆したことが私の思い出に残っています。私は彼の「病気・人格」に関するミュンスター大学における教授就任講義に出席していました。そこでは精神医学はほとんど話題にならず,彼が語ったのは以下のようなことでした。
　「病気であるということは病的所見があるということ以上のことであり,治癒ということはこの病的所見を除去することと,いささか異なったことである。また,今日の人間は精神的なものを精神的手段で表現することを忘れてしまっている。それゆえ医師がつねに考慮しておかねばならないことは,身体的障害,機能的障害はわれわれの医学的装置によって容易に明らかにな

Schimmelpenning, G. W. (1980): Friedrich Mauz 1900-1979. Gedankrede in der akademischen Trauerfeier in Münster i. Westf. am 17. Mai 1980 (als Broschüre herausgegeben vom Verfasser)

るなんらかの異常所見によっては説明されず，むしろその障害は，不安，疑惑，動揺，侮辱などが，それに見合った精神的表現を見いだせないときに出現するということである」。

　講演が最高潮に達したのは，一医学生であった私にはショッキングな次のような言明においてでした。つまり，「今日なら，オレステスは原因不明の心臓症状で内科病棟に入院しているであろうし，エレクトラはおそらく婦人科的処置を受けているであろう」と語ったのです。

　Mauz はそのときは少し太っていました。しかし，優雅といってよいほどの印象を与える容姿でした。彼は生気あふれる身振りを使って語り，強烈な迫力を感じさせます。さらに彼の話し方は方言の芸術といってもよいものでした。すなわち，ときに洩れるシュヴァーベン地方の方言と，いくつかの東プロイセン地方の言い回しを混じえながら，ハンブルクの音がはっきりと響き渡っていました。そしてその風貌全体はやはりハンブルクふう，つまり都会的，当世ふうな印象を与えました。それと同じ印象を私は数週間後の国家試験で受けました。それまでの学生は「老 Kehrer（Mauz の前任者）の試験」と呼ばれていた試験のために神経学の準備をしていました。正確な情報を Hüning 氏〔当時の神経科の図書係〕から教わっていたからです。

　今度は当然学生は精神神経学の他の分野に手を広げるのにおおわらわでした。私は当時 Kretschmer の『精神療法研究』を買い込みました。もちろんこの Kretschmer の最後の本から，私がおそらく最も重要なことを手中にし，しかもそれが「残るもの」であることなど当時では知る由もありませんでした。さて，試験はまったく思いがけないものでした。Mauz は退屈な神経学を出題したのです。Mauz は受験者の意を迎えるためにたいへんに気を使ってはいましたが，自分がいったいどういう苦境にわれわれを陥れているかに気がつきませんでした。その試験の結果，私の義務助手時代が約束され，そのとおりになったのです。

　私は本来まったく異なった進路を考えていたのですが，その地位に15年とどまりました。運命の悪戯でしょう，私はそれからの人生でつねにハンブル

ク-オクセンツォルでもキールでも，それ以前に Mauz が在任していた地位に就くことになったのです。そのためにわれわれのなかで私が，最後まで Mauz について絶え間のない思い出を保持することになりました。そしてこのことが今日，私がこの追悼記念講演を行うことに決まったことを正当化する理由かもしれません。

　Mauz は好んで人間の「内面」と「外面」，つまり外界への開かれた姿勢と内面への視線について語りました。両者を統合することが彼にとっては精神科医たる本質的前提条件だったのです。彼はまた，しばしば「有能な良い精神科医になるためにはシュヴァーベン地方の人〔織細な感性をもつ民族とされている〕にならなければならない」とも言っていました。この言葉で，彼はおそらく同じことを言おうとしていたのでしょう。Mauz は Ernst Kretschmer の追悼文に「内面からみた Ernst Kretschmer」[訳注1]という表題をつけました。ここでは Mauz は実際，すべての個人的なことから完璧に距離をとり，そもそもなぜ『体格と性格』が『敏感関係妄想』をあのように素晴しく光り輝かせているか，いかにこの著作〔『体格と性格』〕がその後のチュービンゲン学派の研究を自然科学的であることの強調された方向に導くことになったかという点に焦点をあてて論じたのでした。彼は，『偉大な神経科医』の第2巻において，本来師と仰ぐ Robert Gaupp をも，事実上「内面からみて」おります。しかし，それには，そもそも亡くなった人物とのかなり大きな時間的距離が必要でありました。

　Mauz は非常に若くして精神医学の道へ入りましたが，彼はまだそのときは学生でした。彼はその正確な日づけが大事であることを繰り返し語っていました。彼の場合は1922年以前であったはずです。というのは当時，すでに彼はチュービンゲン大学の Gaupp の下で補助研究員としての地位を得ていたからです。有給で，無料の宿舎と食事つきという待遇でした。当時のイン

訳注1）本書の第15章に所収。

フレのなか，一開業医の息子にとってはありがたい生活保証です。こうして彼は躊躇なく Kretschmer と並んで Robert Gaupp の門下生になりました。

　Kretschmer は早くも名声を集めていましたが，当時はまだ私講師でした。1926年に Kretschmer がマールブルク大学の教授に就任すると，Mauz は彼についてゆき，わずか2年後にそこで教授資格を得ました。ですから Mauz はさほど長くは Gaupp の助手として勤めなかったことになります。注目に値することは，彼がつねにこの初期のチュービンゲン時代を彼の精神科医としての発展における決定的な時期と考えていることです。Mauz の書いた Gaupp の伝記のなかで「研究の一般的な前提条件にとって，また基本的な物の見方や得意の研究方法にとっては，自分自身の勉学の初期の時代や，最初の仕事が最も重要である。よく知られているように，助手時代や優れた上司の影響が，われわれの大部分の人たちに学問的構造を与え，人生行路のはなむけとなるのだ」という Gaupp の言葉を彼が想起しているのは決して偶然ではありません。Mauz は彼の師である Gaupp と同様，理論や体系を重視してはいません。「仮説は現れ，去る。そして事実が残る」と Gaupp は Karl Bonhoeffer の75歳の誕生日に寄せて書いています。彼は「大きな体系をつくること」を高く評価しませんでした。「それはあるときは熱狂的に受け入れられ，あるときは疑惑をもって退けられる」。これには Mauz もまったく同意見でした。彼にとっては，体系をつくることはとるに足らないことでした。というのは対立する理論の代弁者もベッドサイドで彼らが治療的に関与しさえするならば，その治療には大きな違いはまったくないということが彼の基本的な体験だったからです。

　マールブルク大学の Kretschmer の下に Mauz は上級医師として，10年以上とどまりました。彼にとってこの時代は，とりわけ内科学との密接な接触によって，つまり彼のいう「機能性疾患」を通じて重要な時期となりました。さらに別の事柄が彼の学問的発展に決定的影響を及ぼしたのです。それは教授職への招聘です。それは当時の政治状況のためにまったく予見しがたいものになっていました。まず1936年にギーセン大学の委任代理教授職につきま

した。そこは Gaupp が〔チュービンゲン大学の教授を〕政治的理由のために強制的に早期辞職させられ〔ギーセン大学の Hermann Hoffman がチュービンゲン大学に赴任したので〕たまたま後任教授が決まっていなかったのです。Gaupp のはっきりした要望にもかかわらず，その当時 Kretschmer がチュービンゲン大学に招聘されず（Hermann Hoffman の死後）1946年になってはじめてそこに戻ることができたことが思い出されます。ギーセンについては Mauz は決して多くを語りませんでした。私もギーセン時代は彼にとってあまり意味のあるものではなかったと考えます。

　キールについては事情が少し異なっています。

　ここで彼は1937年 Stertz の強制退職のあと大学病院の指導を委任されました。彼は教授として招聘されることを真剣に望んでいました。この地で彼はいわば彼にぴったり合った大学病院を見いだしたのです。というのは，キール大学を設立した Siemerling はチュービンゲン大学精神科の初代主任教授だったからです。私は昔 Mauz が教授招聘の政治的条件を満たしていないと最終的に知らされたときどんなに失望したかを語るのをしばしば耳にしたことがあります。後に彼は私に「キールを離れることほど私にとってつらい別れはなかった」と手紙のなかで書いています。もしも彼がキールにとどまることができたならば，実際臨床家としての彼の人生行路はまったく違ったものになったことでしょう。そしてついに彼は1939年ケーニヒスベルク大学の教授に招聘され，この地位に6年間とどまりました。ケーニヒスベルク大学が存続していたこのわずかな歳月の間には，当初から戦争の暗い影がさしていました。この後彼はフランスでの捕虜生活を経て，精神科病院で戦後のまったく変化した状況を体験したのです。つまり1947年からミュンスター大学への招聘までの期間，彼はハンブルクのオクセンツォル総合病院〔実際は精神科病院〕の院長を務めました。大学精神科医である彼にとって慣れない仕事ではありましたが，実りのある興味深い仕事でもありました。ですから学問的な仕事の時間はほとんどありませんでしたが，病院の改造が彼の課題となりました。建築家になら喜んでなっただろうと Mauz がかつて語っていたように，計画をつくり建設することは彼の情熱をわき立たせることでし

た。建設それ自体が彼の自己目的なのではありません。精神科病院をある他の精神〔治療的雰囲気〕で満たそうとするならば，病院の建物そのものをもつくり変えなければならないことを彼はよく知っていたのです。

　Mauzがミュンスター大学で再び教授の職についたとき，彼が最初に教授代理としてギーセン大学に赴任したため彼の連続的な学問上の発展を中断されて以来，ほとんど20年近くの歳月が流れていました。
　彼の人生ではじめて——というのはケーニヒスベルクはすでに戦争の窮乏におかれていましたし，オクセンツォルは一個人が全体に影響を及ぼすにはあまりにも大きすぎたからですが——彼はここで彼の明確な基本姿勢に基づいて〔大学病院の精神科〕病棟をつくることができました。「精神科病棟の雰囲気は精神療法的であるべきで，そうでなければ無に等しい」。皆さんの多くは50年代のこの精神科病棟の改造をともに経験してきました。
　この改造によってミュンスター大学精神科は，私もいまだそれ以上のものは経験したことのないほどの治療的水準に達しました。このことは医師と同様，看護の人びとの態度や努力の傾け方にも当てはまりました。1回の会議さえ開かれたことはありませんでしたが，ここの精神科はひとつの流れのごとく統一がとれていました。新たなはじまりと出発に感激し，熱狂させる気分が病院を覆っていました。そもそも，これはおそらくあの時代の特色でもあったのでしょう。Mauzがどうやって大学病院全体の治療スタイルに彼の影響を透徹させるのに成功したのかを私は何度も自問しました。それはいつも病院にいること，そしてあの会話，つまり彼本来の生き方を通じてなされたことなのです。彼はこの会話を「人間が自己を知り自己を開くために必要な自由な会話」と呼んでいます。

　その会話は廊下での偶然の出会いからも生じますし，助手ひとりひとりに与えられている個室に通知訪問したり，または不意に訪問したりしてはじまります。ときに「上の方へ」呼びだされることもありました。実際的な単純な用件は秘書室のドアのところで立ったままで処理されました。そんなとき

しばしば Döring 嬢〔教授秘書〕がうなずいて励ましてくれました。教授室に招かれる場合には2つの可能性があります。たいていは Mauz はドアのところで訪問者を迎え彼の応接セットのほうに招き入れてくれます。もうひとつの可能性はよりまれですが，Mauz が訪問者を机の後ろで座ったまま待ち受ける場合です。彼の机の前には別の椅子は設けていないので訪問者は立ったままで不快な思いをさせられます。

今日私たちは学者というものを，極度に専門化された分野でしか考えることができません。Mauz は Gaupp の伝記のなかで医学研究者のまったく異なった理想像を描きだしています。それは Gaupp が1902年，80歳で亡くなった Adolf Kussmaul の追悼文で述べているのと同じです。すなわち「すべての真に偉大な医学者同様 Kussmaul もすべての専門主義を遠ざけた。彼はそのことを知らずして医学の領域でいかなる意味のある学問的業績も達成しえないような秘密を知っていた。すなわちそれは，ときに個別的問題を徹底して研究し，また学問全体の歩みとその方向についての批判的展望をもつこと，そして自然と世界の重要な問題について開かれた視点をもつことである」。やはり Mauz も彼の学問的経歴を個々の問題を掘り下げることからはじめています。こうするうちに間もなく，彼の生涯にわたる中心テーマのひとつが現れました。それは予後学です。彼の最初の業績『肥満体型の統合失調症者について』は1923年に世に出ており，それは Mauz がまだ学生であった頃のまことに若いときの仕事でした。これに続いて身体的形成不全の予後上の意味についての研究があります。1925年には Kraepelin 生誕75周年記念論文集に彼の師である Gaupp と共同で「疾患単位と混合精神病」について寄稿しています。これは少なくとも当時の考えからは若い大学病院の助手にとっては大変に名誉ある処遇といえます。

マールブルクにいた Kretschmer は彼の体質的生物学的研究で世界的名声を獲得していました。Mauz が Kretschmer の親密な共同研究者としてその仕事に関与していたのはなんら驚くべきことではありません。

Mauz は Kraepelin 記念論文集ですでにその理論の限界を次のように論じ

ています。「内因性精神病の体質生物学的構造は臨床的体系および予後学の基礎となるだけでよい」。体質類型が実際に上記のような基礎であることを当然 Mauz はつねに確信していました。すでに1930年に出された単行本『内因性精神病の予後学』^{訳注2)}のなかで Mauz はさらに精神・反応的要因をとくに強調し、このことで精神療法を行う可能性を論じました。Mauz がこの単行本のなかで予後学の諸法則について展開した議論は今日でも通用するものです。

『内因性精神病の予後学』と同様，1937年に続いて出された単行本『痙攣発作性素質』は Karl Jaspers によって『精神病理学総論』のなかで真に好意的に受け入れられているのに対し、Kretschmer の体質論が『総論』のなかで繰り返し辛辣な批判を浴せられていることは注目すべきことです。その理由は簡単です。Mauz は「閉じられた体系（Bergson）」のなかで議論を展開していたのではなく，体格形成を一側面とみなし，〔Kretschmer のように〕懸命に正確な計測，測定を行って学問的厳密さを追求しようとすることを避けていました。Jaspers はそんな計測，測定をしても学問的厳密さは得られないと確信していたのです。すなわち類型とは直観するものなのです。Jaspers は体質論的発想それ自体を否定してはいませんでした。

いずれにせよ戦後出された第6版ではもう否定はしておりません。この版では Jaspers は体質論を好意的に扱い，Kretschmer の実績を一貫して認めています。それ以前の版の Jaspers の鋭い批判は諸概念を混同した方法論的欠陥およびすべてを了解的にする体系をつくったことに向けられていました。Mauz の『痙攣発作性素質』のような体質論的生物学的研究を Jaspers は「他の疾患型への直観的な拡大」であるとしてはっきりと歓迎しています。

このことは Mauz が体質生物学的研究法をてんかんに適用するに際して『精神病理学総論』のなかの分化という基本思想を取り上げていることと関

訳注2）本書の第8章に所収。

連があるかもしれません。

　すでに第1版において Jaspers は「精神生活の分化」とその人格の形成水準，ならびに精神障害の現れ方への影響に一章を割いています。『痙攣発作性素質』では，Mauz は彼の『予後学』よりもさらに計測，測定を控え目にしています。そしてその記述の一部は学問的単行本としてはあまりにエッセイ的でくだけた表現なのでまったくあきれるほどのものでした。

　この今日でも価値ある成果は，われわれの分野をそれまで動かしてきた問題，つまりてんかんは真性か症候性か？　という問題を体質生物学的に病者の分化度のなかに解消しました。

　Mauz は精神医学のなかで Kretschmer の類型のような横断的分類と同様，縦断的体質分類にも臨床的理論的に大きな意味を認めていました。むろん彼はこれに科学的根拠を与えようとする試みには決して本気では取り組みませんでした。ミュンスターに赴任した頃，まだ彼は折に触れて「このために集めた資料はケーニヒスベルクにおいてきたが，もうなくなってしまっただろう」と語っていました。彼の最後の講演（ギュータースロー，1964）でついに彼は，分化の問題が精神医学や精神療法への入り口をほとんど見いだしていないのは，「それが基本的に自明のことであるために，科学性が失われてしまうからだ」と発言しました。このような確言には，多次元診断全体も含まれていました。もちろん厳密な Jaspers の方法論批判の尺度を当てはめると，多くのものが「科学性」を失ってしまいます。私は Jaspers なら今日のわれわれの研究や臨床に対してなんといっただろうか知りたくありません。多次元診断は自明のこととして今に残っていますが，体質類型と分化度が精神医学の思想から消えてしまったように見えることはひとつの損失であると私は考えます。たとえば精神療法を行ううえで，無力型の気を病む型のノイローゼ患者に「身体的虚弱性」（Ernst）を見落とすことは，私にとって合点のいかないことです。実際，それは見逃しえないことでしょうし，やはり「科学的」にのみでは現在のところ語りきれないものなのです。

戦前にすでに発表された一連の論文においては，あるまったく別のMauzのテーマが重きをなしていました。そのテーマは当時一般に精神医学の課題であるとは考えられていないものでした。「機能性疾患」，その診断と医師との対話による治療です。マールブルクでMauzは内科外来のコンサルタントとして緊密な接触を保ち，慎重に内科的に調べても患者の訴える身体的苦痛を説明できる所見の見あたらない多くの患者を見ました。それは精神医学上古くから「ヒステリー者」とか「心気症者」「神経衰弱者」，または単に「精神病質者」として知られている患者ではありません。内科外来で外見上は身体的に病み，それまでは必ずしも体質的な不調準備性は認められず，そればかりか有能で立派にそれまでの人生を生きぬいてきた患者を知ったのです。

Mauzは内因性精神病の診断においていつも病者の表情，立居振舞に特別な意味を認めていました。彼はそのとき「機能性疾患」を認識する要点もここにあると考えました。精神力動に規定された心臓病，身体痛，呼吸困難の患者は脳器質障害の患者とは表情，身振りが異なります。機能性疾患の患者は傾聴されていることがわかりさえすれば，異なった話し方をし，異なったことを語るのです。Mauzは同時に身体的訴えの背後に隠されている葛藤，緊張は決して「無意識」のなかに抑圧されているのではなく，それはあくまで現存するものであり，患者が語るのを邪魔されさえしなければ，隠された表現をとるにせよ，しばしば患者のはじめての言葉のなかに出現するものであることを見いだしました。そしてMauzが最終的に認識したことは，心理的に発見されたことを患者に告げ，あからさまに直面させても，一般にはまったく役に立たないこと，したがって治療効果をあげるためには，患者が自分の面子を傷つけぬように注意してただ「個人を超えた」話をしながら葛藤状況を取り扱うことがしばしば必要になるということです。ただ1回の対話によって豊かな成果をあげた，診断と治療の彼の最もお気に入りの症例はシュヴァルム地方出身の若い農婦でした。今日ではこれは理論的にはすべて知られていることです。しかし私が今述べたことはほとんど50年昔のことであり，こんなことは当時の医学では未開地，もっと適切に言えば，人跡未踏の

地でした。

　「個別的問題の徹底研究」を一連の経験的臨床的研究の遂行と理解すれば，それは戦後の Mauz の学問上の研究目標ではありませんでした。戦中戦後を通じて彼を魅了したのは当時日常化していた極限状況における――「健康者」であるか「病者」であるかにはまったく無関係に――人間行動の変貌でした。「我らが時代の人間」が彼のテーマになりました。彼はこれを一連の見事な講演のなかで取り上げました。青年期から「50歳を過ぎた人びと」そして「いわゆる婦人の更年期」までについての講演でした。ここで彼は Gaupp 的研究者像の別の面を発展させました。すなわち「学問全体の歩みとその方向についての展望をもつこと，そして自然と世界のすべての重要な問題について開かれた視点をもつこと」です。いかに Mauz が個々の人びとを例にとって個人の運命に与えた現代史上の変化の衝撃を描きだしたか，これを読み返すと心が動かされずにはいられません。ドレスデン爆撃の翌朝，ピストル自殺をとげた若い少尉のことを，麻酔分析〔イソミタール面接のこと〕によって情動性昏迷がきれいに解消されたマルセイユの捕虜収容所の下士官のことを，息子と夫が戦争から帰り，戦時中得られていた独立が奪われ病気に追い込まれてしまった有能な職業婦人のことを，私は想い起こします。

　すでにオクセンツォル時代に精神療法的考え方を精神医学の領域に導入しようと Mauz は努力していました。彼は「精神療法における精神病者〔精神病者に対する精神療法のこと〕」をまだほとんどの精神科医は異端視していると語っていました。Gaupp とか Kretschmer と同様，Mauz も精神分析を無批判に口に出すことは決してありませんでした。精神分析の途中で統合失調症様の反応や自殺が容易に誘発されることを Mauz はよく知っていました。彼にとって最も重要なことは精神病者との接触であり，健康な転移でした。当然のことながら彼は向精神薬の導入に対して，これが医者との接触，転移に必要な病者の情緒性を麻痺させる恐れがあるとして，批判的に慎重に対応しました。彼の「緊張をゆるめるイメージ」を用いた治療によって，なんの

身体的治療も施さずに緊張病が本当にゆるんで解けてしまうのを，私は好んで想い起こすことを白状しなければなりません。このような治療は非常に多くの時間と努力を費すことは言うまでもありません。忘れがたいのは，年余にわたってパラノイアにとりつかれていた患者が，彼の臨床講義で紹介され治療的対話がはじめられ2時間後，喜色満面で講堂を去っていった有様です。それは本当に信じがたい治療効果です。しかもこれは満員の講堂のなかで行われたのです。

ミュンスター大学で彼は改めて「機能性疾患」患者のいる内科と親密な関係をもちました。ここでの彼の最大の関心事は精神療法的なものと解された精神医学を医学に適合させるだけでなく，その道程で心理学的思考を医学に持ち込むこと，とくにこの思考を，最も容易に実り豊かな治療的手がかりが見つけられる患者との最初の出会いの場，すなわち開業医の診察時間に持ち込むことでした。一貫して Mauz は彼の見解を専門分野で認めさせようと汲々と努力することなどはせず，彼の見方を他の分野，とくに日常の診療に従事する医師ら〔開業医のこと〕に示そうと尽力しました。実際，1956年卒後教育に「精神療法」の科目が追加され，それによって医師の精神療法に単なるアカデミックな基礎以上のものがつくりだされたのは，まったく Mauz の努力の賜物です。

Mauz はなによりも精神療法家であったと考えるべきではありません。彼は医師でした。彼は生物学的思考と心理学的思考との間の結合を決して前者から後者への一方通行として考えていたのではありません。本当は精神病理学は彼にとって神経科医の診断の「王道」に値したのです。彼にとってつねに明確なものが決定的でした。それは当然のことながら精神病理学的な基準のことです。すなわち，内因性の過程の特徴を確認するものとして，精神力動性の成因の徴候として，そして器質性疾患の証拠としての精神病理学的な基準のことです。〔誰もが心因性とみまがい，わざとらしくみえる〕とても奇妙な精神運動発作であっても，〔どうすれば〕その発作の経過中のわざと

らしさの点に注目するだけで，心因性の表現と簡単に区別がつくのかを，彼から学ぶことができました[訳注3]。彼は歩行するさまを短く分析するだけで，しばしば他の医師の補助所見，検査所見を駆使して行う長々しい神経学的診察より多くのことを知りました。

　精神，身体の移行領域において症状がともに変動するような病像は彼にとってとくに魅惑的でした。彼は多くの心理学的研究に手をつけはしましたが，一方，誤って引きだされた心理学的考察の多くを生物学的なものに引き戻しました。というのは，それは多くの錐体外路性運動障害のように，心因性ではなく——または心因性だけではなく——なによりも器質的基礎をもつものであったからです。彼の見解によると本来医師たることは，生物学的思考と心理学的思考を相互に浸み透らせることにありました。彼がしっかりと自然科学に錨をおろしていたこと，まさしくこのために，彼の精神医学は医学から分裂する危険なしに深層心理学的傾向をも備えていることができたのです。このことは，彼が1957年ドイツ精神神経学会の会長と一般医の精神療法学会の会長を兼任したという事実によって形式的に確認されましょう。これは今日ではおよそ考えられない役職の組み合わせです。1958年 Mauz が両学会の会長として行ったナウハイムにおける大きな学会は忘れがたいものです。彼は事実上この学会でドイツのすべての教授職にある者に「神経学的，精神医学的，精神療法的視点」における診断の構成に対して，それぞれの個人的姿勢さえ提示するように促したのでした。当時講演した人のほとんどは亡くなりました。それは Bürger-Prinz から Flügel, Ruffin, Conrad, Weitbrecht, Zutt, Leonhard, Kolle を超え，Störring, Jacob に及ぶ年代でした。いずれの人も精神医学を発展させたといってよい人たちです。Mauz については，精神医学を超えて医学を豊かにしたと言わねばならないでしょう。冗談半分

訳注3）わざとらしく，奇妙で，器質性では説明できないように見えるため心因性と考えてしまうような発作を，Mauz はわざとらしいとは見ず，真の器質的な発作と見破ってしまうと言っているのだと思われる。てんかんの精神運動発作には，確かにこのような奇妙な身振り・動作を示すものがある。

で申し訳ないと言いながらそれでもまじめに,折に触れて彼は精神医学を医学における「教育の担い手」であると語っていました。彼においてこそ,精神医学は最高の意味で「教育の担い手」でした。

学術的な追悼記念会では著作とか業績が前景に浮かびあがってきます。これは十分根拠のあることです。そのような業績を成しとげ多くの思い出の中心にある人に捧げる言葉を見いだすのはまことに難しいことです。というのは言葉はなによりも感情に表現を与えられなければならないからです。皆さんのなかで Mauz の近くにあった人,彼の門下生,彼の患者,彼を愛するすべての人たちは,Mauz という人物の魔法を知っています。皆さんは,人間的な影響力というものがいかに長く保たれ,その死を超えて存続するものであるかをよくご存知であります。そのように,Friedrich Mauz はわれわれのなかに鮮明に生きつづけることでありましょう。

文　献 (Mauz 著)

1) Über Schizophrene mit pyknischem Körperbau. Z. Neur. 86, 96 (1923).
2) Krankheitseinheit und Mischpsychosen (gemeinsam mit R. GAUPP). Arch. Psychiat. Nervenkr. 74, 427 (1926).
3) Die Prognostik der endogenen Psychosen. Thieme, Stuttgart 1930.
4) Aufbau und Behandlung des funktionellen Krankseins. Nervenarzt 9, 355 (1936).
5) Die Veranlagung zu Krampfanfällen. Thieme, Stuttgart 1937.
6) Grundsätzliches zum Psychopathiebegriff. Allg. Z. Psychiat. 133, 86 (1939).
7) Der psychotische Mensch in der Psychotherapie. Arch. Psychiat. Nervenkr. 181, 337 (1948).
8) Gibt es noch eine Psychologie des Jugendalters? Schweiz. Z. Psychol. 9, 201 (1950).
9) Narkoanalyse. Z. Psychother. med. Psychol. 2, 33 (1952).
10) Vom Seelenleben des Menschen. In：Vom Unbelebten zum Lebendigen. Enke, Stuttgart 1956.
11) Der Mensch unserer Zeit in ärztlicher Sicht. Ärzt. Mittlg. 1956, 796.

12) Die sogenannten kritischen Jahre der Frau in psychiatrischer und psychologischer Sicht. Arch. Gyn. 193, 50 (1958).
13) Robert GAUPP (1870-1953). In : K. KOLLE : Große Nervenärzte, Bd. II, Thieme, Stuttgart 1959.
14) Das ärztliche Gespräch. Therapiewoche 1960, 311.
15) Ernst KRETSCHMER — von innen gesehen. Z. Psychother. med. Psychol. 15, 60 (1965).
16) Psychotherapeutische Möglichkeiten bei endogenen Psychosen (Ein persönlicher Rückblick und Ausblick). Arch. Psychiatr. u. Z. Neur. 206, 584 (1965).

17. Max-Paul Engelmeier
(1921-1993)

Kurt Heinrich

　Engelmeier はヴェストファーレン地方のイメージそのものであった。対人関係においては，忠実で，信頼でき，ユーモアにあふれ，心あたたかかった彼は，偉大なカトリック信者であった。彼はよく笑うことがあったが，彼の患者たちは患者を救いたいという彼のまじめさを知っており，彼を信頼していた。彼がエッセン病院において治療を行ったルール地方の患者について，彼は尊敬と愛着の念をもって話していた。彼のこの姿勢は共感と感謝で報われたのである。Gasper によって1991年にエッセンで企画された Engelmeier の誕生日のシンポジウムでは，医師，大学教師，研究者としての功労がたたえられたにとどまらず，それを表すのに崇拝という言葉が大げさではないほどの態度が多数の人びとにおいて明らかとなっていた。その敬慕の念は倫理的かつ専門的な権威に基づくものであった。

　Engelmeier は，ミュンスターで生まれ，ハイデルベルグ，テルヒテで学んだ。1940年ミュンスターで大学入学資格試験に合格した後，1940年から1945年まで軍務に服した。1947年までアメリカの戦争捕虜となった。大学医学部の勉学過程は再三にわたり前線での医務活動によって中断した。1943年，彼はロシアで負傷し，高位の勇敢勲章を受けた。1948年，彼はミュンスターで医師国家試験を受けた。1949年，ミュンスターで学位を取得した。学位論文のテーマは「臭化メチル水銀の毒性について」であった。1948年から1950年までニーダーマルスベルクの州立精神科病院で助手として勤務し，1950年4月1日からミュンスター大学精神科の助手となった。Kehrer, F. A. と Mauz, F. が影響を受けた教師であった。1957年，ミュンスターで教授資格を

Heinrich, K. (1994)：Nachruf: Max-Paul Engelmeier. Fortschr. Neurol. Psychiat. 62, 313

取得した。そのテーマは「多次元診断と治療における血管活性療法」であった。1963年，員外教授となり，1965年にエッセン大学精神科の正教授として招聘された。そこで彼は，診療，教育，研究の場としてはあまりに小さい50床の病院を目のあたりにした。1968年から1974年までの間，ラインラント州地方局と共同でエッセン大学精神科病院の建築計画に携わった。1973年，エッセン・ハイドハウゼンに彼の指導によって建設された精神療法・リハビリテーションセンターにおいて研究を開始した。Engelmeier は実際的・人道的な精神医学の改革者であり，イデオロギー的尖鋭性は時代遅れの概念への固執と同様に，彼に無縁なものであった。

　1970年，彼はミュンスター大学精神科正教授への招聘を断った。苦しい考慮をした結果，彼は当時のミュンスター大学の非合理的・イデオロギー的雰囲気を前にしては，具体的な変革の余地はないと考えたのである。

　1949年および1950年代の初期の出版物をみると，Engelmeier の研究の主要課題がなにであったかがすでに理解できる。半麻酔法（Halbnarkoseverfahren）についての研究，いわゆる「精神病保護法」への覚書，薬物E605号に対する解毒療法，依存症患者の薬物予防と治療，「遮断治療 lytische Behandlung」^{訳注1)}の方法，などがこの時代の研究重点課題を示している。『抗精神病薬と脳幹三徴候』が1959年に公けにされ非常な注目を浴びた。1958年以来，Engelmeier は Bente，Heinrich，Hippius，Schmitt らとともに「5人グループ」のメンバーであった。彼らは精神薬理の分野で多用される症状記載システムを開発し，その結果 AMDP システム（Die Arbeitsgemeinschaft für Methodik und Dokumentation in der Psychiatrie-System.

訳注1）外科医 Laborit と麻酔科医 Huguenard は，「強化麻酔」や「人工冬眠」による麻酔法を「人工低体温法」と呼び，1951年に外科治療に導入した。精神医学においても，（自律）神経遮断薬と麻酔薬の相乗作用から得られる薬理学的効果を治療に応用しようとする試みがなされた。Engelmeier はそれを「遮断治療 lytische Kur」および「修正治療睡眠 modifizierte Heilschlaf」として確立し臨床に応用した。具体的には，（自律）神経遮断薬（chlorpromazine，promethazineなど）と少量の麻酔薬（鎮痛性のある麻酔薬）（pethidin など）を投与することによって，患者をまず臥床・睡眠状態に導き，介助度の高い状態におく。以後次第に薬物を減量し，同時に集団への関わりを開始し，最終的には通常の活動が可能な状態までもってゆく方法である。

Manual zur Dokumentation psychiatrischer Befunde）が導入されることとなった。個人精神医学（Personale Psychiatrie）のテーマは，とりわけ Engelmeier にとって重要でありつづけた。彼のこの努力を特徴づけているのは，「医師・患者関係の意味次元 Sinnebenen」あるいは「治癒と医学」といった論文ならびに，「人間現象としての宗教性——信仰の医学・現象学的側面（1960）」についての研究などである。1970年代には，人間学的な方向性をもった研究が中心となった。たとえば，「医師と人間の未来——停滞か克服か（1973）」や「キリスト教徒の無婚 Ehelosigkeit——人間学的基盤（1976）」などがあげられる。1986年，Engelmeier は定年で退職したが，その数年前よりすでに彼は健康を害していた。雄々しくも彼はこれまでの輝くような活力の低下と闘い，畏敬の念を起こさせるような力を発揮したのである。彼は古い意味での雄弁家であり，しかも，彼の時代の精神医学においてはまさにその第一人者であった。彼が1968年のカトリック教徒全国大会の日にエッセンで行った偉大なスピーチは，今日でもなお忘れることができない。

　1968年から1983年まで，彼は自らが創設した雑誌"Pharmacopsychiatry"の共同編集者であった。

　1991年以後，彼は精神科関係の集まりの場には姿を現さなかった。彼の妻と8人の子息たちは，闘病の日々を優しく見守ったのである。

　精神医学が彼の思い出を永遠にとめおくことを願って。

18. Horst Mester
(1934-1984)

Rainer Tölle

　Horst Mester は上級指導医であり，ミュンスター大学病院精神科の精神療法研修の責任者であった。彼は共同研究の20年間に，研究とそのスタイルに大きな影響を及ぼした。

　独創性や想像性と結びついた厳密さと徹底性とが，彼の医学的・科学的業績を特徴づけていた。ほぼ15年の間，彼は神経性食欲不振症の研究に取り組み，1981年，その成果をモノグラフとして出版した。この研究はすぐにこの分野での標準的業績として認められた。精神病理学的著作に加えて精神力動的研究，たとえば，強迫神経症や醜形恐怖に関する研究なども，彼の研究業績として際立っている。それと同時に，彼は個性記述や法則定立的[訳注1]方法を用いるすべを心得ていた。そうであるからこそ，皮膚寄生虫妄想や露出症の研究からの基本的な著作が生まれたのである。

　Mester は診療や教育においては多次元精神医学を支持していた。彼にとって身体療法と精神療法は対立するものではなく，患者の治療に役立つように両者の統合を求め，それを見出した。そのこともあって彼は本誌（Praxis der Psychotherapie und Psychosomatik）の編集長として評価されてきた。あらゆる主要なハンドブックや事典において，彼は臨床精神医学や分析的精神療法のテーマを担当した。彼の能力の多面性が示されているのは，研究データの数学的処理に妥協を許さない態度でみずから取り組むことができたこと

訳注1）Windelband, W. による経験科学の方法。くり返し生起する自然科学的ことがらを扱う法則定立的な法則学と，歴史的な一回性の出来事を扱う個性記述的な事件学とに分けられる（哲学事典：林達夫ほか監修．平凡社．東京．昭和52年）。

　　Tölle, R.（1985）：Horst Mester. Praxis der Psychotherapie und Psychosomatik 30, 1

や，精神医学の論文を発表しはじめる以前からすでに副業の鳥類学者として数多くの著書を著していたことなどにおいてである。われわれは，才能豊かな学者，真摯な医師，愛すべき同僚そして友人を失ってしまった。若くして完成された彼の研究は精神医学の幅の広さと統一性に眼を開かせてくれるのである。

19. チュービンゲン学派
――多次元精神医学の起源――

Rainer Tölle

　今日の100周年のような記念日は，過ぎ去ったことの思い出よりも，むしろ過去に由来する現在のことを反省することに意味がある。学問の歴史は主に問題の歴史である。精神医学においても多くの問題は根本的なところにあるので，それらは学問の発展のさまざまな時代において繰り返し浮かび上がってくる。

　ここでも歴史を論じることが（チュービンゲン精神医学の成立と発展を記述することは面白いし有益だろうが）重要なのではなく，われわれの分野におけるいくつかの基本問題についてじっくり考えることが重要なのである。それらは今日でも以前と変わりなく現代性をもっている。

　100年前にチュービンゲン精神科は，大学の施設として設立された。その精神的起源を問うならば，同じく100年前にブレスラウ大学神経科で起きたひとつの事件に触れる必要がある。

　産褥期に生じた昏迷と緘黙のために，ひとりの女性が入院治療を受けた。数カ月間，彼女はこのような拒絶状態を示していた。誰も彼女と話すことに成功しなかった。病棟医もできず，同じように神経科主任 Carl Wernicke もわずかしか話すことができなかった。どんな治療も効果がなく，それはWernicke が自身の神経病理学理論から見立てた経過予後に反するものであった。とうとう諦めた夫は医師の忠告を振りきって，妻を家に連れて帰った。後に聞くところによれば，彼女は家路につくや話しはじめ，まもなく健康を回復したということである。当時の精神病モデルから出発するならば，この

Tölle, R. (1997): Die Tübinger Schule: Ursprung der Mehrdimensionalen Psychiatrie. Wiedemann, G. und Buchkremer, G. (hrsg.) Mehrdimensionale Psychiatrie. Gustav Fischer, Stuttgart

経過は説明がつかないように思われた。

なぜなら，多くの点で今日の精神医学に類似する19世紀末の科学的精神医学は，紛れもなくほとんど神経生物学に方向づけられていたからである。それはチュービンゲンでも同じで，初代神経科教授 Ernst Siemerling（1893-1900）と Robert Wollenberg（1900-1906）は主に神経学と神経病理学に興味を示し，同じような専門家養成教育をやり終えると，チュービンゲンにわずか数年とどまっただけで，なんら本質的な足跡を残すことはなく去ってしまった。

神経病理学に方向づけられた当時の精神医学の中心は，Carl Wernicke の指導する上述のブレスラウ大学であった。彼の共同研究者は，「さまざまな意識領域や機能障害をもつ連合器官の疾患としての失語症図式から導かれる精神病の理論学説」（Gaupp, 1943）に感銘を受けていた。

けれども，この精神病理論は維持されなかった。当の Wernicke の著名な弟子のなかにもほかの道を行く人びとがいたが，彼らのなかには器質性精神病と精神症状群の病因の相対的非特異性を発見した Karl Bonhoeffer がいた。シュヴァーベン出身で Bonhoeffer の友人である Robert Gaupp は，同じくブレスラウ神経科で助手を務めていた。彼もまた Wernicke の学説に魅せられ，神経病理学の研究と発表に着手した。しかし彼はすぐに精神医学がここからは汲み尽くされるはずはないということを見てとった。

Gaupp ははじめに述べた疾患の経過をさらに追究し，患者を自宅に訪ねた。彼はその経過を説明の難しい特殊例として簡単に片づけるのではなく，そこに根本的な問題性があることを認識した。「このような症例のどれもが，Wernicke の選んだ道を踏襲する自然科学的な観察と解釈という生理学的手法によっては，異常な精神的事象の本質へとより深く迫ることは不可能だということを示しているのではないのか!?」（Gaupp, 1943）。

ハイデルベルクの Emil Kraepelin は，もう一方の精神医学を代表していた。彼はあまりドグマに縛られなかった。彼は豊かな着想で多方面にわたり，一連の新しい精神医学研究へと踏みだしていった。つまり経過研究，実験精神病理学，精神薬理学，作業心理学，時間生物学的リズム研究である。彼は臨

床精神医学における研究に特別な価値をおいていた。そのために彼は1900年に、「臨床問題に取り組む意欲と能力とを持ちあわせている」（Kraepelin, 1983）ような共同研究者を探していた。彼は Robert Gaupp にそれを見いだした。ここで彼のことについて触れるが、それというのも Gaupp（写真1）が1906年にチュービンゲンに招かれてから後は、Kraepelin 精神医学の様式がチュービンゲン学派の基盤における礎石となったからである。チュービンゲン精神医学が次の数十年でなにを際立たせたのか？　ここでは今日の精神医学への意味をそのつど顧慮しながら、6つの観点から略述しよう。

1. 新しい道

　チュービンゲンの精神科医は、実証されたものを手放すことなく、新しい道を進んだ。手はじめに**心理学**と精神病理学において。当時、心理学は思弁的・非科学的なものであったし、実験心理学にしても、方法も乏しく、研究テーマも狭く限定されていたために、臨床精神医学にとっては不毛なままにとどまっていた。チュービンゲンの精神科医は、探求の結果、内省心理学という新しい道を見出した。

　「……内省心理学は、緻密な分析を行うことによって、一見、了解不能に見えることをあえて了解しようと努力している。そして、心的異常の戯画的な歪みから、健常者と病者の了解心理学にとっての礎石を得ている……」（Gaupp, 1921）。

　さらなる進歩は、精神病の発病研究においては、一貫して、（病前の）一次**人格**を考慮に入れることであった。確かにそれ以前から、病前人格と精神病の関係も注目されてはいたが、その場合、当然のことながら出発時の人格はある大きさをもつ静的なものとして、また、精神病は過程とみなされてきた。けれども、チュービンゲンの精神科医たちは、精神病の前とそのさなかにおける人格の**内的**力動から出発したのである。

　このようなことを発端として、**生活史**的研究がはじまった。Kraepelin の長期調査は疾病の経過に関するものであったが、Gaupp とその共同研究者たちは病者の生活史を研究した。このような伝記的方法は特に妄想研究に大

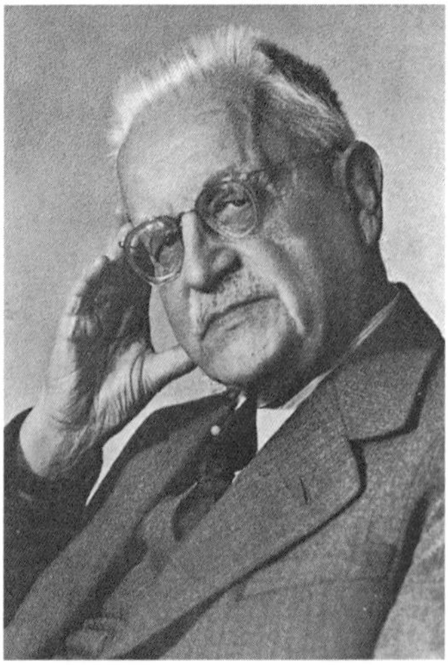

III部　人と業績

写真1　Robert Gaupp

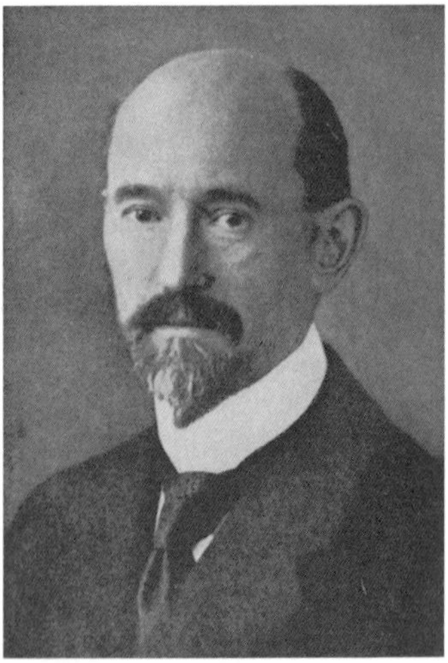

写真2　Korbinian Brodmann

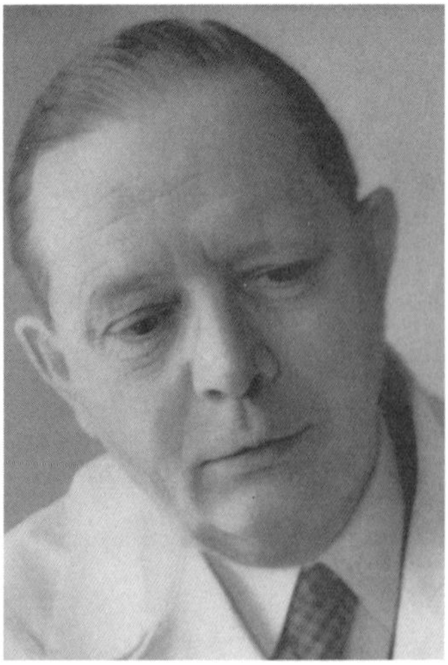

写真3　Ernst Kretschmer

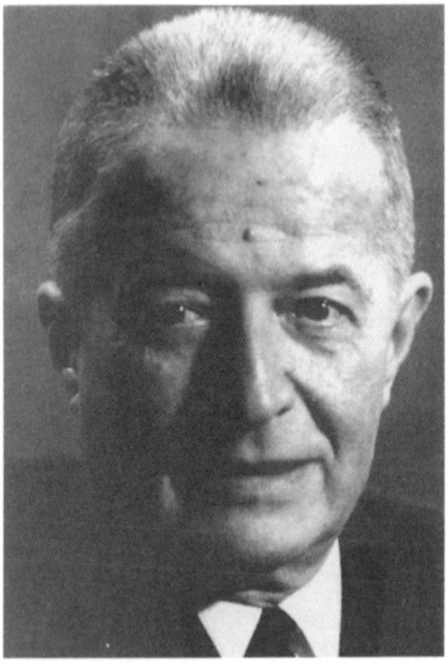

写真4　Friedrich Mauz

きな成果をもたらすことになった。

チュービンゲンの精神科医は，**精神療法**にも新しい道を見いだした。ドイツの精神科医の大多数が精神分析を拒否していたのに対し，チュービンゲンの精神科医は開放的な態度をとっていた。

だが勇気をもって新しさへ向かうことは，誤解を引き起こし自らに批判を招く危険も伴っていた。チュービンゲンの精神科医，なかでもとりわけ Gaupp と Ernst Kretschmer は，踏み固められた道づたいに進むことをしないほかの学者と同様に，こういった危険を味わうことになった。

2．多方面にわたる学問的研究

古典的なチュービンゲン精神医学のさらなる特徴は，研究テーマと研究方法の多面性であった。

研究テーマは幅広く多彩に網羅されているので，ここでは見出し語を略述しておこう（表1参照）。Storch の統合失調症研究，Reiß の感情精神病の研究，Gaupp, Kretschmer, Friedrich Mauz のヒステリー研究，Mauz のてんかん研究，Storch の司法精神医学。

古典的なチュービンゲン精神医学の核心は妄想研究であり，これには実際のところチュービンゲンのすべての精神科医が協力していた。チュービンゲンの妄想研究によって，精神医学はついに精神力動的な方向への道をつけることに成功し，臨床研究の経験的知見のうえに基礎づけられることになった。

児童精神医学は，チュービンゲンで早くから強く進められてきた。Gauppは評判となった『子どもの心理学』(Gaupp, 1908)を著し，6版を重ねた。1921年には，ここでドイツの大学病院における最初の児童精神医学部門が生まれた。それは Villinger, Eyrich そして後に Lempp の名と結びついている。Lempp はまさにチュービンゲン学派の考え方に添って，ドイツの児童精神医学および青年精神医学の発展に後々まで影響を及ぼした。

Ernst Kretschmer（写真3）は1914年から1926年まで，後に再び1946年から1958年までチュービンゲンに在職した。彼の研究は大変に有名なので，ここでは手短かに触れておこう。『敏感関係妄想』(1918)，『体格と性格』

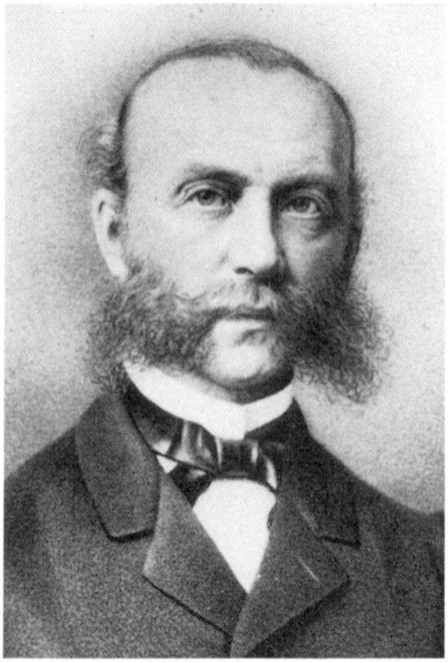

356　Ⅲ部　人と業績

写真5　Wilhelm Griesinger

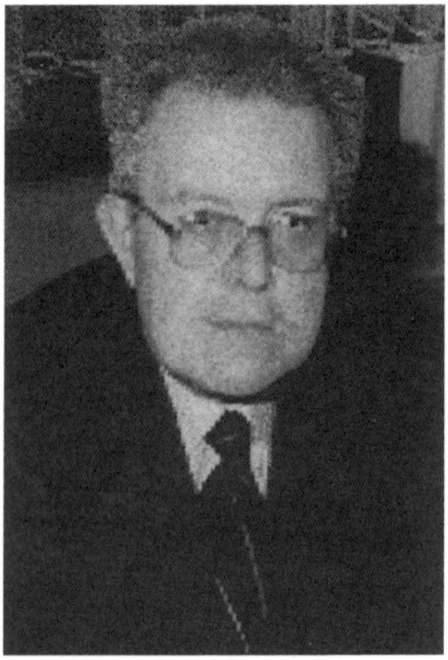

写真6　Max-Paul Engelmeier

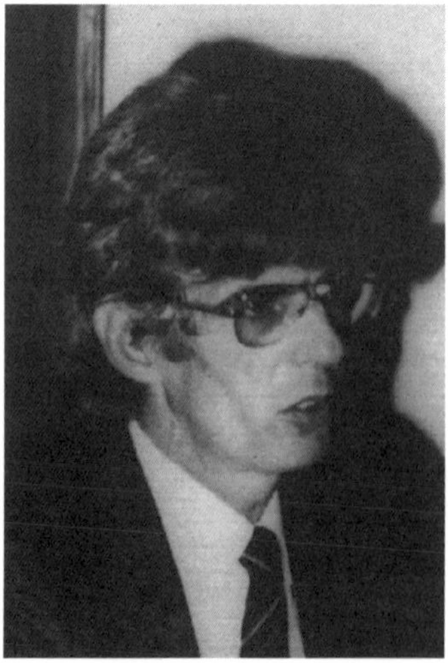

写真7　Horst Mester

Robert Gaupp, Prof.	(1906-1936)
Merzbacher, PD	(1906-1911)
Wilhelm Lange (-Eichbaum)	(1907-1909)
Eduard Reiß, PD	(1908-1912)
Korbinian Brodmann, PD	(1910-1916)
Ernst Kretschmer, Prof.	(1914-1926)
Hermann Hoffmann, Prof.	(1919-1933)
Willibald Scholz, Prof.	(1919-1926)
Werner Villinger, Prof.	(1920-1926)
Alfred Storch	(1921-1927)
Friedrich Mauz, Prof.	(1922-1926)
Otto Kant, PD	(1925-1936)
Adolf Heidenhain	(1926-1934)
Paul Krauß, Prof.	(1928-1931)
Robert Ritter	(1932-1936)
Max Eyrich	
Konrad Ernst, Prof.	

表1 チュービンゲン精神科医 1906-1936

(1921),『医学的心理学』(1930),『ヒステリーについて』(1923),『天才人』(1929)。これらの書物で Kretschmer は国際的に名声を得たが,そのようなドイツ人医師はほんの少数でしかなかった。彼の業績はチュービンゲン精神医学の頂点であり,出発点と中間点は Gaupp であった。

　Gaupp と Kretschmer の後には Friedrich Mauz（写真4）の名をあげなければならない。彼はチュービンゲンで Gaupp の助手,マールブルクの Kretschmer のもとで私講師,そして後にケーニヒスベルクとミュンスターで正教授となった。Mauz は内因精神病の予後とてんかん者の人格についての基礎研究の後に,とりわけほかに比べる者がないほど精神医学における精神療法に功績をあげた。

　テーマの幅以上にチュービンゲンの精神医学を特徴づけているものは,豊穣なまでに多彩な応用**方法**である。

形態学的脳研究は大学病院の並々ならぬ関心事であり，それは Korbinian Brodmann, Scholz そして Heidenhain が代表していた。Brodmann（写真2）は脳皮質の6層構造の発見における功労者なのだが，Gaupp がチュービンゲンで彼に研究の機会と教授資格を与えるまでは，長い間誤解され学術的な経歴から閉めだされていた（Spielmeyer, 1924）。

体質生物学的方法つまり精神医学ではじめて臨床的・生物学的な手法を用いて研究したのは，Kretschmer, Mauz および Hoffmann であった。

精神病理学的には，チュービンゲンで新しい試みが展開された。Storch はたとえば緊張病性障害の研究のなかで，精神病理学における発展という概念を生みだし，押し進めた。

了解心理学的方法は，「……健康な人格から病気に至るあらゆる糸を見いだす」（Gaupp, 1936, 後に Krauß, 1972）という目的をもっていた。ここでは Reiß, Mauz, Kant そして Eyrich の名をあげなければならない。

同じく前述の伝記的方法は病跡学も含んでおり，それはとりわけ Gaupp, Lange-Eichbaum, Kretschmer, Kant および Heidenhain の手になるものであった。

精神療法は，チュービンゲンでは神経症者に限定されることはなかった。確信をもって精神病の精神療法が進められた（Gaupp, Kretschmer, Storch, Mauz, Kant, Krauß）。

疾病学的研究は，ことに Reiß と Mauz によって，より広い基盤のうえに行われた。Gaupp はすでに「分類」について語っていた。

精神医学の現象学的および現存在分析的基礎づけについては，とりわけ Storch（Storch, 1925）が本質的に寄与した。

こういった多方面にわたる研究方向（今日では方法的複数主義と言われている）は，むろん長きにわたって多数の学者によって実現しているが，それは今日からみても模範的なものとして評価されるだろう。

3．臨床的・精神医学的研究

臨床精神医学は精神医学という大きな専門領域の中心を特徴づけており，

それは，ここから，つまり臨床活動ととりわけ患者から学問的な問題提起（それが生物学的・精神医学的研究であっても）が出発し，再びここへと戻ってくるものなのである。

先のブレスラウの女性患者や，よく知られたチュービンゲンの妄想患者 Wagner と Hager のように，個々の患者は研究の方向を示すような刺激を繰り返し伝えてくれている。1906年頃から1930年までチュービンゲン大学病院において実施されたような研究活動は，現在でもわれわれの念頭に浮かぶような臨床的・精神医学的研究に対して指針を与えているのである。

4．前提条件

このような研究活動の前提条件を問うならば，主に3つの条件が認識されうる。まず第1は，確証されたものが顧慮され，本質的な研究結果は注目されないことはない，実証された方法は無視されることはないといったことである。チュービンゲンの活動からの3つの例が，この原則を明らかにしてくれるだろう。

純粋に神経生物学的と考えられる精神医学の方向づけを拒んだにもかかわらず，チュービンゲン大学病院では集約的に神経病理学が研究された。了解心理学の導入は，チュービンゲン大学病院が実験心理学を余計なものとみなすことにはならなかった。チュービンゲンはドグマ的で過剰に強調された疾病学から免れる術を心得ていた。それでもなお Kraepelin の疾病学の有用性や分類の必要性を重視していた。

同じく当然のこととして感じとられていた第2の前提条件は，外に向かって開かれていることであった。チュービンゲン精神医学はほかの研究集団に対して耳を閉ざすようなことはなく，それどころかほかのところで研究されて正しいと認識されたものは取り入れていた。だから Karl Jaspers でさえも，チュービンゲンでは普通に行われていた「支持できるものならばどこからでも取り入れるという肯定的な批判」（Krauß, 1972）を高く買っていた。

チュービンゲン学派が成功した第3の条件は，学問的に活動することの仲間意識であった。Gaupp はすでに Kraepelin のハイデルベルク研究集団のな

かで，率直で親しいつきあい方というものを経験していた。チュービンゲンでは共同研究者は，おおらかで配慮があり協調する雰囲気をとりわけ評価することを知っていた（Mauz, 1959）。「このチームでは，誰がなにをはじめに公式化したかということなどいくら努力してもときどきわからなくなる。もちろん助手団内部には意見の食い違いや緊張もある。けれどもそれ以上にお互いに助けあっている」（Krauß, 1972）。

5．学問と実践の近さ——学的知の現実化

すでに話したように，研究は臨床から本質的な問題提起を得ていた。そしていわばその反対のことも起きていた。学問的認識は当然の結果として日々の実践に応用されていた。けれどもその際，研究活動が臨床の治療的雰囲気を損なってはならなかった。

精神医学活動のこのような様式については，当時のチュービンゲン大学病院の医師だけでなく，とりわけ印象深いことに，ある学問的予後調査の機会に多くの患者が私に報告してくれた。今日われわれは積極的で患者に添った臨床活動を求めて努力しているが，その起源は古典的なチュービンゲン精神医学のなかにあると認識している。

6．多次元精神医学

多面的な研究テーマと多様な方法は，チュービンゲン大学病院では偶然のものではなく，むしろプログラムに即したものであった。しかもある特定の意味つまり多次元性という意味においてであった。この概念はチュービンゲンの妄想研究との関連で，Kretschmer によってつくられた。だがそれは『敏感関係妄想』（Kretschmer, 1918）においてではなく，それから1年後（Kretschmer, 1919），すでに提示されていた発生条件の3因子に第4の因子つまり器質的脳障害が追加されうると Kretschmer が認識し記述したときであった。原文の一節は次のように書いている。

「いったいなにがわれわれに，つねに精神病の疾患像を単一の尺度で計るよう強いるのか？　われわれはそれを同時に，生物学的・心理学的関連から

理解し，表現することはできないのか？

　しかし，現在すでにわれわれは，抽象的診断からより具体的診断へ，一次元診断から多次元診断へゆっくりと移行していくことを，この研究の計画として提出できるであろう」(Kretschmer, 1919)。

　多次元性は病因論的構想や診断方法だけでなく，治療活動とも関係している。多次元性とは結局のところ，パラダイムと呼びうる精神医学の一様式なのである。多次元性を詳細に説明すると，ここでは長くなりすぎてしまうだろうが，チュービンゲンの精神科医からの2つの引用に基づくと，わかりやすくそして今日なお通用するように説明されるであろう。

　「Bleuler と Berze は，統合失調症性思考の特異構造をより深く把握することを教えた。Wernicke と Karl Kleist は，われわれにとりわけ統合失調症性運動機能の脳病理学的根拠への道を教えた。精神分析（Freud, Jung）は，われわれに多くの疾患経験に関する源泉を個体発生と系統発生のなかに示した。ついには Gaupp, Kretschmer, Hoffmann そして Kahn に代表されるような人格研究，体質研究そして遺伝研究は，われわれを発病の生物学的そして性格学的基底へと導いた。だから今こそわれわれには，統合失調症性疾患全体について，これらの個別研究の論証を，それらの相互関係と課題の意義のなかで把握することが必要なのである」(Storch, 1925)。

　「ときには純粋に自然科学的・還元的に，ときには心理学的・感情移入的に前進するように強いる精神医学的認識の限界を明らかに超えて，それがわれわれの患者にどのように関連して現れているかを，より完全に把握するために，精神疾患に起きていることのすべてを正確に観察し，調査し，可能ならば計測をも手段としつつ，この道を進みつづけるだろう……」(Gaupp, 1936)。

　このように Gaupp は，すでに1903年に，そして1906年の教授就任講義においても同様の言葉で強調したことを，ここで取り上げたのである。多次元性を実現することがいかに難しいかを，彼は十分に自覚していたのである。

　「ひとつの原因だけでなく，より多くの原因が精神疾患をつくりだしている。だがわれわれは，たいていわずかひとつの原因しか知らず，決してすべて

の原因を知っているのではない。それゆえ，このひとつの原因が多様な作用の場で関与しあっていることに多くの人は驚くのである。けれども，こうしたことはすべて本来は当然のことである。なぜならば，ただひとつの原因だけをもつような出来事など全自然界には存在しないのだから」(Gaupp, 1903)。

7．チュービンゲン学派

チュービンゲン学派について語ることは理にかなうという点で，精神医学の歴史家は一致している（1954年 Ernst，後に Zeller が1972年に引用；Zeller, 1972; Mauz, 1959; Krauß, 1972)。1993年にキールで開催された精神医学史学会は，精神医学領域での「学派」というものはどんな意味をもつのかという問題を討論した。いったい精神医学に学派は存在するのか？　懐疑を帯びた議論は以下のことを結論づけた。そもそもドイツ精神医学のなかで学派について語ろうとするならば，この名称はまさしくチュービンゲン精神医学にのみ十分な意味をもって使われるだろうということを。

振り返れば，チュービンゲン精神医学はおそらくほかの研究集団ほどには大きな影響を与えていない。Gaupp そして Kretschmer にしても，あるいは Mauz も，1冊の教科書も著さなかった。けれどもチュービンゲンの思索の所産は精神医学に浸透し統合されてきたので，今日ではもはやそれとして見分けることが難しくなっている。チュービンゲン学派は「精神医学という顔を永続的に変えてしまった」(Schimmelpenning, 1994)。

新しい認識は，それが現在の研究のものであっても，自由にチュービンゲンのパラダイムに組み込まれうる。チュービンゲン精神医学からは素質－ストレス－モデルまたは脆弱性モデル (Zubin) といった今日おなじみの概念へ，まっすぐな道が延びている。増大する研究活動がそれらの臨床的関連を見分けることがもはや難しいような知見を産出すればするほど，ますますそれらを秩序づける方向が要求される。それを多次元臨床精神医学が媒介するのである。

今日，精神生物学的研究方法について語ろうとするならば（1991年にアメリカ精神医学会の会長として綱領宣言的な就任演説を行った Hartmann, L.

もそう述べているが)，この概念が1925年にチュービンゲンの Alfred Storch によってつくられたということを思い起こす必要がある。

　多次元性は今日の精神医学においてはもはや反論されることはないが，そうだからといって決して徹底して実践されているわけではない。一面的で単次元的な傾向が精神医学において繰り返し現れるならば，そして再び臨床精神医学が精神医学という専門の中心から今にも転落しそうになるならば，そのときは古典的チュービンゲン精神医学を思い出すことが手助けになるはずである。

　国際的にも古典的チュービンゲン精神医学の受け入れは注目に値する。たとえば日本では，Gaupp や Kretschmer から Mauz や Walter Schulte に至るまでチュービンゲン学派のほとんどすべての重要な著作が翻訳され，部分的に多くの版を重ねている。Kretschmer の書物は実際のところあらゆる文化圏の言語に翻訳された。

　チュービンゲン精神医学のさらなる発展について付け加えておかなければならない。古典と呼びうる時代の後になると，30年代には専門的観点さらには政治的観点では後退どころかほとんど衰退という事態に陥った。思い起こすべきは，安楽死論争についての Gaupp（1920）の（当時の時代精神に呼応する）問題発言である。後になるとより多くのチュービンゲンの精神科医がナチの活動にからまれて身動きがとれなくなっていた（Finzen, A. 1997)[訳注1]。

　締めくくりとしてチュービンゲン精神医学の歴史的舞台に移ることにする。Kretschmer が概念を多次元的に創造した年である1919年から75年間を遡れば，Wilhelm Griesinger に出会うことになる。彼は1844年にチュービンゲンで画期的な著作『精神疾患の病理と治療』を書き，1845年に初版をだした。それははじめて学問的に基礎づけられた精神医学一般の教科書なのだが，そのなかで精神医学の多次元性がはっきりと構想されている。

訳注1) Finzen, A.：Gedanken macht Leben menschlich. Vergessen macht es unmenschlich. Die Tübinger Psychiatrie im Dritten Reich. In：Mehrdimensionale Psychiatrie.（Hrsg）Wiedemann, G. u. Buchkremer, G. G. Fischer, Stuttgart, 1997.

Ernst Siemerling	(1893-1901)
Robert Wollenberg	(1901-1906)
Robert Gaupp	(1906-1936)
Hermann Hoffmann	(1936-1944)
Werner Villinger	(1944-1946)
Ernst Kretschmer	(1946-1958)
Walter Schulte	(1960-1972)
Hans Heimann	(1974-1990)
Gerhard Buchkremer	(1990-)

表2 チュービンゲン精神医学・正教授

「……よくあることだが,複数の多様な精神的体験と身体的障害の継起的な作用あるいはそれらの不運な出会いのもとで,疾患が形成される。その場合,疾患はこれらの諸契機のひとつひとつにではなく,それらの全体にのみ帰せられうる……。この見方に立てば,真に個別的な人間の身体と精神の性質を同時に把握する治療について語ることには意味がある……」(Griesinger, 1845)。

最後になるが1919年から今日までの75年間に移ることにする(表2)。Ernst Kretschmer についてはすでに述べた。60年代のチュービンゲン精神医学をつくった Walter Schulte は,並はずれて多面的な学者でありまた医師であった。彼は精神医学と神経医学の領域を神経学から精神療法まで通り抜けた。Hans Heimann はチュービンゲンの多次元精神医学の考え方で繰り返し発言してきた。最後に Gerhart Buchkremer が新たな衝撃とともにチュービンゲンの伝統に入ってきた。彼の就任講義(1992/94)のテーマでこの寄稿の結語としたい。すなわち,「精神医学における多次元治療の新しくて古い観点」。

文　献

1) Buchkremer, G. (1994). Neue und alte Aspekte für eine mehrdimensionale Therapie in der Psychiatrie. Tübinger Antrittsvorlesung 1992. In G. Rudolf, N. Leyg-

raf, & K. Windgassen (Hrsg.), *Psychiatrie heute. Festschrift für Prof. Dr. R. Tölle* München : Urban u. Schwarzenberg.

2) Gaupp, R. (1903). Über die Grenzen psychiatrischer Erkenntnis. *Zbl Nervenh Psychiat, 14*, 1-14.

3) Gaupp, R. (1908). *Die Psychologie des Kindes.* Leipzig : Teubner.

4) Gaupp, R. (1920). Rezension des Buches von Binding und Hoche. Die Freigabe der Vernichtung lebensunwerten Lebens. *Deutsche Strafrechtszeitung,* 332-338.

5) Gaupp, R. (1921). Vorwort zur ersten Auflage. In E. Kretschmer (Hrsg.), *Körperbau und Charakter.* Berlin : Springer.

6) Gaupp, R. (1936). *Wege und Ziele psychiatrischer Forschung. Rückblick und Ausblick. Unveröffentlichte Abschiedsvorlesung in Tübingen.*

7) Gaupp, R. (1943). Rückblick und Ausblick. Offener Brief and Carl Bonhoeffer bei der Vollendung seines 75. Lebensjahres. *Z ges Neurol Psychiat, 175*, 325-332.

8) Griesinger, W. (1845). *Die Pathologie und Therapie der psychischen Krankheiten, für Ärzte und Studierende.* Stuttgart. Nachdruck der 2. Auflage von 1861. Amsterdam : Bonset. 1964.

9) Kraepelin, E. (1983). *Lebenserinnerungen.* Berlin : Springer.

10) Krauss, P. (1972). Robert Gaupp (1870-1953). In W. Schulte & R. Tölle (Hrsg.), *Wahn.* Stuttgart : Thieme.

11) Kretschmer, E. (1918). *Der sensitive Beziehungswahn.* Berlin : Springer.

12) Kretschmer, E. (1919). Über psychogene Wahnbildung bei traumatischer Hirnschwäche. *Z neurol, 45,* 272-300.

13) Kretschmer, E. (1921). *Körperbau und Charakter.* Berlin : Springer.

14) Kretschmer, E. (1923). *Über Hysterie.* Leipzig : Thieme.

15) Kretschmer, E. (1929). *Geniale Menschen.* Berlin : Springer.

16) Kretschmer, E. (1930). *Medizinische Psychologie.* Leipzig : Thieme.

17) Mauz, F. (1959). Robert Gaupp. In K. Kolle (Hrsg.), *Grosse Nervenärzte* Stuttgart : Thieme.

18) Schimmelpenning, G. (1994). Mehrdimensionale Diagnostik. Herausgegeben von der Klinik für Psychiatrie der Universität Kiel.

19) Spielmeyer, H. (1924). Korbinian Brodmann. In T. Kirchhoff (Hrsg.), *Deutsche Irrenärzte.* Berlin : Springer.

20) Storch, A. (1925). Über den psychobiologischen Aufbau der Schizophrenie. *Z ges*

Neurol Psychiat, 101, 748-769.
21) Zeller, G. (1972). Die Tübinger Psychiatrie-Schule. In W. Schulte & R. Tölle (Hrsg.), *Wahn*. Stuttgart：Thieme.

あとがき

　本書はチュービンゲン学派（Tübinger Schule）を代表する精神医学者の主要論文の邦訳である。本書を読めばチュービンゲン学派の研究のエッセンスを学ぶことができると思う。

　まず本訳書のうまれた経緯について述べておきたい。1997年6月ドイツのミュンスター大学で開かれた「精神医学の諸次元」というシンポジウムに招かれ，その後半年ほどTölle教授の下に滞在した。その折にTölle教授からチュービンゲン学派のなかでKretschmerの著書はほとんど日本語に訳されているが，チュービンゲン学派の主要な論文はまだ紹介されていないのではないか，帰国後にこれらの主要な論文を一書に編んで訳書として出版したらよいのではないかという提案をいただいた。それでTölle教授と私でその具体的内容を議論しながらできあがったのが本書であり，Griesingerに始まり，Gaupp，Kretschmer，Mauzを経て，Engelmeier，Schimmelpenning，Tölle，Mesterの世代に及んでいる。

　日本の精神医学は明治以来主としてドイツ精神医学の影響下で発展してきた。たとえば私の恩師である内村祐之先生の精神医学は，Schneiderの記述精神病理学を基本に，Kretschmerの多次元精神医学（多次元診断と治療）を加えて形成されたといってもよいであろう。私自身の精神医学もその衣鉢を継いでいる。私とチュービンゲン学派との個人的関係についてはかつて書き記した文章（神戸精神分析学会編『精神分析』誌9号，2001年所収）があるので巻頭に再録する。

DSM-Ⅲの登場以来，アメリカ流の操作診断が日本にも普及しつつあるが，これとても，それまで精神分析が主流であったアメリカ精神医学にドイツ精神医学が，つまりSchneiderの記述精神病理学とKretschmerの多次元精神医学とがとりいれられて成立したとみることもできるであろう。ここにもDSM-Ⅲ・Ⅳという精神医学の共通診断の成立に果たした20世紀のドイツ精神医学の所産の大きさを感ぜざるをえない。

　精神科医をめざす最近の若い人たちが安易に操作診断と薬物治療のアルゴリズムで良しとしてしまう危険を感ずる。それにつけても，その背後にあるハイデルベルク学派（Heidelberger Schule）とともに20世紀のドイツ精神医学の二大潮流であったチュービンゲン学派の臨床研究を原典に即して学ぶ必要があることを痛感する。

　最近ドイツ語の著作や論文を原典で読める研修医が少なくなっていることを思うと，翻訳書が研修医のテキストとして役立つことを確信している。本書を読めば，広い視野と深い洞察にみちた多次元精神医学の醍醐味をじっくりと味わうことができるであろう。

　翻訳は旧東大分院神経科の方がた，ミュンスター大学留学生仲間との多年にわたる共同作業の成果である。とりわけ市川潤氏には監訳者としてひとかたならぬお力添えをたまわり，また企画の段階では編集部の西田信策氏，校正の段階では布施谷友美氏に長年にわたってきめ細かなご配慮をいただいたことに心から感謝いたします（なお，古典に属する原書のなかには歴史的な表現もあり，現代的表現としてふさわしくないものもあるが，本書ではそれらを忠実に訳出した。読者のご寛容をお願いしたい）。

2007年1月

訳者を代表して

飯田　眞

翻訳の初出一覧

精神医学的認識の境界(原題:精神医学的認識の限界)
　　　　　　　　　　　精神医学　24巻5号　医学書院　1982年
外傷性脳衰弱における心因性妄想形成
　　　　　　　　　　　精神医学　18巻1号　医学書院　1976年
内因性精神病の予後学
　Ⅰ.統合失調症:
　　　　精神医学　29巻6・10号および30巻2号　医学書院　1987/88年

　Ⅱ.躁うつ病:
　　　　佐藤時治郎教授退官記念誌　弘前大学医学部神経精神医学教室　1987年
内因性精神病における精神療法の可能性
　　　　　　　　　　　精神療法　4巻3号　金剛出版　1978年
Friedrich Mauz(原題:マウツ)臨床精神病理　3巻1号　星和書店　1982年

写真の出典一覧

写真1　Robert Gaupp
　　　Kolle, K. (hrsg.) (1970):Grosse Nervenärzte Band 2.
　　　Georg Thieme Verlag, Stuttgart.
写真2　Korbinian Brodmann
　　　Kolle, K. (hrsg.) (1970):Grosse Nervenärzte Band 2.
　　　Georg Thieme Verlag, Stuttgart.
写真3　Ernst Kretschmer
　　　(1965):In memoriam ERNST KRETSCHMER.
　　　Georg Thieme Verlag, Stuttgart.
写真4　Friedrich Mauz
　　　Tölle, R. (hrsg.) (1986):Friedrich Mauz: Psychiatrische Schriften.
　　　Dipl. Soz. päd. Christian Krawietz Christine Spooren,
　　　Bürobereich Arbeitstherapie, Klinik für Psychiatrie der Universität,
　　　Münster.
写真5　Wilhelm Griesinger　　　　　　　　　　　　　　Rainer Tölle 蔵
写真6　Max-Paul Engelmeier　　　　　　　　　　　　　Rainer Tölle 蔵
写真7　Horst Mester　　　　　　　　　　　　　　　　Rainer Tölle 蔵

人名索引

A〜C

Alzheimer, A.　　*310, 318*
Baeyer, W. v.　　*232, 268, 285, 287*
Benedetti, G.　　*234, 236, 240*
Bertschinger, H.　　*85, 87*
Berze, J.　　*136, 171, 172, 361*
Binswanger, L.　　*214, 215, 222, 229, 232*
Birnbaum, K.　　*130〜133, 239*
Bleuler, E.　　*4, 15, 128, 131, 138, 165, 324, 361*
Bleuler, M.　　*23, 214, 217, 223, 229*
Böker, W.　　*239*
Bonhoeffer, K.　　*305, 306, 352*
Brodmann, K.　　*314, 358*
Buber, M.　　*214*
Buchkremer, G.　　*236, 364*
Bumke, O.　　*131, 269*
Conrad, K.　　*216, 222, 272*

D〜F

Delay, J.　　*263*
Eicke, W. J.　　*220*
Eikelmann, B.　　*238*
Ekbom, K. A.　　*269, 271, 286*
Engel, G. L.　　*274, 285*
Engelmeier, M.-P.　　*219,* (特に本書第17章)
Ernst, K.　　*222, 337, 357*
Esquirol, J. E. D.　　*5, 301*

Eyrich, H.　　*314, 355, 358*
Eyrich, M.　　*314, 355〜358*
Fechner, G. T.　　*64*
Federn, P.　　*212, 222, 297*
Finzen, A.　　*363*
Foerster, O.　　*305*
Forster, E.　　*82, 83, 87*
Freud, S.　　*13, 14, 210, 213, 215, 222, 361*
Freyhan, F. A.　　*249*
Friedmann, M.　　*68, 132*

G〜I

Gaupp, R.　　*5, 10, 13, 128〜132, 210, 231, 352, 355〜358, 361, 362,* (特に本書第14章)
Gebsattel, V. E. v.　　*231, 255*
Griesinger, W.　　*5, 230, 236, 363,* (特に本書第13章)
Gruhle, H. W.　　*136, 138, 172*
Grünthal, E.　　*252*
Häfner, H.　　*211*
Heidegger, M.　　*229*
Heidenhein, A.　　*314, 357, 358*
Heilbronner, K.　　*305*
Heimann, H.　　*364*
Hell, D.　　*9*
Hellpach, W.　　*156*
Hinrichsen, O.　　*136, 172*
Hoche, A. E.　　*22, 23, 129*
Hoffmann, H.　　*133, 314, 357, 358, 361*

Hübner, C. F.　　*83*
Husserl, E.　　*229*

J～L

Janz, D.　　*25*
Janzarik, W.　　*22, 271*
Jaspers, K.　　*15, 17, 23, 172, 218, 231, 267, 324, 336, 359*
Jung, C. G.　　*17, 133, 361*
Kahlbaum, K. L.　　*128*
Kahn, E.　　*15, 133, 361*
Kant, O.　　*159, 315, 357, 358*
Kayser, H.　　*274*
Kehrer, F.　　*150*
Kisker, K. P.　　*20, 22, 211, 232*
Kleist, K.　　*131, 165, 260, 361*
Kraepelin, E.　　*14, 68, 125, 129, 132, 133, 215, 308, 318, 352, 359*
Krauß, P.　　*230, 358, 360*
Kretschmer, E.　　*4, 5, 14～17, 130, 132, 133, 210, 314, 355～358, 361,* （特に本書第15章）
Kronfeld, A.　　*132, 136, 138, 171*
Kuhs, H.　　*232*
Lange, W.　　*357*
Lange-Eichbaum, W.　　*314, 358*
Langfeld, G.　　*217, 223*
Lauter, H.　　*230～233*
Lempp, R.　　*238, 355*
Liepmann, H.　　*305*

M～Q

Mann, L.　　*305*
Martini, L.　　*254*

Matussek, P.　　*23, 232*
Mauz, F.　　*19, 223, 229, 355～358,* （特に本書第16章）
Meerwein, E.　　*209, 222*
Merzbacher（Vorname 不明）　　*357*
Mester, H.　　*285,* （特に本書第18章）
Meynert, Th.　　*68, 128*
Minkowsky, E.　　*171*
Müller, M.　　*209, 222, 223*
Müller, P.　　*217*
Nißl, F.　　*318*
Nitsche, P.　　*200*
Oppenheim, H.　　*313*
Pauleikhoff, B.　　*285*
Pinel, P.　　*5, 296, 301*
Poppelreuter, W.　　*83, 84*

R～T

Reichardt, M.　　*165*
Reiß, E.　　*132, 313, 355～358*
Ritter, R.　　*357*
Röper, E.　　*83*
Schilder, P. F.　　*133, 257*
Schimmelpenning, G. W.　　*362*
Schneider, K.　　*20, 21, 24, 139, 167, 189, 267*
Scholz, W.　　*314, 357, 358*
Schröder, P.　　*215, 317*
Schulte, W.　　*220, 364*
Siemerling, E.　　*13, 352*
Specht, G.　　*130*
Storch, A.　　*5, 133, 138, 232, 314, 355～358, 361, 363*
Störring, G. E.　　*20*

Stransky, E. *83, 84*	Weizsäcker, V. v. *229*
Strasser, F. *274*	Wernicke, C. *68, 128, 136, 215, 305,*
Strömgren, E. *11*	*306, 351, 352, 361*
Tellenbach, H. *22, 216*	Westphal, C. F. O. *298*
Tilling, Th. *132*	Wilmanns, K. *130*
Tölle, R. *5, 240, 271, 275*	Windgassen, K. *235, 239*

U〜Z

	Wollenberg, R. *352*
	Wundt, W. M. *59, 66*
Urstein, M. *130*	Ziehen, G. T. *68*
Villinger, W. *314, 355, 357*	Zutt, J. *232*
Weitbrecht, H. J. *254, 255, 258*	

症例索引

Wagner, E. (パラノイア)　　13, 14, 78, 240, 311, 312
Bernhard (パラノイア)　　73〜80
Hager (パラノイア)　　318
Wendt, F. (外傷性脳衰弱における心因性妄想)　　87〜98
Hiltmann, J. (外傷性脳衰弱における心因性妄想)　　98〜107
Wertheimer, A. (外傷性脳衰弱における心因性妄想)　　107〜109
Glück, A. (外傷性脳衰弱における心因性妄想)　　109〜115
Walz (統合失調症の反応性発病)　　155〜157
Winter, H. (心因性シューブ)　　160, 161
女性患者(誇大妄想をもつメランコリー)　　44
農夫の男性(メランコリー性夢幻状態, 精神遅滞)　　49
靴屋の男性(てんかん)　　49
20歳男性(放火)　　49
43歳女性秘書(うつ病)　　253
45歳パン屋兼宿屋の女将(うつ病)　　255, 256
38歳主婦(うつ病)　　257, 258
48歳心理学研究者(内因性うつ病)　　262
28歳女性教師(寄生虫妄想)　　273
41歳女性(寄生虫妄想)　　277〜282

事項索引

あ行

アメンチア　140
『医学的心理学』　17, 314, 357
意識　55, 56
『偉大な神経科医』　331
一次元性　4
遺伝　62, 361
イミプラミン（トフラニール）　252, 253, 257～263
意味連続性　267
うつ病　196, 199
　　一回性――　180, 202
　　周期性――　202
　　多周期性――　189
　　二回性――　186
　　慢性――　198, 202
易刺激
　　――性　97, 99, 104, 105, 112, 113
　　――的　108
易疲労性　94
　　――(の)亢進　87
エス　213
音楽療法　300

か行

外因　62
　　――性　204
外向性　142
外傷性痴呆　85
『外傷性脳障害における心因性妄想について』　16
外傷性脳衰弱　81
解体　135, 170
　　統合失調症性――　139
渇酒症　310
外的因子　153, 154
家族像　193
カタストローフ　138
　　統合失調症性――　139, 146
カタトニー　67, 68
活動性　135
過程　14, 119, 135, 164, 171
過敏性　170
眼窩症候群　21
環境療法　237, 300
観察　66, 70
間脳症候群　21
ギーセン大学　332
キール大学　13, 20, 26
気質　16, 86
　　――変位　86, 105, 112, 113
　　――変化　104
器質性　135
　　――脳症候群　266
基礎療法　300
基本・妄想　36～42, 50, 51
共感覚　46
共振能力　258, 259
共表象　46, 47
強力性　142
緊張性解体型　139

緊張病　129, 140, 149
　　──性解体群　143
　　──性興奮　156
経過型　130
経験　56
芸術療法　237
形成
　　──異常型　141, 149, 169
　　──不全型　200
『痙攣発作性素質』　336, 337
ケーニヒスベルク大学　333
ゲシュタルト　247, 248, 252
欠陥　173
　　統合失調症性──　172
幻覚　34, 41
　　体感──　275
幻視　49
現象学　229, 358
現存在分析　214, 215, 229, 358
『抗精神病薬と脳幹三徴候』　346
構造分析　119, 130
行動療法　237
告白衝動　159
個性記述学　3
『子どもの心理学』　311, 355
混合型　185
コンプレックス　162

さ行

作為思考　136
錯乱　34
三次元性　4
自我
　　──意識(の)解体　137, 166

　　──解体　166
　　──境界の消失　138
　　──障害　283
　　──心理学　297
『自我心理学と精神病』　212, 222
刺激
　　障害となる──　175
　　よい影響を与える──　175
次元　3
思考奪取　136
持続状況　200
シツォカリー　140
　　──型　166
　　──性解体型　139
失外套症候群　21
疾患
　　機能性──　338, 340
　　──単位　125, 129
　　──類型　125
疾病利得　278, 281, 283, 284, 286
児童期(の)発達　297
支配観念　86, 108, 114
自閉性　170
周期性・内因性感情病　186
シューブ　138
　　緊張病性──　126
　　コンプレックスとしての──　162
　　「心因性」──　159
　　統合失調症性──　144, 146
　　妄想性──　151
主観的変容　136
循環気質　195, 196
『生涯にわたる硬直』　150
状況　204, 215, 218

誘発―― *279*
症状選択　*267*
小治療(Therapia minor)　*251*
情動　*171*
　　――の高まり　*96*
　　――の方向性　*96*
心因性　*122*
人格　*59, 119, 215～219, 353, 361*
　　循環性――　*170*
　　――解体　*129*
　　――学　*132*
震撼の感知　*166*
心気症　*96*
神経遮断薬(剤)　*235, 251*
神経症　*159*
　　外傷――　*312, 313*
　　家族――　*6, 7*
　　器官――　*211*
　　擬似――　*159*
　　強迫――　*117*
　　災害――　*81*
　　闘争――　*108*
　　――的過敏性　*95*
心身医学　*229*
身体
　　――感覚異常　*137*
　　――変容感　*137*
身体療法　*209*
心理学　*32*
　　実験――　*64, 65*
　　児童――　*311*
　　深層――　*231, 276, 341*
　　民族――　*66, 68, 70*
　　了解――　*358*

性格　*82, 94, 106*
　　――学　*325*
　　――学的両受体(Amboceptor)　*116*
生活
　　――曲線　*134*
　　――史　*353*
　　――状況　*190*
生気
　　――感情　*253*
　　――性制止　*255*
制止　*260*
脆弱性
　　――モデル　*362*
　　――理論　*299*
精神　*82*
精神医学
　　患者指向的――　*237*
　　児童――　*355*
　　青年――　*355*
　　生物学的(な)――　*237, 295*
　　比較――　*70*
　　臨床――　*214, 358*
『精神科病院とそのさらなる発展について』　*302*
『精神疾患の病理と治療』　*42, 294, 363*
精神・身体平行論　*55, 64*
精神生物学　*362*
精神・反応性　*122, 164, 204*
　　――因子　*126*
　　――要因　*148, 155*
精神病
　　感情――　*258*
　　気分高揚性――　*207 (Mauz)*

急性脳震盪性―― 81
好訴性―― 81
更年期―― 130
コルサコフ―― 61, 62
混合―― 133, 335
循環―― 34
循環性―― 207 (Mauz)
情動―― 180 (Mauz), 207 (Mauz), 258
単一―― 128, 294
内因性―― 17, 23, 25, 125
脳震盪性―― 112
夫婦―― 272
変質性―― 131
妄想性―― 129
老年期―― 130
――の病因 62, 63
精神病理学 231
　記述―― 21
　機能的―― 231
　相互作用―― 231
　力動―― 231
　了解―― 231
『精神病理学総論』 218, 336
『精神病理学ドキュメント』 239
精神分析 22, 210, 213, 214, 231, 339, 355
精神免疫学 23
精神薬理学 23
精神力動 282, 297, 355
精神療法 15〜17, 20, 25, 209, 219〜222, 339, 340, 355, 357
　内因性精神病における―― 19, (特に第9章)

力動的―― 237
　――な基本態度 233
『精神療法研究』 123, 330
生成抑止 231
生理療法 237
接触欠如妄想症 271
接触欠損・幻覚症 22
説明 59, 285
セファリン親和性神経薬 248
せん妄
　振戦―― 48, 61
素因 62, 120
躁うつ病 125, 128, 195, 203, 207
早発性痴呆 125, 128, 129
　――体質 145
躁病 196, 207
　一回性―― 184
　興奮―― 198
　周期性―― 194
　慢性―― 200

た行

体格 217
『体格と性格』 16, 18, 133, 314, 323, 331, 355
体型 141, 169
体験 106
　――反応 95, 116, 119
体質 16, 133, 361
　非定型―― 205, 206
　肥満・循環型―― 202
　――生物学 126, 358
『体質的気分変化と躁うつ病』 313
代償 173

事項索引　379

　　非——　173
対象喪失　276
大治療(Therapia magna)　250
多幸症　44
多次元　5, 8
　　——構造　126
　　——診断　11, 15, 22, 25, 118, 130,
　　　268, 323, 337, 361
　　——精神医学　351, 360, 362
　　——(的)治療　300
　　——病因論　298
断眠療法　237
痴呆　85, 86
治癒　154
中間期　174, 175
チュービンゲン
　　——学派　20, 24, 26, 353, 359, 362
　　——精神科　351
　　——大学　12, 20, 294, 309, 331,
　　　333, 359
直観　59
通電治療　237, 251
転移　212, 213, 339
てんかん　22
　　外傷性——　83
伝記的方法　358
典型(Typus)　326
『天才, 狂気, 名声』　314
『天才人』　357
『ドイツの精神科医』　317
統合失調症　122, 125, 135, 211
　　過程——　135, 136, 139, 146, 147,
　　　166~168
　　状態——　139, 167, 168

　　陳旧性——　126
　　ブロイラー型——　211
　　妄想性——　149
　　——性病質　211
闘士型　141, 149, 169, 185, 206

な行

内因　62
　　——性　120, 122, 203
『内因性精神病の予後学』　19, 336,
　　337,(本書第8章に所収)
内向性　142
内的
　　——(な)経験　65, 66, 70
　　——力動　353
荷降ろし寛解　250
二次元性　4
人間学　229
認識　55, 70
　　心理学的——　310
脳器質性障害　266
脳衰弱
　　外傷性——　81~86, 112, 116
　　気質的——　82

は行

『パートナー的な治療理解』　239
背景性　169, 170
背後にあるもの　168
ハイデルベルク大学　20, 22, 308
破瓜
　　——型　140
　　——病　140, 149, 210
　　——病性解体型　144

破壊・進行性　135
発達史　133
発展　14, 97, 105, 119, 120, 358
発病
　反応性の——　155
　——状況　181, 183, 187, 189
　——年齢　149
パラノイア　73, 119, 130, 149, 150
　——問題　13
パラフレニー　149, 154
　誇大——　195
　——型　148, 149
　——性　140
被影響
　——観念　74
　——体験　136
微細脳機能不全　266
ヒステリー　22, 117
『ヒステリーについて』　314, 357
微速度撮影現象　254
被包化　152, 153, 173
肥満型　141, 149, 169, 180, 187, 189, 193〜199
　——体質　146
『肥満体型の統合失調症者について』　335
病因論　60
表象
　誇大的——　44
　連合——　46
病前
　——人格　311
　——(の)性格　85, 141, 170, 197, 217

標的症状群　249
『敏感関係妄想』　11, 14〜16, 19, 82, 87, 121, 314, 322〜327, 331, 355, 360
敏感(性)性格　94
敏感反応　120
物質と精神　61
ブルクヘルツリ学派　209, 212, 214, 222
ブレスラウ大学　305, 351, 352
分化　218, 336, 337
分類学　58, 70
分裂性思考障害　136
細長型　141, 149, 185, 195, 197, 199

ま行

マールブルク大学　332
慢性軽躁病　200
ミュンスター大学　19, 268, 272, 334, 340, 345, 349
ミュンヘン大学　15, 325
夢幻性　140
無力
　——型　169, 195, 197, 199, 206
　——性　142, 170, 198
　——体質　182
滅裂　140
メランコリー　22, 44, 207
　激越性——　250
妄言　33, 35
妄想　34, 36, 355
　関係——　77, 97
　寄生虫——　265
　好訴——　117, 120
　誇大——　36, 38, 51

嫉妬―― 61
　心因性(の)―― 16, 114
　迫害―― 39, 41, 77, 97, 98
　反応性―― 82
　被毒―― 41
　敏感関係―― 78, 122, 130
　抑うつ性―― 38
　――型 148, 149
　――性疾患 151
　――性痴呆 149, 150
　――の成立 277
　――反応 151, 152
　――表象 34, 36, 39, 42
妄想形成
　状況性―― 109
　心因性―― 82, 113, 116
　性格因性―― 109

や・ら行

薬物療法 25, 219, 220

誘発因 62
要因
　過程―― 135
　身体的―― 204
　性格的―― 115
　体験―― 115
　治癒妨害―― 157
　脳外傷性―― 115
抑圧欠如 212
予後 217, 218
　内因精神病の―― 357
　反応性発病の―― 158
　――規定性 126
欲求の構造 171
ラポール 172, 173
了解 24, 267, 277, 285, 312
『臨床精神病理学』 21
連合心理学 57

編者略歴

Rainer Tölle（ライナー　テレ）
1932年　生まれ
1965年　Tübingen 大学で「異常人格の予後研究」にて教授資格取得
1972年　Tübingen 大学員外教授
1972～1998年　Münster 大学医学部精神科主任教授
著　書　（特に注記がなければ共著）Wahn (Thieme), Zigarettenrauchen zur Psychologie und Psychopathologie des Rauchers (Springer), Aktuelle Neurologie und Psychiatrie (Springer), Neurosen (Springer), Seelische Krankheiten und Psychosomatische Störungen（単著　Urban u. Schwarzenberg), Prevention in der Psychiatrie (Springer), Lehrbuch der Psychiatrie (Springer), Dimensionen der Psychiatrie（共編　Thieme), Die Tübinger Psychiatrieschule und Fudo in Schwaben（第41回日本病跡学会講演), Geschichte der Psychiatrie (Beck C. H.)

飯田　眞（いいだ　しん）
1932年　生まれ
1955年　東京大学医学部卒業
1963～1966年　ドイツ連邦共和国ミュンスター大学病院神経科留学
1975年　東京大学医学部講師
1983～1997年　新潟大学医学部精神医学講座教授
担当章　監訳，ならびに第4章，第6章，第9章
著　書　双生児の研究Ⅲ（分担執筆　日本学術振興会)，天才の精神病理（共著　中央公論社)，精神医学論文集（金剛出版)，躁うつ病の精神病理3（編　弘文堂)，躁うつ病（編　国際医書出版)，講座・精神の科学（共編　岩波書店)，分裂病の精神病理13（編　東京大学出版会)，中年期の精神医学（編　医学書院)，老年精神医学論集（共編　岩崎学術出版社)
訳　書　フロイト著作集5（共訳　人文書院)，精神療法研究，早発性痴呆または精神分裂病群，妄想（いずれも共訳　医学書院)，精神医学（共訳　西村書店)

監訳者略歴

市川　潤（いちかわ　じゅん）
1936年　生まれ
1961年　弘前大学医学部卒業
1962年　弘前大学医学部神経精神科
1966～68年　ドイツ連邦共和国ミュンスター大学病院神経科客員医師（DAAD給費）
1969年　弘前大学医学部神経精神科助手
1975年　弘前大学医学部神経精神科講師
1975年　ドイツ連邦共和国ミュンスター大学病院神経科客員講師（DAAD給費）
1979年　市立函館病院精神科医長
1994～2002年　市立函館病院医療部長
現　職　医療法人富田病院
担当章　監訳，ならびに第8章，第12章，第14章，第15章
著　書　（特に注記がなければ分担執筆）躁うつ病の精神病理1（弘文堂)，現代精神医学大系9B・躁うつ病Ⅱ（中山書店)，躁うつ病の精神病理3（弘文堂)，日本の犯罪学5（東京大学出版会)，精神医学書・上（金原出版)，講座・家族精神医学3（弘文堂)，講座・精

神の科学（岩波書店），躁うつ病（国際医書出版），うつ病（同朋舎），妊産婦のこころの動き（単著　医学書院）
訳　書　（いずれも共訳）臨床老年精神医学（岩崎学術出版社），妄想（医学書院），精神医学（西村書店）

訳者略歴

板橋　充（いたばし　みつる）
1957年　生まれ
1982年　信州大学医学部医学科卒業
現　職　青木病院精神科医師
担当章　第19章

植木　啓文（うえき　ひろふみ）
1953年　生まれ
1979年　岐阜大学医学部医学科卒業
現　職　岐阜大学医学部附属病院精神神経科講師
担当章　第8章，第11章，第17章，第18章

大田　省吾（おおた　せいご）
1938年　生まれ
1967年　東京大学医学部医学科卒業
現　職　藤沢病院
担当章　第6章，第9章

大前　晋（おおまえ　すすむ）
1970年　生まれ
1995年　東京大学医学部医学科卒業
現　職　虎の門病院分院精神科
担当章　第1章

音羽　健司（おとわ　たけし）
1973年　生まれ
1998年　東京大学医学部医学科卒業
現　職　NTT東日本関東病院精神神経科医師
担当章　第2章

熊﨑　努（くまざき　つとむ）
1972年　生まれ
1997年　東京大学医学部医学科卒業
現　職　虎の門病院分院精神科
担当章　第1章，第3章，第5章，第7章，第13章

曽根　啓一（そね　けいいち）
1947年　生まれ

1984年　岐阜大学大学院医学研究科卒業
現　職　倉敷市保健福祉局参与 兼 倉敷市保健所長事務取扱い
担当章　第4章，第8章

津田　　均（つだ　ひとし）
1960年　生まれ
1988年　東京慈恵会医科大学卒業
現　職　名古屋大学学生相談総合センター，医学部大学院精神健康医学，助教授
担当章　第5章，第10章，第13章

中内雅子（なかうち　まさこ）
1935年　生まれ
1960年　東京女子医科大学卒業
現　職　神経科土田病院
担当章　第9章

林　　直樹（はやし　なおき）
1955年　生まれ
1980年　東京大学医学部医学科卒業
現　職　都立松沢病院精神科部長，東京医科歯科大学臨床教授
担当章　第16章

松浪　克文（まつなみ　かつふみ）
1951年　生まれ
1977年　東京大学医学部医学科卒業
現　職　虎の門病院精神科部長
担当章　第1章，第2章，第3章，第16章

丸田　伯子（まるた　のりこ）
1962年　生まれ
1990年　東京大学医学部医学科卒業
現　職　一橋大学保健センター助教授
担当章　第10章

多次元精神医学
チュービンゲン学派とその現代的意義
ISBN978-4-7533-0701-2

編
飯田　眞／ライナー・テレ

第1刷　2007年4月11日

印刷　広研印刷㈱／製本　河上製本㈱
発行所　㈱岩崎学術出版社　〒112-0005　東京都文京区水道1-9-2
発行者　村上　学
電話　03-5805-6623　FAX　03-3816-5123
2007Ⓒ　岩崎学術出版社
乱丁・落丁本はおとりかえいたします．検印省略

中井久夫著作集・精神医学の経験

全6巻・別巻2巻

第Ⅰ期（第1巻～第3巻）は，最初期から1983年までの諸論文を，続いて第Ⅱ期（第4巻～第6巻）は，それ以後1991年までの諸論文を収録。別巻1は「風景構成法」の理論と実践を11人の共同討議により深めたものを，別巻2は精神医学の臨床の理論的な仕事を共同研究者とともにまとめた。

第1巻　分　裂　病
「精神分裂病状況からの寛解過程」をはじめ，分裂病という難解な病気に迫る具体的糸口，ヒントに満ちた分裂病論文集。

第2巻　治　　　療
分裂病をはじめ，神経症，うつ病などの諸精神病について，多くの実際例をもとに病者の内界に迫り，その治療を考える。

第3巻　社会・文化
幅広く奥深い教養から湧き出した卓抜な着想による社会・文化論。新鮮な視点と知的刺激に満ちる，領域を超えた論文集。

第4巻　治療と治療関係
第2巻に続き，分裂病を中心に諸治療の実際，治療における患者，医師，看護者の相互関係，コミュニケーションを考察。

第5巻　病者と治療
「世に棲む患者」「患者とその治療者」「医療と世間」など，患者の社会復帰，医療における医師・患者の人間関係を論じる。

第6巻　個人とその家族
第3巻に続き，現代における家族論，児童期から老年期までのそれぞれの精神病理，治療文化を社会の変化とあわせ考察。

別巻1　風景構成法　山中康裕編

別巻2　中井久夫共著論文集　山口直彦編

分裂病のはじまり　K.コンラート／山口直彦・安克昌・中井久夫訳
多重人格性障害　F.W.パトナム／安克昌・中井久夫訳
統合失調症からの回復　R.ワーナー／西野直樹・中井久夫監訳

山中康裕著作集
全6巻
編集　岸本寛史

たましいの叫びに耳をかたむけ，たましいに深くふれ，たましいの癒しにかかわってきた，著者30年にわたる広く深い精神世界の所産の集大成。精神医学，臨床心理学，教育，福祉，哲学，宗教に関心のあるすべての方へ。

1巻　たましいの窓──児童・思春期の臨床 (1)
　　　治療的自閉症論／内閉論　ほか

2巻　たましいの視点──児童・思春期の臨床 (2)
　　　児童の臨床／思春期の治療論　ほか

3巻　たましいと癒し──心理臨床の探究 (1)
　　　心理臨床における身体症状・身体像　ほか

4巻　たましいの深み──心理臨床の探究 (2)
　　　ユングと東洋思想／神話・伝説・霊　ほか

5巻　たましいの形──芸術・表現療法 (1)
　　　バウムテスト／風景構成法／箱庭療法　ほか

6巻　たましいの顕現──芸術・表現療法 (2)
　　　絵画療法／夢分析療法／俳句・詩歌療法　ほか

A5判縦組　上製

精神分析事典

●編集委員会
代表　小此木啓吾
幹事　北山　修

委員　牛島定信／狩野力八郎／衣笠隆幸／藤山直樹／松木邦裕／妙木浩之

☆編集顧問　土居健郎／西園昌久／小倉清／岩崎徹也
☆編集協力　相田信男／大野裕／岡野憲一郎／小川豊昭／笠井仁／川谷大治／齋藤久美子／鑪幹八郎／舘哲朗／馬場謙一／馬場禮子／福井敏／丸田俊彦／満岡義敬

●精神分析事典の特色
　百年余の歴史をもつ精神分析学の古典と現代にわたる重要な知見を，学派，文化，言語に偏ることなく，臨床を中心にわが国の独創的概念や国際的貢献も厳しく精選，1,147項目に収録。
　精神分析だけでなく，その応用領域にいたるまで，わが国の第一人者たちによる最新の成果や知見を駆使しての執筆。
　参考文献は著作者順に整理され文献総覧として活用でき，和文・欧文・人名の詳細な索引はあらゆる分野からの使用に役立つよう工夫された。

●刊行の意図と背景
　・国際的にみて，いずれも特定の立場と学派に基づいている。それだけに，それぞれ独自の視点が明らかでそれなりの深い含蓄をもっているが，精神分析全体を展望するものとは言いがたい。わが国の精神分析の輸入文化的な特質をも生かすことによって，世界で最も幅広くかつ総合的な見地からの精神分析事典を編集したい。
　・わが国の精神分析研究もすでに戦後50年の積み重ねを経て，精神分析のそれぞれの分野の主題や各概念について膨大な知識の蓄積が行なわれ，成熟を遂げて現在にいたっている。その成果を集大成する時代を迎えている。
　・またフロイトの諸概念の訳語をめぐる新たな研究の国際的動向や，わが国の日本語臨床，翻訳問題の研究が，本事典の編集作業を促進した。　　（編集委員会）

・B5判横組　　712頁